La era del diagnóstico

Suzanne O'Sullivan

La era del diagnóstico

Cómo la obsesión médica por etiquetar nos está enfermando

Traducción de María Dolores Ábalos Vázquez

Ariel

Título original: *The Age of Diagnosis*

Primera edición: octubre de 2025

Avda. Diagonal, 662-664, 08034 Barcelona
Editorial Ariel es un sello editorial de Planeta, S. A.
www.ariel.es
www.planetadelibros.com

ISBN: 978-84-344-3971-9
Depósito legal: B. 16.110-2025

Impreso en España

Índice

Nota de la autora

Todas las historias que aparecen en este libro son reales. Yo las cuento, resumidas, tal y como me las contaron a mí, pero, al tratar temas de carácter profundamente personal, sí he cambiado muchos nombres y cuantos detalles pudieran identificar a las personas cuyos casos abordo en estas páginas. Algunas de esas personas son pacientes mías y de ello dejo clara constancia en el texto. He hablado también con muchos expertos en cada tema, algunos de los cuales me han pedido que no los mencione por la delicada naturaleza de estos asuntos.

Prólogo

Estos últimos diez años no he dejado de pensar en Abigail, siempre con un leve sentimiento de culpabilidad: cuando ella solo tenía quince años, mucho antes incluso de haberla conocido, hice una cosa que pudo haber cambiado su vida para siempre.

—¿Creías que sufrías alguna enfermedad, cuando te sugerí que fueras a ver a un neurólogo?

—Pues la verdad es que no —dijo riéndose.

Esa ha sido mi preocupación. Haber medicalizado innecesariamente la vida de una adolescente.

Abigail tiene ahora veinticinco años y trabaja en una guardería. Allá por 2012, sin pensármelo dos veces, le hice un diagnóstico que ella no me había pedido. Me habían formado como médico precisamente para eso: hoy en día el objetivo de la medicina es prever futuros diagnósticos, detectar una enfermedad y diagnosticarla en etapas cada vez más tempranas, pero, al echar la vista atrás y saber qué ocurrió después, temo haberla convertido en una paciente sin una razón de peso.

La madre de Abigail, Stephanie, ha sido paciente mía durante casi veinte años. Se ha enfrentado a todo tipo de desafíos relacionados con el diagnóstico médico. Vivió durante años sin diagnóstico alguno y, después, durante mucho tiempo, vivió con uno erróneo. Tuvo que esperar unos treinta años para tener un diagnóstico definitivo.

La enfermedad de Stephanie comenzó en 1990, cuando, a los veintidós años y embarazada de veintinueve semanas de su primer hijo, sufrió un colapso. Esto fue atribuido a una eclampsia, un síndrome que se manifiesta en forma de hipertensión y convulsiones que se producen durante el embarazo. El bebé nació prematuro y no sobrevivió.

El segundo colapso de Stephanie tuvo lugar unos años más tarde, tras el nacimiento de una niña sana, la hermana mayor de Abigail. Aquella fue su primera convulsión. Aquella vez madre e hija cayeron por las escaleras. Las dos salieron ilesas, pero, a partir de entonces, las convulsiones pasaron a ser algo habitual en la vida de Stephanie. Visitó a más de una docena de médicos y escuchó opiniones contradictorias. Primero le dijeron que tenía epilepsia. Después, cuando el tratamiento no funcionó, los médicos cambiaron de opinión. Alguno sugirió que tenía convulsiones psicógenas provocadas por el estrés. Al sufrir otro episodio, cuya gravedad hizo que llamara a emergencias y la trasladaran de manera inmediata al hospital, un médico de urgencias volvió a cambiar de parecer y le diagnosticó epilepsia. Otro le volvió a cambiar el diagnóstico y concluyó que sufría convulsiones psicógenas. Algunos doctores la trataron con una medicación para la epilepsia, mientras que otros la derivaron a psiquiatría. En ningún caso mejoró nada.

A mí me pidieron consejo sobre el tratamiento de Stephanie en 2007, cuando ya llevaba diecisiete años enferma. Como especialista en crisis convulsivas, debía poner fin de una vez por todas a tanto titubeo diagnóstico. Ingresé a Stephanie en el hospital y me dispuse a esperar para poder observar uno de sus ataques. Casi todos los diagnósticos neurológicos dependen de las habilidades clínicas: de la interpretación de la historia clínica y del examen físico. Me bastó con ser testigo de una de las convulsiones de Stephanie. Vi la típica rigidez tónica y los espasmos musculares clónicos que tantas veces había visto en mi vida. Eso solo se podía explicar por una convulsión epiléptica. Indudablemente, Stephanie tenía epilepsia.

Pero eso no significa que yo pudiera resolver el misterio por completo. Un ataque epiléptico es un síntoma de muchas enfermedades cerebrales diferentes, entre otras, tumores cerebrales, enfermedades genéticas, infecciones e inflamaciones, así como anomalías y lesiones en el desarrollo. Ni la historia clínica de Stephanie ni las pruebas que se le practicaron me ayudaron a reducir todo a una enfermedad concreta. Aun así, a pesar de que la causa, es decir, el diagnóstico real, se nos escapaba, Stephanie se mostró satisfecha con el diagnóstico de epilepsia: ahora contaba con un término específico con que explicarles qué le ocurría a todos aquellos que le preguntaran. Ese diagnóstico también le permitió acogerse a un determinado colectivo y acceder a potenciales tratamientos. No es que el tratamiento le funcionara especialmente bien, pues continuó sufriendo convulsiones, pero, al contar por fin con un diagnóstico, aunque este fuera incompleto, Stephanie se sentía mejor que en aquella tierra de nadie en que había vivido hasta entonces. A partir de ese momento, lo único que podíamos hacer era esperar a ver cómo evolucionaba la enfermedad de Stephanie.

En cierta medida, muchos diagnósticos difíciles solo se resuelven esperando. Hay dos cosas que pueden convertir un diagnóstico impreciso o una falta de diagnóstico en uno definitivo. A veces, la imagen se vuelve más clara cuando aparecen nuevos síntomas a medida que avanza la enfermedad. Lo preferible es que la ciencia avance en la investigación de determinada enfermedad y revele el diagnóstico antes de que se agrave el estado del paciente. En el caso de Stephanie necesité las dos cosas.

Un médico residente fue el primero que se percató.

—¿No te parece que Stephanie anda de una manera extraña? —me preguntó un día en la planta de neurología, donde yo la había ingresado para hacerle una reevaluación.

—No creo haber notado nada en sus andares —dije.

Y entonces caí en la cuenta de que no recordaba la última vez que había visto andar a Stephanie. Ya llevaba cinco años tratándola. En sus visitas a mi consulta, solíamos estar sentadas la una frente a la otra separadas por mi escritorio para hablar de sus convulsiones y, a veces, de su familia y su trabajo. Como Stephanie nunca había comentado que tuviera dificultades para andar, yo no se lo había preguntado.

—Este médico me acaba de advertir de que caminas de manera insegura —le comenté—. ¿Has notado algún problema?

Su marido, Mark, sentado en una silla al lado de la cama de Stephanie, rio para sus adentros.

—Se ríe de mí —dijo Stephanie sonriente, ladeando la cabeza hacia él—. Me tropiezo con casi todo... pero siempre he sido así.

Yo sabía que Stephanie solía quitar importancia a sus ataques. Consciente en ese momento de que ella nunca se había recreado ni había exagerado sus síntomas, le hice más preguntas. Desde niña había sido algo torpe de coordinación, pero la cosa había ido a peor, admitió. Mark coincidió con ella. El cambio había sido tan lento y vago, que no se les había ocurrido mencionarlo.

Observé a Stephanie recorrer el pasillo. Daba saltitos al andar y se rozaba los pies. Caminaba con las puntas de los pies vueltos hacia dentro. Le pedí que recorriera una fina línea imaginaria, como hacen en las pruebas de alcoholemia. Pudo hacerlo, pero le costó bastante. Se tumbó en una camilla para poder examinarle las piernas. Constaté que las tenía rígidas y que sus reflejos eran exagerados, pero también vi que algunos de los músculos de ambas presentaban una ligera debilidad. Aunque no se había quejado de los brazos, comprobé que los músculos de ambos también parecían anómalamente rígidos.

Los neurólogos llaman a esto paraparesia espástica. La espasticidad hace referencia a la rigidez de las extremidades y la paraparesia se refiere a la debilidad de las extremidades. Esto lo puede provocar algo que altere las vías nerviosas motoras en el cerebro o en la médula espinal. Recordé todas las caídas de Stephanie durante sus convulsiones. ¿Se habría lesionado el cuello? ¿Podría haberse dañado la médula espinal por traumatismo?

—Abigail anda igual que su madre —dijo Mark sin más.

Miré sorprendida a Stephanie. Cada vez que ella hablaba de sus hijas, era solo para decir lo bien que les iba. De ahí que yo dedujera que estaban sanas.

—Eso es cierto —confirmó Stephanie—. Es tan patosa como su madre.

—En el colegio los niños la llaman «la pingüino» —dijo Mark.

Este es el momento que hizo que me sintiera culpable años más tarde, cuando por fin tuve oportunidad de hablar con Abigail. Era una adolescente de la que se burlaban en el colegio por sus «extraños andares». Era tímida, pero al mismo tiempo era lista y se la veía segura de sí misma. Le gustaban los deportes de equipo, pero, como en su momento le había pasado a su madre, siempre era la última en ser elegida. Se había acostumbrado a eso: la natación y el yoga se le daban mejor que cualquier otra cosa que exigiera correr.

Con toda esta nueva información, movida por el entusiasmo de una neuróloga a la que le encanta encajar las piezas del rompecabezas diagnóstico, a punto estuve de saltar de alegría. Después de descartar una lesión en la médula espinal como causa de los problemas que tenía Stephanie al caminar, sugerí que tanto a Stephanie como a Abigail las viera otro neurólogo especializado en problemas musculares y dificultades motrices. Este médico confirmó que las dos mujeres padecían una paraparesia espástica que probablemente tuviera una causa genética.

La evaluación del diagnóstico de Stephanie y Abigail se fue configurando poco a poco con unos años de diferencia. En 2012 les hicieron algunas pruebas genéticas, pero no encontraron nada destacable. Nuestra capacidad para analizar códigos genéticos se disparó pocos años después y, en 2019, recibí una carta del neurogenetista de Stephanie y Abigail. En una nueva batería de pruebas habían hallado una variante genética (antes conocida como mutación genética) en uno de los cromosomas tanto de Stephanie como de Abigail. Esa anomalía se encontraba en el gen KCNA1.

La enfermedad que resulta de una anomalía genética se explica a raíz de lo que ese gen haga cuando está sano. El gen KCNA1 codifica el desarrollo de una vía que permite que los iones entren y salgan de las células, lo cual es esencial para el funcionamiento normal del sistema nervioso. No todas las variantes genéticas provocan enfermedades, pero una serie de diferentes variantes del gen KCNA1 han sido asociadas con diversos problemas neurológicos, entre otros, con las dificultades para andar y la epilepsia. La variante particular de Stephanie y Abigail era rara. De hecho, tan rara que hasta entonces esa variante concreta solo se había detectado dos veces. Esta anomalía genética había sido descubierta recientemente y era poco conocida, pero esos dos casos clínicos que describían a otras personas con la misma variante genética, que también tenían problemas neurológicos, indicaba que por fin habíamos encontrado el diagnóstico definitivo de Stephanie.

Al fin habíamos dado con ello. Casi treinta años después del inicio de la enfermedad. Stephanie ya tenía su diagnóstico más probable: una variante genética en el gen KCNA1 que causaba epilepsia y paraparesia espástica. El tipo de diagnóstico que satisface a todos los médicos. Raro. Inesperado. Complejo. Con ese diagnóstico se podrían explicar todos los problemas médicos de Stephanie.

Pero se supone que un diagnóstico ha de conducir a algún fin. Un diagnóstico al uso debería explicar los síntomas, indicar los nuevos pasos que se deben seguir, reunir a todos a quienes les ha tocado sufrirlo. El diagnóstico de Stephanie y Abigail no hizo nada de eso. Son dos personas de una población creciente que, gracias a los avances científicos, han obtenido un diagnóstico tan raro y tan falto de precedentes que nadie sabe lo que les supondrá en el futuro.

En el momento del diagnóstico, yo no conocía a Abigail. Sostuve que debía verla un neurólogo basándome en conversaciones con sus padres que tuvieron lugar en ausencia de su hija. Supuse que tendría el mismo problema neurológico que su madre y di por sentado que convenía que ella lo supiera. Abigail compartió mi opinión.

—Confío en no haberte empujado a estar demasiado pendiente de tu cuerpo o de tu salud —le comenté años más tarde, en cierto modo esperanzada.

Hizo una pausa para pensar en ello unos instantes.

—Creo que ya sé a qué te refieres —dijo—. Lo veo cuando uno de los niños se cae en la guardería. Si miran hacia abajo y ven sangre, se echan a llorar, pero si miran y ven que no hay sangre, siguen tan tranquilos, como si no hubiera pasado nada.

—Me inquietaba haberte preocupado indebidamente acerca de tu salud —admití.

—No. —Abigail negó con la cabeza y sonrió—. Simplemente seguí adelante.

Once años después de que todo aquello empezara, escuchar eso me supuso un gran alivio.

A diferencia de Abigail, Stephanie había pasado años esperando a que le confirmaran el diagnóstico. Fueron unos años duros, pero también valiosos. Al desconocer que tenía un problema médico muy grave y potencialmente degenerativo, se permitió tener ambiciones y crio a su familia sin preocuparse excesivamente por su futuro. Desde su adolescencia, solo había visto su porvenir con buenas perspectivas.

—Hasta que cumplí cuarenta años, no sabía que tenía una enfermedad genética, de modo que me limité a seguir adelante. Tenía una carrera. Y una vida. Cuando no sabía que poseía un gen anómalo, aún confiaba en que todo se me pasara —me contó.

—¿De verdad? ¿Era mejor no tener un diagnóstico? —le pregunté sorprendida. Según mi experiencia, eso no es lo que cree la mayoría de la gente.

—Por algo se dice bendita es la ignorancia —respondió Stephanie con una sonrisa.

A diferencia de su madre, a Abigail no le costó nada que le confirmáramos su diagnóstico, pero tal vez se lo dimos demasiado pronto. Abigail no tuvo que soportar todos aquellos años de incertidumbre diagnóstica que había padecido su madre, pero ella no se había podido permitir el lujo de ese desenfadado optimismo del que había gozado Stephanie.

Abigail no sabía que tenía un problema médico cuando le recomendé que fuera a un neurólogo, pero su enfermedad habría terminado saliendo a la luz. Con el paso del tiempo, poco a poco, sus andares empeoraron. Tras dejar la universidad, pasó una temporada en Francia trabajando como niñera en una estación de esquí. Para entonces, las superficies resbaladizas, blandas o irregulares suponían todo un reto para ella. En una noche de juerga, un grupo de amigos algo achispados hizo unas placas identificativas con el simple propósito de divertirse un rato. En la de Abigail se leía lo siguiente: «Hola, soy Abigail y no sé andar por la nieve». Hoy por hoy, caminar camina, pero no puede cubrir largas distancias, tampoco puede estar de pie mucho rato. En un viaje reciente que hizo a Disneylandia, necesitó una silla de ruedas en algunos momentos del día.

Si busco motivos por los que el diagnóstico temprano benefició a Abigail, me digo que nunca tendrá que pasar por todo lo que pasó su madre hasta contar con un diagnóstico. Nunca sentirá que no la creen. Aunque la enfermedad es rara y nadie puede prever cómo va a progresar, Abigail puede hacerse una idea al observar a su madre y ver cómo le han ido a ella las cosas y lo bien que se las ha arreglado. El diagnóstico la ha empoderado para hacer planes. Es consciente de que correr detrás de los niños en el trabajo cada vez le resulta más difícil y de que algún día no será capaz o no querrá seguir haciéndolo. Ha empezado a buscar un trabajo más apropiado para ella a largo plazo, una profesión que no sea tan exigente físicamente.

Tener un diagnóstico le ha permitido disfrutar de medidas que le facilitan el día a día a nivel práctico, como, por ejemplo, contar con las plazas de aparcamiento reservadas a discapacitados. Puede llevar a un cuidador a lugares y eventos que pudieran ser físicamente peligrosos para ella. Si alguna vez la necesita, un diagnóstico en toda regla le simplificará los trámites para recibir una ayuda económica. Ahora sabe que tiene una enfermedad genética hereditaria. Puede aprovechar la tecnología que le permita tener un hijo sin esa afección genética... o no, si así lo decide. Puede elegir porque, por limitado que sea, tiene un diagnóstico.

Pero todo podría haber salido de otra manera. El haberle diagnosticado una paraparesia espástica podría haber hecho que Abigail prestara una atención excesiva a sus piernas. En lugar de practicar deportes de equipo habiendo aceptado que nunca sería la mejor jugadora, podría haber evitado hacer cualquier otra cosa por creer que no lo iba a hacer bien. En lugar de hacerse enfermera de guardería, podría haber abandonado su vocación y haber elegido una profesión que requiriera menos esfuerzo físico. Podría incluso haber sido rechazada en un trabajo por razones médicas, si el nuevo empleador se hubiera enterado de su diagnóstico. Podrían haberle denegado el seguro basándose en que tenía una enfermedad degenerativa.

Abigail es resiliente y pragmática como su madre, de modo que ha sido capaz de no obsesionarse con el diagnóstico y vivir... pero yo no sabía eso cuando la envié a una clínica neurológica. Otra persona podría haberse identificado con su diagnóstico y haber condicionado su vida. La palabra «paciente» procede del verbo latino *pati*, que significa sufrir. Cuando convertí a Abigail en una paciente, podría haberla hecho sufrir. Que no la hiciera sufrir solo ha sido cuestión de suerte.

Introducción

Desde que le pedí permiso a Stephanie para contar su historia, ha tomado por costumbre enviarme fotografías de las acuarelas que pinta en su tiempo libre. Unas alegres imágenes que representan flores y pájaros. Me llegan por email con cierta regularidad y siempre me hacen sonreír. Contar con un diagnóstico o tal vez haber compartido juntas todo ese recorrido hasta dar con él ha hecho que Stephanie se sienta mejor, a pesar de no haber logrado ni de lejos erradicarle las convulsiones. Y, aun así, sigo teniendo sentimientos encontrados con respecto al valor del diagnóstico que le hice. O con respecto a cualquier diagnóstico que no implique una cura o, al menos, un tratamiento moderadamente efectivo que reduzca los síntomas. Más allá del alivio momentáneo que supone contar con una explicación, ¿qué otras implicaciones tiene una etiqueta diagnóstica?

Llevo más de treinta años ejerciendo como médico, veinticinco de ellos como neuróloga. Cuando escribo un libro, siempre tengo a mis pacientes en la cabeza. Últimamente me preocupa en especial la cantidad de gente joven derivada a mí con tres, cuatro o cinco diagnósticos previos de enfermedades crónicas, de las cuales solo algunas tienen cura. El autismo, el síndrome de Tourette, el TDAH, la migraña, la fibromialgia, el síndrome del ovario poliquístico, la depresión, los trastornos alimentarios, la ansiedad y muchos más. Hay muchos diagnósticos nuevos que no existían cuando yo estudiaba medicina y que ahora son muy frecuentes. El síndrome de Ehlers-Danlos con hipermovilidad, el síndrome de taquicardia ortostática postural y muchos trastornos genéticos nuevos. ¿De dónde proceden y por qué han aumentado a esa velocidad? Me escandaliza que tanta gente de veinte y treinta años haya podido acumular tantas etiquetas médicas a una edad tan temprana. La gente mayor también. Hipertensión, colesterol elevado, lumbago y así sucesivamente. Encontrar a un paciente que no tenga una historia clínica cargada de diagnósticos anteriores cada vez me cuesta más. Me los envían con algún síntoma nuevo, esperando que yo pueda proporcionar otro diagnóstico que lo explique. La medicina tiene muchos puntos ciegos porque el ejercicio de la misma deviene rutinario sin que nadie advierta siquiera que no se están resolviendo los problemas que prometía resolver. Muchas veces me he preguntado si esas largas listas de diagnósticos que estoy viendo forman parte de ese fenómeno.

No hay que ser un profesional de la medicina para haber notado que ciertos diagnósticos se han convertido de repente en habituales. El asombroso aumento de gente diagnosticada con trastornos de la salud mental, problemas de conducta y dificultades en el aprendizaje aparece regularmente en los titulares de los periódicos y en nuestras conversaciones: «TDAH. ¿Qué hay tras el reciente auge de los diagnósticos?», *New Scientist*, mayo de 2023,[1] «La prevalencia del autismo aumenta de nuevo, según un estudio», *The New York Times*, marzo de 2023.[2] El relato es el mismo para múltiples categorías de trastornos de la salud mental: «El TEPT ha brotado entre los estudiantes universitarios», *The New York Times*, mayo de 2024,[3] «Más de uno de cada seis adultos tienen depresión; los índices alcanzan niveles sin precedentes en Estados Unidos», CNN, mayo de 2023,[4] y «Los índices de depresión y ansiedad han aumentado en un 25 por ciento en el último año», *Forbes*, febrero de 2023.[5]

Pero no solo van en aumento las enfermedades relacionadas con la salud mental. Los diagnósticos de asma se han incrementado un 48 por ciento en Estados Unidos los últimos veinticinco años.[6] En su momento se estimó que las personas con cáncer superarían los dos millones en Estados Unidos por primera vez en 2024[7] y los diagnósticos de demencia en el Reino

Unido alcanzaron una magnitud sin precedentes.[8] En todo el mundo viven con diabetes 537 millones de personas y se prevé que en 2045 los afectados sean 783 millones.[9] En los últimos veinte años, ha aumentado drásticamente el número de personas con las siguientes enfermedades físicas: cáncer, enfermedades genéticas, demencia, hipertensión, hipercolesterolemia, diabetes, osteoporosis, enfermedad renal, síndrome del ovario poliquístico, endometriosis, embolia pulmonar, aneurismas aórticos, enfermedad crónica de Lyme y otras muchas más.

¿Qué dicen estas asombrosas estadísticas acerca de nuestro estado de salud? A simple vista, podría parecer que estamos mucho menos sanos física y mentalmente que antes. Pero cabe interpretarlas de otra manera. ¿Acaso no podrían reflejar simplemente que ahora nos resulta más fácil tanto reconocer síndromes, trastornos y enfermedades como identificar a las personas que necesitan un tratamiento? Trastornos como el autismo pueden estar aumentando porque por fin la gente recibe tanto el diagnóstico correcto como la ayuda necesaria para afrontarlo. Es posible que seamos más conscientes de que tenemos hipertensión y diabetes porque nuestros médicos se muestran más decididos a buscarlas y a tratarlas. Si es así, el aumento de los diagnósticos bien puede indicar que cada vez estamos más sanos.

Pero hay una tercera posibilidad. Podría ser que no todos estos nuevos diagnósticos sean lo que parecen. Tal vez, casos que antaño se consideraban confusos o probables hoy en día estén derivando en diagnósticos firmes y las diferencias normales estén siendo patologizadas. Estas estadísticas podrían indicar que las experiencias vitales normales, las imperfecciones físicas, la tristeza y la ansiedad social estén siendo englobadas en la categoría de trastornos médicos. En otras palabras, no enfermamos cada vez más, sino que calificamos de enfermedad cada vez más cosas.

Cuál de estas explicaciones tiene más posibilidades de ser la correcta constituye una cuestión sobre la que cuesta muchísimo llegar a un acuerdo. Por más que los profesionales de la medicina de todo el mundo y toda la opinión pública discutan esta cuestión, nos interesa muchísimo hallar la respuesta porque la tendencia a detectar problemas de salud en sus formas más leves y más tempranas y la suposición de que eso es siempre lo correcto están avanzando implacablemente. En este libro me pronunciaré a favor de la posibilidad número tres: la de que nos estamos convirtiendo en víctimas de demasiada medicina y de que ya va siendo hora de que cambien las tornas. La de que estamos viviendo en la era del diagnóstico tanto de nuestro estado de salud físico como de nuestro estado de salud mental.

La evolución en la medicina y los cambios que se han producido en la sociedad han dado lugar a dos fenómenos que están creciendo con rapidez y que me propongo examinar detalladamente en el presente volumen: el sobrediagnóstico y la sobremedicalización. Mientras que el diagnóstico erróneo simplemente significa equivocarse en el diagnóstico, el sobrediagnóstico es algo muy distinto. Hace referencia a un diagnóstico que es correcto, pero que no beneficia al paciente y puede provocarle daños. El sobrediagnóstico se produce cuando un problema médico es detectado en un estadio en el que el tratamiento médico realmente no es necesario. Por ejemplo, decirle a Abigail, con quince años, que tenía una paraparesia espástica genética intratable, antes de que notara que algo iba mal. O, por ejemplo, demasiado examen médico de individuos asintomáticos sin la menor prueba de que eso les vaya a mejorar o a prolongar la vida. O también demasiado tratamiento agresivo en las primeras fases de las enfermedades. O, por ejemplo, demasiado seguimiento sanitario innecesario.

La sobremedicalización está relacionada con el sobrediagnóstico, pero es sutilmente distinta. Se produce cuando a las diferencias humanas normales y corrientes, cuando a la conducta y cuando a las distintas fases de la vida se les ponen etiquetas médicas convirtiéndolas así en un asunto a tratar por los médicos. Como decirles a los niños inmaduros o socialmente ansiosos que tienen un trastorno cerebral neuroevolutivo; o convertir las no enfermedades en enfermedades pensando que son problemas que la medicina debería curar, como vemos en el caso del envejecimiento, el sueño escaso, las dificultades relacionadas con el deseo sexual, la menopausia y la infelicidad.

Hay dos mecanismos principales a través de los cuales aumentan el sobrediagnóstico y la sobremedicalización. El primero de ellos es la sobredetección. Esta se produce cuando las nuevas tecnologías y los programas de detección temprana más sensibles e intensos se usan para detectar enfermedades sin apenas síntomas en fases muy tempranas. El segundo de esos dos mecanismos es la ampliación de la definición de enfermedad. Esto ocurre cuando la frontera entre lo normal y lo anómalo varía lentamente, de tal modo que, con el tiempo, a las personas que habían sido consideradas sanas se las arrastra hasta hacerlas caer en el saco de los enfermos. Eso se llama *diagnosis creep* o «fluencia diagnóstica».

El sobrediagnóstico y la sobremedicalización arrancan de buenas intenciones, pero también de supuestas verdades que no han sido comprobadas. Como, por ejemplo, la suposición de que el diagnóstico temprano es siempre lo más conveniente; que tener un diagnóstico es siempre mejor que no tener ninguno; que la gente quiere saber su futuro médico aunque este no se pueda cambiar; que más medicina es siempre mejor medicina; que la medicina moderna es la mejor de todas, y que la alta tecnología es mejor que la de bajo nivel... Pero la medicalización debe basarse en pruebas, no en suposiciones.

Es normal que la gente se preocupe por el subdiagnóstico. Muchos tenemos una historia personal o más de una enfermedad que se le pasó por alto a un profesional de la medicina. El sobrediagnóstico es mucho más difícil de detectar y, por lo tanto, se habla bastante menos de él. Alguien a quien le dicen que tiene una enfermedad o que está en riesgo de contraerla rara vez cuestiona o rechaza la conclusión de su médico. Al ser tan difícil que alguien determine que le han sometido a un tratamiento que era innecesario, apenas nadie se queja de haber sido sobrediagnosticado. También es muy difícil identificar el punto en que un tratamiento médico apropiado termina siendo excesivo o que un diagnóstico se convierte en sobrediagnóstico. Por esta razón, y por temer tanto los diagnósticos omitidos, nos ha resultado tan fácil aceptar la tendencia a contar con demasiados diagnósticos hechos con tanta facilidad.

Cada vez hay más pruebas de que la cantidad de sobrediagnósticos podría superar el número de subdiagnósticos y de que los primeros producen muchos daños. Consideremos estas situaciones. El NHS o Servicio Nacional de Salud de Inglaterra estima que tratar los cánceres hallados en los programas de detección temprana salva diez mil vidas al año,[10] pero... ¿y si esas células cancerosas muy tempranas halladas en el cribado no estaban destinadas a causar una enfermedad grave? No todas las células cancerosas tempranas progresan hacia un cáncer en estado avanzado. Quizá, entre esas diez mil, se salvaron algunas vidas, pero al resto de las personas les aplicaron un tratamiento del cáncer que no era necesario. Este es uno de los mejores ejemplos de sobrediagnóstico por sobredetección. Un estudio llevado a cabo en 2023 en Estados Unidos estimaba que el 31 por ciento de los cánceres de mama diagnosticados en mujeres mayores de setenta años eran fruto del sobrediagnóstico.[11] Un estudio francés consideraba que se habían gastado más de cien millones de euros en sobrediagnosticar el cáncer de tiroides en un período de cuatro años.[12] En muchos programas de detección del cáncer de próstata no se salva ninguna vida, pero por cada mil hombres examinados, nada menos que veinte son diagnosticados y tratados por un cáncer que nunca les habría causado problemas de no haber sido diagnosticado.[13] Esta historia se repite en todo el mundo y es aplicable a cualquier tipo de cáncer sometido a programas de detección temprana. Los programas de detección temprana del cáncer salvan vidas, pero también corren el riesgo de exponer a la gente a un innecesario tratamiento médico invasivo y a las consecuencias psicológicas que trae consigo un diagnóstico de cáncer.

La ampliación de la definición de enfermedad —el aumento del tamaño de ese marco supone arrastrar a más gente a caer en el saco de los enfermos— ha tenido un efecto espectacular en el porcentaje de diagnósticos de muchos problemas de salud. Consideremos el caso de la prediabetes, un estadio intermedio entre niveles de glucosa completamente normales y la diabetes real. En 2003, la Asociación Estadounidense de Diabetes ajustó la definición de lo que significa tener prediabetes, bajando el listón del nivel de glucosa normal en una persona en ayunas de 6,1 milimoles por litro a 5,6.[14] Este cambio aparentemente insignificante llevó de la noche a la mañana a doblar y casi triplicar la cantidad de gente con prediabetes. Si ese cambio se aplicara a escala mundial, el bajón del listón que dicha asociación decidió establecer para determinar quién es prediabético, combinado con otras pruebas de intolerancia a la glucosa, supondría que nada menos que la mitad de los chinos adultos y un tercio de los británicos y estadounidenses adultos se considerarían prediabéticos y ello los colocaría en un grupo considerado de alto riesgo de desarrollar la diabetes y los sometería a un seguimiento médico y al riesgo de sufrir trastorno de ansiedad por enfermedad.

Esta abrupta escalada en los diagnósticos de la enfermedad se debe solo a la decisión de un comité de redefinir los parámetros de la glucosa normal. La idea era que todas las personas que por ello acabaran de ser prediagnosticadas recibieran tratamiento o asesoramiento que las ayudara a evitar desarrollar diabetes y a disfrutar de mejor salud a largo plazo, pero no está claro si ese cambio redujo realmente los índices de la diabetes que había prometido. Esas medidas se tomaron hace veinte años, pero la prevalencia mundial de la diabetes del tipo 2 aumenta año tras año. Si bien se ha demostrado que diagnosticar la prediabetes retrasa el comienzo de la diabetes en algunas personas y, sin duda, eso es beneficioso para ellas, muchas, por no decir la mayoría, de las personas consideradas prediabéticas nunca habrían desarrollado la diabetes de no haber sido diagnosticadas, de manera que para ese grupo nunca habría sido necesario el seguimiento. ¿Todos esos diagnósticos inclusivos han salvado vidas en los casos más leves o han medicalizado a todas esas personas sin haber sentido apenas mejoría alguna en su estado de salud?

Pensemos ahora en toda esa gente que recientemente se ha enterado de que tiene autismo y TDAH (trastorno por déficit de atención con hiperactividad). Se supone que identificar niños y adultos con dificultades y explicar dichas dificultades mediante estos diagnósticos lleva a que esas personas sean más felices y exitosas en la vida. Sabemos que intervenir pronto en niños muy pequeños gravemente afectados los ayuda a progresar en la vida, pero los recientes cambios en las definiciones de esas enfermedades han hecho que se diagnostique a muchos adultos con «síntomas» mucho más leves. Y apenas está probado que esas intervenciones sociales o médicas funcionen en este grupo. ¿Todos aquellos que reciben estos diagnósticos se benefician realmente de ellos? El sobrediagnóstico no implica que el diagnóstico sea erróneo, sino que apunta a la posibilidad de que los daños superen a los beneficios. ¿No podría causar daños indescriptibles decirle a una persona que sufre un trastorno cerebral que no cuenta con un tratamiento que aligere los síntomas? Una vez pasado el alivio momentáneo que proporciona una explicación, ¿qué viene a continuación? El diagnóstico puede tener un efecto negativo inconmensurable tanto en el bienestar psicológico como en la autoestima del paciente.

He aquí el mayor indicador del sobrediagnóstico: unos índices de detección de la enfermedad mucho más elevados, pero ninguna mejora sustancial del estado de salud a largo plazo. Con demasiada frecuencia se da por supuesto que un diagnóstico más temprano, más avanzado y más inclusivo es sin duda lo mejor, pero esto nunca ha sido debidamente comprobado. Mi preocupación es que el afán de la comunidad científica por utilizar todas sus nuevas habilidades diagnósticas al máximo de su capacidad y por encontrar problemas médicos en sus formas más leves y más tempranas —junto con nuestra natural y humana sed de explicaciones— no nos ha dado el tiempo suficiente para sopesar pros y contras.

Es importante destacar que la sobremedicalización y el sobrediagnóstico no son procesos que solamente la comunidad médica esté desplegando sobre una población incauta. La patologización del sufrimiento, la higienización de la cruda realidad de la vida a través de la biología, es una tendencia tanto científica como social. Si efectivamente tenemos una crisis de sobrediagnóstico, ¿qué papel desempeñan entonces las expectativas de éxito y perfección de la sociedad? Nos animan a creer que podemos conseguir todo lo que queramos, pero eso no siempre es cierto. Me temo que el diagnóstico médico se ha convertido en una manera de reformular aquello que percibimos como nuestras deficiencias. La ilusoria expectativa de alcanzar la imposible perfección física y psicológica puede estar convirtiéndonos en pacientes y robándonos el control de nuestro propio destino.

Como neuróloga, gran parte de mi trabajo actual consiste en cuidar de gente con enfermedades cerebrales como la epilepsia, pero también trato a muchas personas cuyas experiencias están muy relacionadas con el tema de este libro. Se trata de personas con un trastorno psicosomático, es decir, tienen síntomas físicos muy *reales* que se producen por razones psicológicas. Todos somos vulnerables al sobrediagnóstico, pero estas personas son especialmente sensibles al mismo. En un entorno en el que parece haber un diagnóstico que explique todas y cada una de las experiencias humanas, las personas de naturaleza propensa a notar y a preocuparse por los cambios físicos corrientes, personas que en realidad solo necesitan consuelo, en lugar de ello, cada vez reciben más diagnósticos. Ahora que tenemos una etiqueta de trastorno para casi cualquier tipo de particularidad física y para todos los niveles de la ansiedad mental, me temo que las personas que expresan su malestar emocional en forma de síntomas físicos pueden fácilmente confundirlos con una enfermedad.

Los trastornos psicosomáticos suelen aparecer como consecuencia de los relatos que nos contamos a nosotros mismos acerca de nuestra salud. Decirle a una persona que está enferma —informarle de problemas de desarrollo, de desequilibrios químicos y de una inminente enfermedad— hace que cambie su modo de percibir y usar su propio cuerpo. Abigail puso un ejemplo precioso al describir cómo la reacción de un niño ante una caída cambia dependiendo de si ve que tiene o no tiene sangre. En ocasiones, la etiqueta de una enfermedad surte el mismo efecto que señalar la herida de una persona para mostrarle que está sangrando. Esa etiqueta puede alterar todas las sensaciones que siente su cuerpo. Las etiquetas tienen el poder de hacernos enfermar al desplegar un mecanismo llamado «efecto nocebo», que pronto estudiaremos. Cuando no nos encontramos bien, es natural que queramos respuestas. Los médicos y los pacientes trabajamos juntos para encontrar esa etiqueta del diagnóstico porque hace que unos y otros nos sintamos bien. Pero es posible que la gente estuviera menos dispuesta a dejarse etiquetar si comprendiera que a algunas personas un diagnóstico les puede crear una expectativa de enfermedad que realmente genera síntomas, aun en el caso de que la enfermedad sea muy leve o ni siquiera exista.

Pero los potenciales daños psicológicos del sobrediagnóstico no afectan solo a quienes son propensos a los trastornos psicosomáticos. Pensemos en ese 31 por ciento de mujeres estadounidenses mayores de setenta años que fueron sobrediagnosticadas de cáncer de mama en los programas de detección precoz. ¿Acaso ese innecesario diagnóstico no proyectará una oscura sombra sobre los últimos años de su vida? Pensemos en todas esas personas hasta entonces sanas a las que les dicen que son prediabéticas y en todos los análisis de sangre y las citas médicas que desde ese momento marcan sus vidas.

El sobrediagnóstico no solamente perjudica a las personas concretas afectadas por el mismo, sino también al conjunto de la población que ha recibido determinado diagnóstico. Al ir cambiando el concepto de lo que significa estar deprimido o ser autista para incluir a quienes tienen síntomas mucho más leves, ¿cómo repercute en los que sufren las formas más graves de esas enfermedades? Al ir aumentando el número de personas etiquetadas como hipertensas o prediabéticas, al ir hablándose cada vez más de los efectos negativos de la menopausia o de todo cuanto conlleva dormir poco, ¿cómo afecta este cambio a quienes padecen las manifestaciones más graves de esas afecciones? Que aumente el número de personas con un determinado diagnóstico puede conducir a lograr mejores servicios y un mayor conocimiento y una mayor comprensión de la enfermedad por parte de toda la población, pero también es posible que una población creciente con la forma más leve de cualquier enfermedad termine trivializando el trastorno de los más gravemente afectados y desviando los recursos de quienes más los necesitan.

Tampoco ayuda que en muchos campos de la medicina nuestra habilidad para diagnosticar supere a nuestra habilidad para curar, lo que significa que hay más gente que recibe un diagnóstico pero no necesariamente vive más tiempo tras haberlo recibido. El diagnóstico temprano de la demencia puede estar en su máximo nivel histórico en el Reino Unido, pero sigue sin haber un tratamiento que frene el avance de la enfermedad. El destino de una persona con un diagnóstico temprano de demencia no se puede cambiar. Al menos, de momento, no es posible. Lo mismo cabe decir de muchos trastornos genéticos recientemente identificados. En 1933 se descubrió la primera variante genética causante de una enfermedad y hoy en día conocemos millones y todas y cada una de ellas implica un nuevo diagnóstico para un nuevo grupo de personas. Como Stephanie y Abigail. Se supone que un diagnóstico nos conduce a un tratamiento y nos informa acerca del pronóstico, pero estos nuevos diagnósticos genéticos rara vez hacen nada de eso. Por la gran cantidad de etiquetas médicas y de diagnósticos tempranos que hay ahora disponibles, que las etiquetas nos cambien como personas constituye un grave problema.

Decidí escribir este libro con el objetivo de estudiar cómo la medicina moderna está redefiniendo los límites entre la enfermedad y la salud y de averiguar qué impacto está teniendo esto en nuestras vidas. Cada vez me preocupa más que estamos convirtiendo a una cantidad creciente de gente sana en pacientes cuyos diagnósticos no les han supuesto mejoría alguna o apenas han experimentado mejoría y sí han sufrido y sufren daños indescriptibles. Creemos que el diagnóstico es la llave que abre la puerta de muchas de las cosas que anhelamos —una explicación, la posible recuperación, el apoyo y una tribu de compañeros de infortunio—, pero detrás de esa puerta también hay cosas más oscuras a las que no siempre se les presta la debida consideración.

En este libro cuestionaré muchas de las premisas mayoritariamente aceptadas: que cualquier diagnóstico es mejor que ningún diagnóstico; que las pruebas son más precisas que los médicos; que los resultados de las pruebas son verdades objetivas e irrefutables; que una intervención temprana es siempre lo mejor; que los tratamientos que funcionan para un grupo de personas funcionarán igual de bien para otros grupos; que el diagnóstico es algo fijo y definitivo; que la detección precoz es la manera más segura de tener buena salud a largo plazo, y que poseer más conocimientos siempre es mejor.

También examinaré cómo hasta el propio concepto de diagnóstico está cambiando para bien y para mal. La creciente aceptación del autodiagnóstico está configurando problemas médicos que no guardan relación alguna con los descubrimientos científicos, lo que en algunos pacientes tiene un impacto sorprendente. Los cuestionarios del autodiagnóstico para el autismo y el TDAH están ahora disponibles en internet, y las personas autodiagnosticadas están entrando en los estudios de investigación junto con las formalmente diagnosticadas. En otro tiempo, el desarrollo de los nuevos conceptos diagnósticos era dominio exclusivo de los médicos, pero eso ha dejado de ser así. ¿Cómo están cambiando la investigación impulsada por pacientes y la presión social la forma del diagnóstico? El covid persistente fue creado por los pacientes: es la primera enfermedad que ha surgido de la secuencia de una conversación en X (antes Twitter). Estoy segura de que no será la última.

Intentaré entender qué está impulsando el repunte de tantos tipos diferentes de diagnóstico. Algunos de ellos proceden sin duda de los médicos y los científicos que están dispuestos a utilizar todas las nuevas tecnologías que tienen a su disposición, pero no todo es atribuible a ellos. Muchos de nosotros estamos buscando explicaciones a todas las formas de sufrimiento psíquico y de conflictos personales. Exigimos respuestas y, a falta de otros puntos de apoyo, buscamos ayuda en las instituciones médicas.

Cada capítulo examinará un tipo diferente de diagnóstico y recogerá historias de gente real que ha sido beneficiaria de todos esos diagnósticos modernos que ofrece la medicina. Como no he podido cubrir toda clase de diagnósticos físicos y mentales en este libro, he elegido temas que representen las nuevas cuestiones que van surgiendo en relación con el diagnóstico y de los que se puedan extraer lecciones de más amplia aplicación.

Empiezo por la enfermedad de Huntington, un trastorno que casi ninguno de nosotros padecerá, pero cuya increíble y decisiva historia muy pronto nos afectará a todos. Varias décadas antes que ninguna otra, la población afectada por la enfermedad de Huntington pudo aprovechar las técnicas de diagnóstico avanzado de una enfermedad que se manifiesta a muy largo plazo. Como las pruebas son cada vez más precisas y el diagnóstico genético ya está a nuestro alcance, en breve muchos podremos disponer de todo ello. Si estuvieras destinado a desarrollar una demencia dentro de diez años y esta siguiera siendo incurable, ¿querrías saberlo? Este capítulo examinará cómo se siente uno viviendo con esa certeza y cuestionará el principio que sostiene mucha gente de que saber es siempre mejor que no saber.

A continuación, estudiaremos la enfermedad de Lyme y el covid persistente, unos trastornos que han afectado a la vida de muchas personas. Los dos tienen muchos puntos en común. Ambos comenzaron de una manera muy poco convencional —con una campaña liderada por los pacientes— y los dos han estado marcados por la polémica. Pero la lección que nos enseñan es aplicable a todos los diagnósticos. Las pruebas no son tan precisas como creemos. Pueden incluso simular que ofrecen precisión, cuando en realidad inducen a error. El diagnóstico es subjetivo, un verdadero arte, y eso lo hace susceptible de ser objeto de errores, explotación y presión social.

En un capítulo dedicado al autismo expondré cómo algo que solía estar crónicamente subdiagnosticado se ha convertido en algo tan común y me plantearé por qué quienes ahora tienen la enfermedad parecen tan distintos de los primeros niños autistas de la década de 1940. Estudiaré cómo los diagnósticos evolucionan de manera natural y, con el tiempo, no se basan en los avances científicos, sino en el consenso social. Me plantearé si la comunidad autista, como individuos y como grupo, se está beneficiando de esta versión más amplia del trastorno.

El cáncer está aumentando. La detección precoz del cáncer y los programas de prevención en los grupos de población en riesgo de contraer uno u otro cáncer salvan vidas. En un capítulo que gira en torno a historias de mujeres que supieron que tenían un gen inductor del cáncer, me preguntaré hasta qué punto se puede uno fiar de las técnicas de diagnóstico avanzado y de los diagnósticos tempranos. ¿Acaso estamos tan fascinados por nuestras nuevas capacidades técnicas y tan cegados por nuestro entusiasmo por erradicar la enfermedad en sus primeras fases como para obligar a que la gente se someta a un tratamiento médico que en realidad nunca ha necesitado? Este capítulo explorará también algunas de las consecuencias más preocupantes del enorme aumento que han experimentado las pruebas genéticas sin receta realizadas por empresas privadas.

Actualmente, en muchas de nuestras conversaciones todos discutimos si estamos patologizando la normalidad. Muchos temen que los problemas mentales que antaño se consideraban normales estén siendo reformulados como síndromes, trastornos y enfermedades y se hable de ellos en términos biológicos. Una persona no está triste, sino que tiene niveles de serotonina bajos. No es olvidadiza, inquieta o inestable, sino que su cerebro está mal programado. En un capítulo sobre la neurodiversidad me preguntaré si todo diagnóstico de salud mental es un síndrome, un trastorno o una enfermedad y si la factura emocional que acompaña a un diagnóstico de estas características podría obstaculizar la recuperación. ¿Qué le ocurre a una persona cuando hace de su enfermedad parte de su identidad?

A menudo, hablando con la gente que protagoniza este libro, tuve la sensación de que muchos de nosotros nos exigimos la perfección. Pero algunos también se la exigimos a nuestros hijos y a nuestros hijos que están por nacer. En un capítulo titulado «Síndrome sin nombre» abordaré los problemas éticos y prácticos derivados de hacer diagnósticos avanzados a los niños, a los bebés y a los nonatos. La infancia es una etapa de la vida en la que se debería permitirnos creer en cualquier tipo de futuro. Predecir futuros diagnósticos para los niños y elegir bebés genéticamente «perfectos», ¿es realmente la mejor manera de crear futuras generaciones más sanas y más felices?

En la conclusión, me centraré en mis propios pacientes y explicaré la razón por la que quise escribir este libro. Los últimos treinta años han visto aumentar nuevos diagnósticos como el síndrome de Ehlers-Danlos con hipermovilidad y el síndrome de la taquicardia ortostática postural. Si todavía no has oído hablar de ellos, pronto lo harás. ¿De dónde proceden? ¿Acaso se utilizan para patologizar los cambios normales que se producen en un cuerpo en pleno crecimiento? Estamos desarrollando sistemáticamente etiquetas para explicar cada imperfección y cada diferencia corporal. Hoy en día, a cualquiera, tenga la edad que tenga, le cuesta muchísimo considerarse a sí mismo perfectamente sano.

Este no es un libro sobre un sistema de salud concreto; tanto en el Reino Unido como en Estados Unidos o en cualquier otra parte el sobrediagnóstico es un problema mundial. Al escribir *La era del diagnóstico*, me he basado en mi propia práctica clínica, pero también he hablado con docenas de pacientes, así como con especialistas médicos e investigadores de todo el mundo. He rebuscado en los archivos médicos para escudriñar cómo surgen los nuevos diagnósticos. He escuchado las desgarradoras historias de personas sanas advertidas de que, en algún momento indeterminado de su futuro, podrían morir de cáncer a no ser que tomen unas medidas drásticas, que cambiarán su vida, para evitarlo. Tras tomar una decisión casi imposible, lograron salvar la vida. He hablado con padres que recibieron unos diagnósticos genéticos muy raros para sus hijos y con gente joven a la que aseguraron que su vida se acortaría considerablemente por alguna enfermedad degenerativa intratable. Gracias a ellos aprendí que el valor de la vida no depende de lo que esta dure ni de tener una salud de hierro, sino de las relaciones, los pequeños placeres y los logros personales. He hablado con gente aquejada de autismo y de TDAH, con padres y profesores de alumnos neurodivergentes, con la esperanza de comprender mejor qué se gana y qué se pierde cuando los sentimientos, la conducta o el modo de ser de una persona son etiquetados como médicamente anómalos. He seguido el curso de trastornos como la enfermedad de Lyme y el covid persistente desde sus inicios, para hacerme una idea de cómo se configuran los nuevos diagnósticos y para intentar comprender cómo el activismo público y las redes sociales probablemente cambien el diagnóstico en el futuro. La mayor parte de la gente con la que he hablado valoraba su diagnóstico y se sentía reforzada al contar con él, pero también tenía muy claras las cosas que habría que cambiar.

Este libro tampoco aborda la cuestión de ahorrar dinero para los sistemas de salud. Cabría pensar que unas herramientas de detección precoz de mayor calidad, los programas de prevención y una mayor comprensión de los problemas relacionados con la salud mental son una manera rentable de crear una población más sana. Este es ciertamente uno de sus propósitos, pero que cada vez más personas reciban un diagnóstico en etapas más tempranas puede salir muy caro. El sobrediagnóstico es una asistencia médica de escaso valor. Supone gastar dinero en tratar a determinadas personas por unas enfermedades que nunca habrían avanzado y hacer un seguimiento de personas cuyos síntomas leves se habrían resuelto espontáneamente por sí mismos. Pero eso no significa que este libro aborde el racionamiento de la medicina para hacerla más rentable. De lo que trata es de buscar un mayor equilibrio entre los beneficios de nuestra cultura orientada al diagnóstico y el reconocimiento de los perjuicios físicos y psicológicos que dicho diagnóstico acarrea. Es, en suma, una búsqueda de una práctica médica mejorada.

Nuestra historia como sociedad a la hora de gestionar las nuevas capacidades técnicas y científicas no es nada ejemplar. Los antibióticos, los analgésicos opiáceos, los plásticos, los combustibles fósiles...: cuando una sociedad inventa o descubre algo que puede ser transformador, tiene una tendencia a celebrarlo y a usarlo incorrectamente y más de lo debido. Y, muchas veces, hasta que el abuso de nuestras capacidades ha llegado demasiado lejos no reconocemos nuestros errores. Este parece un buen momento para lanzar una mirada inquisitiva al regalo y la carga que supone para nosotros el diagnóstico moderno. Tenemos que asegurarnos de que la cosa mantenga el equilibrio. Nuestras nuevas capacidades y actitudes son muy seductoras. Si hay una explicación médica singular y tangible que describa cómo nos sentimos, le damos la bienvenida. Cuando los científicos y los médicos muestran su gran perspicacia, se cree que su acierto debe generalizarse de forma automática, pero la posibilidad de aplicar su saber no implica necesariamente que nosotros tengamos que ser objeto del mismo.

1

La enfermedad de Huntington

—Si mañana te fuera a atropellar un autobús, no querrías saberlo, ¿verdad? —me preguntó Valentina.

—Yo sí querría saberlo —contesté muy decidida—. Pasaría mucho tiempo hablando con la gente e iría al Ritz a comer de carta.

Las dos estábamos bromeando, pero también éramos conscientes de que Valentina sabía lo que decía. Su madre tiene la enfermedad neurológica de origen genético llamada enfermedad de Huntington y Valentina tenía un 50 por ciento de probabilidades de haber heredado el trastorno. Había pasado años considerando si someterse o no someterse a una prueba, sopesando todos los pros y los contras de saber qué le depararía el futuro. Una prueba que determinara su predisposición genética podría darle cierta certeza, pero..., como todas esas pruebas diagnósticas predictivas, también daría lugar a una cascada de consecuencias bastante imprevisibles para muchas personas.

La medicina predictiva se ocupa del diagnóstico que se les hace a las personas sanas antes de que una enfermedad en suspenso haya tenido la oportunidad de desarrollarse. Con el diagnóstico de predisposición genética se puede prevenir a determinada persona de la enfermedad que sufrirá pasadas varias décadas. Esto significa muchos años de espera y vigilancia hasta que aparezca el primer síntoma.

La enfermedad de Huntington es una patología incurable que provoca una progresiva discapacidad física y cognitiva. Los primeros signos suelen ser sutiles cambios en la conducta como, por ejemplo, cambios de humor, retraimiento social, pérdida del control de los impulsos y escasa organización. Destacan determinados rasgos psiquiátricos. Pueden aparecer la depresión, la manía, la conducta obsesiva y pensamientos relacionados con la muerte y el suicidio. Los síntomas motores pueden estar presentes en los estadios más tempranos, pero suelen aparecer más tarde, y son la torpeza, la pérdida del equilibrio, el habla balbuceante y la dificultad para tragar. Una cualidad distintiva de la enfermedad es el desarrollo de espasmódicas contracciones musculares involuntarias llamadas corea o movimientos coreiformes. En los estadios posteriores, los enfermos son incapaces de andar y tienen dificultades para comer o para hablar. Nada puede frenar la pendiente cuesta abajo que termina en una discapacidad muy grave. Los primeros síntomas suelen aparecer entre los treinta y los cincuenta años y los enfermos de Huntington suelen morir de diez a veinticinco años más tarde. El primer gen patológico que se descubrió fue el de la enfermedad de Huntington. Las personas que padecen la enfermedad de Huntington entienden mejor que nadie la gravedad que supone la decisión de hacerse una prueba de predisposición genética.

El ADN humano está dividido en 23 pares de cromosomas. Un par son los cromosomas del sexo, X e Y, y los otros 22 pares numerados se conocen como autosómicos. Los genes, que forman pequeñas secciones de largas hebras de ADN dentro de un cromosoma, son la unidad básica de la herencia. Contienen todas las instrucciones necesarias para el desarrollo humano. Los genes producen proteínas que producen células y nosotros estamos hechos de células. Cuando un código genético contiene alguna forma de error, puede desarrollarse una enfermedad genética. Los errores de los genes antaño se llamaban mutaciones, pero ahora se llaman variantes.

Tan pronto como se entendió la estructura normal del ADN, pudo iniciarse la búsqueda de las variantes genéticas causantes de enfermedades. El gen defectuoso preciso que causa la enfermedad de Huntington fue identificado en 1993. Es un trastorno monogénico, lo que significa que está causado por un error en un solo gen. Los trastornos poligénicos, por su parte, están causados por la interacción de múltiples genes. La enfermedad de Huntington es autosómica dominante, de tal manera que el gen patológico está en un cromosoma autosómico numerado —el cromosoma 4— y solo es necesario que un gen en un par sea un gen patológico para que se desarrolle la enfermedad. Trastornos monogénicos dominantes como la enfermedad de Huntington tienen una herencia previsible porque los hijos pueden recibir la variante genética de su progenitor afectado o pueden no recibirla: la posibilidad es de un 50 por ciento. La variante del gen no es un simple factor de riesgo que sugiera que una persona puede contraer dicha enfermedad, sino que es una certeza. Las únicas preguntas que uno puede hacerse son cuándo empezarán los síntomas y a qué velocidad avanzarán.

El descubrimiento de la variante del gen hizo que las pruebas de la enfermedad de Huntington se convirtieran en una práctica médica cotidiana. A partir de ese momento, a cualquier persona con antecedentes familiares de enfermedad de Huntington podía hacérsele la prueba para ver si estaba destinada a desarrollar la patología. Fue la primera oportunidad de la medicina clínica para lidiar con todas las implicaciones que acarrea proporcionar a gente sana un diagnóstico de una enfermedad incurable latente.

Valentina tenía veintiocho años y estaba embarazada de su primer hijo cuando se enteró de que a su madre le estaban haciendo la prueba de la enfermedad de Huntington. La familia de Valentina no tenía ni idea de que eso se encontraba en su horizonte. Vivian, la madre de Valentina, había sido adoptada. Como nunca le habían dicho nada acerca de ningún oscuro secreto médico propio de su familia biológica, cuando, a los cincuenta y tantos años, empezaron a caérsele las cosas, a sufrir contracciones musculares semejantes a un tic y a perder el equilibrio, nadie reconoció nada de todo aquello como el comienzo de la enfermedad. Mucho más tarde, Valentina se preguntaba si los síntomas de su madre en realidad habían empezado muchos años antes. Tal y como ella lo recuerda, Vivian había sido propensa a episodios depresivos durante muchos años. Se ponía nerviosa con facilidad y le costaba mucho tomar decisiones. Estos son exactamente el tipo de síntomas no específicos que anuncian el insidioso comienzo de la neurodegeneración. Cuando estos síntomas se le presentaron a Vivian, se los atribuyeron a problemas más comunes de salud mental.

Un escáner cerebral fue lo primero que alertó al neurólogo sobre la posibilidad de un diagnóstico de enfermedad de Huntington y sobre la necesidad de que Vivian se hiciera una prueba genética. Vivian no se tomó esa recomendación muy en serio. Tan segura estaba de que algún responsable de los servicios de adopción le habría avisado de que uno de sus dos progenitores tenía la enfermedad de Huntington que, como no se lo habían dicho, se convenció a sí misma de que ese no era su diagnóstico. Más tarde, la familia se enteró de que el padre biológico de Vivian había pasado años en un centro psiquiátrico. Antaño, antes de que se comprendiera bien en qué consistía la enfermedad de Huntington y antes de que fuera fácil de diagnosticar, algunos enfermos languidecían en unidades psiquiátricas sin un diagnóstico. Al desconocer que corría ese peligro, Vivian estaba completamente segura de que sus pruebas saldrían negativas. Se las tomó tan poco en serio que Valentina se despreocupó tanto de las mismas que ni siquiera le preguntó por el resultado.

El día en que Vivian se enteró de que tenía la enfermedad de Huntington, el futuro de Valentina y el de su hijo aún por nacer cambiaron drásticamente. También cambiaron las vidas de todos los hermanos y las sobrinas y los sobrinos de Valentina. Todos y cada uno de los cuatro hijos de Vivian pasaron de ser personas jóvenes completamente sanas a tener un 50 por ciento de probabilidades de desarrollar una enfermedad neurodegenerativa incurable, mientras que sus nietos tenían un

25 por ciento de probabilidades de terminar sufriéndola. La mujer del hermano de Valentina, Luca, estaba también embarazada de su segundo hijo. La hermana pequeña de Valentina, Camila, estaba a punto de casarse y formar una familia. La mayor de las hermanas, Evangeline, ya tenía tres hijas y un hijo.

Vivian esperó a que naciera la hija de Valentina, Ella, para contarle que la prueba genética había dado positivo. Aquello supuso un auténtico *shock*.

—Cuando me comunicaron el diagnóstico, sabía perfectamente lo que significaba —dijo Valentina recordando aquella época—. Me gustan los programas y los libros de medicina. Había oído hablar de la enfermedad de Huntington y sabía que era grave.

Los síntomas de Vivian probablemente empezaron cuando tenía cuarenta y pocos años. Si Valentina había heredado esa variante genética, seguramente empezaría a mostrar los signos de la enfermedad más o menos a la misma edad que su madre, lo que le daría otros quince años de buena salud.

El diagnóstico de Vivian tuvo un impacto inmediato en Valentina. Siempre había sido alegre, una de esas personas que ven el vaso medio lleno, pero cambió. Empezó a tener ataques de pánico. Al poco tiempo, necesitó antidepresivos para controlar su estado de ánimo y, desde entonces, ha seguido tomándolos.

—Si esto es hereditario, los hijos han de estar preparados desde niños —me informó Valentina—. Nosotros no tuvimos preparación alguna y tuvimos que tomar muchas decisiones a toda prisa.

Valentina y todos sus hermanos estaban formando o ampliando sus familias. Estaban volcados en sus carreras, estaban comprando casas. ¿Debían seguir con sus planes o cambiarlos para hacer frente a esa nueva posibilidad? De los cuatro hijos, al menos uno y probablemente dos, habrían heredado el trastorno de su madre.

—¿Pensaste en hacerte enseguida la prueba? —le pregunté.

—Lo pensé, pero no le di muchas vueltas. Tenía un bebé que cuidar y esa era mi prioridad. Mi hermano Luca fue el que dijo que se haría la prueba inmediatamente, pero al final no se la hizo... y sigue sin hacérsela.

Estábamos hablando veintidós años después de que se enterara del diagnóstico de su madre. Valentina había esperado veinte años para hacerse la prueba que le hiciera saber si compartiría el destino con Vivian.

—¿Por qué tardaste tanto tiempo en hacerte la prueba? —le pregunté.

Mi primer impulso cuando empecé a estudiar el diagnóstico de predisposición genética para este libro fue dar por sentado que yo me haría la prueba en cuanto tuviera oportunidad, del mismo modo que estaba segura de querer saber si el metafórico autobús me atropellaría. Valentina y sus hermanos pensaron en hacerse la prueba de inmediato, pero al final lo retrasaron. Me preguntaba qué les había hecho cambiar de opinión.

—Por la esperanza —respondió Valentina—. Si no te haces la prueba, cabe la esperanza de que no tienes nada y te aferras a eso. No quieres saberlo porque quieres sentirte libre para vivir tu vida. La esperanza es tu motor.

No obstante, la vida de Valentina quedó destrozada por el diagnóstico de su madre. Buscó la ayuda de un psicólogo. De nada le sirvió. La preocupación de Valentina era demasiado concreta y aquel terapeuta no comprendía la gravedad de la decisión a la que se enfrentaba la joven. Solo cuando encontró a un profesional especializado en genética como orientador se tranquilizó un poco. Los orientadores genéticos no son psicólogos. Son expertos en medicina genómica, en calcular el riesgo genético, en explicar los patrones hereditarios, en predecir los riesgos de la enfermedad genética, en aconsejar sobre la pertinencia de hacerse o no determinadas pruebas genéticas y, sobre todo, en ayudar a la gente a entender y vivir con la incertidumbre. El orientador genético de Valentina fue la primera persona que comprendió la gran complejidad de su decisión. Gracias a él, comprendió que por más que le diera vueltas no estaba preparada para hacerse la prueba. Era una madre joven y prefería seguir adelante con su vida. Valentina, apoyada por su marido, encontró el modo de gestionar lo peor de su pánico. Aun así, incluso en los días más felices, la ansiedad siempre la acechaba.

Quedaban también otras decisiones importantes por tomar. Valentina y su marido, Jonathan, nunca dudaron de su deseo de tener más de un hijo. Su hermano Luca también quería tener más hijos. Camila, la más joven, aún no había empezado a formar su propia familia. Pero elegir tener un hijo de manera natural, que automáticamente tendría un 25 por ciento de probabilidades de desarrollar una enfermedad incurable que acorta la vida, no fue fácil para ninguno de ellos.

Sin duda, el diagnóstico de predisposición genética ha ayudado a muchas personas porque ofrece un medio por el cual las familias con una enfermedad monogénica pueden reducir drásticamente la posibilidad de transmitirla. La prueba genética preimplantacional (PGT) se utiliza para comprobar si los embriones tienen errores genéticos. Eso supone tener un hijo por fertilización *in vitro*. Solo se implantan los embriones que tengan un cromosoma 4 normal. En la época en la que Valentina y su marido iban a tomar la decisión de tener su segundo hijo, la PGT costaba 30.000 libras. Ahora el NHS (National Health Service, por sus siglas en inglés, Sistema Nacional de Salud) sufraga la prueba a personas con antecedentes familiares de trastornos monogénicos selectos. La PGT, como cualquier otro procedimiento de fertilización *in vitro*, tiene muchas menos probabilidades de embarazo exitoso que la concepción natural. Puede asimismo ser un duro proceso para la futura madre.

A Valentina y su marido les costó muchísimo tomar una decisión. Recibieron toda la información de que se disponía sobre las ventajas y los inconvenientes de la prueba genética preimplantacional. Decidieron que preferían tener un hijo de manera natural.

—No era por el dinero —me contó Valentina—. O no era solo por el dinero. No podía imaginarme sentando a mis hijos un día para contarle a uno de ellos que estaba perfectamente, que se había librado, y luego tener que contarle a Ella que tiene un 50 por ciento de probabilidades de contraer la enfermedad de Huntington. Nunca he querido poner a mis hijos en esa situación. Sabía que esa conversación jamás podría tenerla.

Valentina se sentía muy culpable por haber decidido tener un hijo que más tarde podía desarrollar la enfermedad de Huntington, pero las personas que están en su situación suelen tomar esa decisión. Su hermano Luca hizo lo mismo. Quería que todos sus hijos se sintieran iguales. Camila, que no tenía hijos cuando se enteró del diagnóstico de su madre, decidió hacerse la PGT.

Valentina dio a luz a Jake cinco años después que a su hermana mayor, Ella. Valentina tenía treinta y tres años y seguía sin hacerse la prueba.

A lo largo de los meses y los años en que tuvieron que ir tomando esas duras decisiones, los hermanos fueron observando que su madre sufría cada vez más síntomas. Les dolía verlo. A la mínima Vivian saltaba de manera airada y agresiva. Sufría arrebatos de violencia. Las agresiones verbales contra el padre de Valentina derivaron en ataques físicos. A Valentina, que vivía cerca de sus padres, la solían llamar para calmar las cosas. Algunas peleas fueron tan enconadas que hasta tuvieron que llamar a la policía. Vivian trataba con mucha grosería a gente completamente desconocida. Si se cruzaba con alguien con un ligero sobrepeso, le llamaba «puto seboso». Hacía comentarios racistas que no casaban nada con su forma de ser. Se sentía deprimida. Una vez intentó tirarse desde una ventana de un piso elevado. Todas estas son conductas muy habituales en alguien con la enfermedad de Huntington avanzada.

La discapacidad física de Vivian también avanzaba poco a poco. Desarrolló corea: unos movimientos nerviosos constantes e impredecibles. Tanto su sentido del equilibrio como el habla se fueron deteriorando. Al final, la familia no tuvo más remedio que ingresarla en una residencia de ancianos especializada en casos semejantes.

—Empecé a tener miedo de ir a visitarla. En ella veía mi futuro y el futuro de mis hijos —me contó Valentina—. Fue muy difícil porque quiero mucho a mi madre. Estábamos muy unidas. Era duro ver cómo iba empeorando, sí, era duro por ella, pero también era duro para mí porque su estado me anunciaba lo que podría estar por venir.

Cuando Valentina veía que su madre se estaba desmoronando, se apoderó de ella la ansiedad y, más, cuando empezó a detectarse síntomas. Su hermana Evangeline, cuatro años mayor que Valentina, había notado lo mismo. Estaban torpes. Se les caían las cosas. Tenían altibajos de ánimo. Las dos hermanas pasaban horas hablando por teléfono de sus síntomas. Intentaban tranquilizarse la una a la otra. Valentina insistía en que Evangeline confundía los síntomas premenstruales con los propios de la enfermedad. En una de esas conversaciones, Evangeline se enfadó con Valentina. Discutieron. Evangeline le dijo a Valentina que dejara de darle falsas esperanzas porque ella sabía que tenía la enfermedad. Simplemente, lo sabía.

Pronto se comprobó que Evangeline tenía razón. Hace seis años, dio positivo en la prueba genética. En aquel entonces sus cuatro hijos eran entre adolescentes y veinteañeros. Con el resultado positivo de Evangeline, la probabilidad de que sus hijos contrajeran la enfermedad de Huntington ascendía del 25 al 50 por ciento.

Valentina se sentía desolada por su querida hermana, las dos habían estado siempre muy unidas. Tampoco ayudaba que Valentina tuviera también todos los síntomas que habían experimentado Evangeline y su madre. Se ponía nerviosa si tenía que hacer dos cosas a la vez. Al andar se desviaba hacia un lado. Se chocaba contra las paredes. Sufría los mismos altibajos que su madre. A veces, Valentina no quería salir porque se sentía tan mareada y desmañada que temía que los demás lo notaran. Tenía que viajar mucho por trabajo y sus síntomas empeoraban en los aeropuertos. Se liaba con los horarios precisos y con toda la documentación que exigía tomar un vuelo. Solo con acercarse a facturar ya se ponía nerviosa y entraba en una espiral que era incapaz de controlar. Temía los viajes al extranjero. Aunque los síntomas iban aumentando, la decisión de hacerse la prueba la atormentaba. Sin un resultado positivo aún tenía esperanza, pero sabía que no podía retrasarlo hasta el infinito.

Las pruebas genéticas no suelen hacerse a la ligera porque acarrean muchas implicaciones personales y familiares. En el Reino Unido, hace falta un mínimo de tres sesiones de orientación genética antes de que una persona pueda hacerse una prueba de predisposición genética a una enfermedad incurable. Cuando la ansiedad de Valentina aumentaba o cuando se notaba un síntoma nuevo, contrataba varias sesiones de orientación con el genetista. Acudía a las citas con la intención de hacerse la prueba, pero, cada vez que iba, el orientador le decía algo que a Valentina le hacía pensar que todavía no estaba preparada. A pesar de su ansiedad, Valentina normalmente se las arreglaba para ser tan optimista como antes y para mostrarse feliz delante de sus hijos. Había tenido una infancia alegre y quería que sus hijos también disfrutaran de eso mismo. Creía que no sería capaz de lograrlo si le confirmaban que tenía la enfermedad de Huntington. No saberlo le permitía seguir fingiendo. Quería que sus hijos tuvieran una madre feliz.

—Si daba positivo en la prueba, temía que, al mirar a mis hijos, a mis preciosos hijos, lo único que vería en su futuro fuera la enfermedad de Huntington.

El orientador siguió recordándole a Valentina que no todos los altibajos ni todos los mareos se debían necesariamente a la enfermedad de Huntington. Valentina no era la única persona que odiaba los aeropuertos ni que sufría ansiedad cuando viajaba. Sus síntomas no eran tan poco habituales como para que no tuvieran otra explicación. Si la prueba daba positivo, podría dejar de buscar otras explicaciones y de intentar resolver aquello que ya no tuviera solución.

Valentina decidió por fin hacerse la prueba, décadas después del diagnóstico de su madre, porque, sin siquiera diagnóstico, todos los síntomas que sufría ya le estaban arruinando la vida. Ya no podía seguir evitando la confirmación de aquello que tanto temía. Su hija Ella tenía diecinueve años y su hijo Jake catorce. Al principio, Valentina y sus hermanos habían ocultado a sus hijos y a sus amigos el diagnóstico de su madre. Su mayor temor era que sus hijos lo averiguaran accidentalmente y crecieran con miedo. Pero el orientador genético ayudó a Valentina a que se diera cuenta de que normalizar la enfermedad en la familia y explicársela a los niños les evitaría el *shock* por el que ella misma había pasado. Así que durante años fue dándoles poco a poco información sobre la enfermedad de Huntington a Ella y a Jake. Al principio, solo les dijo que la abuela tenía una enfermedad neurodegenerativa, sin ponerle un nombre. Más tarde fue dejando por toda la casa prospectos que informaban sobre la enfermedad. Cuando los niños fueron lo suficientemente mayores, los sentó y les explicó que la abuelita tenía la enfermedad de Huntington y que quizá ella también. Valentina se sorprendió cuando se enteró de que Ella ya lo sabía, pues la enfermedad de Huntington se utiliza con frecuencia en los colegios para explicar la herencia genética y la niña lo había aprendido en clase y había supuesto que por eso estaba mal su abuela.

—Eso me disgustó también —dijo Valentina—. Que aun sabiéndolo, no me dijera nada.

Pero Ella no se lo había comentado a su madre simplemente porque no estaba preocupada. Sus padres siempre le habían dicho que la enfermedad de la abuela era hereditaria y habían hecho hincapié en que la investigación era bastante prometedora. Ella se quedó con eso. Jake, que era más joven, nunca había oído hablar de esa enfermedad, pero aceptó la noticia sin más.

Una terrible discusión con su marido fue el desencadenante que finalmente obligó a Valentina a hacerse la prueba. La ira que mostró en aquellas discusiones no casaba en absoluto con su manera de ser. Furiosa, se encerró en el dormitorio. Aquel tono tan agresivo le había resonado tanto que se preocupó al instante. Había visto muchas peleas parecidas entre sus padres en las primeras fases de la enfermedad de su madre. Por fin, Valentina les dijo a sus hijos que iba a hacerse la prueba.

Su hija Ella hizo que se sintiera mejor cuando le dijo:

—Quiero que te hagas la prueba, mamá. Serás más feliz cuando lo sepas.

Tardó varios meses en completar el proceso. Aunque Valentina se había dejado orientar durante muchos años de una manera intermitente, todavía tenía que pasar al menos por tres sesiones de orientación antes de que le hicieran la prueba. Las sesiones tenían que ser espaciadas para que Valentina tuviera tiempo de pensar.

El día que le dieron el resultado fue el más surrealista de su vida. En la sala de espera, el marido de Valentina le recordó que no se sintiera obligada a ver el resultado. Podían continuar sin saberlo. Pero por aquel entonces Valentina tenía tantos síntomas que sintió que no podía retrasarlo por más tiempo. Recuerda que llegó pronto y vio a la orientadora recorriendo el pasillo hacia la sala de consulta. La orientadora llevaba una mascarilla por el covid y no miró hacia ella. Valentina estaba desesperada por leer la expresión de su rostro, pero no pudo hacerlo.

Ya en la consulta, la orientadora les dijo que podían quitarse las mascarillas. Cuando se bajó la suya, la orientadora sonrió.

—Y entonces lo supe —dijo Valentina—. En cuanto vi su sonrisa, supe que no estaba enferma.

La prueba de Valentina había dado negativo. No tenía la enfermedad de Huntington.

—Fue la cosa más asombrosa del mundo. El sentimiento más increíble —me contó.

Todos los síntomas que la habían atormentado y que se habían ido acumulando con los años se debían a otras cosas. Algunos eran premenstruales, creía ella, pero muchos se debían a su ansiedad y a su constante comprobación de los síntomas. Algunos desaparecieron en cuanto escuchó el resultado negativo de la prueba y otros continuaron pero con un carácter mucho más leve.

—Me sigo poniendo nerviosa en el aeropuerto —me contó—. Todavía no puedo hacer muchas cosas a la vez, pero la diferencia es que ya no entro en ninguna espiral. Cuando creía tener la enfermedad de Huntington, notaba la ansiedad al pisar el aeropuerto. Luego empezaba a sentirme mareada y me entraba el pánico. No podía andar ni pensar. Ahora, cuando me ocurre eso, no me preocupo y se me pasa.

Las consecuencias del resultado negativo de la prueba fueron maravillosas y, al mismo tiempo, terribles. En primer lugar, Valentina les contó a sus hijos que todos estaban sanos. Esa noche lo celebró en familia. Pero la enfermedad de Huntington es un diagnóstico familiar, de modo que una prueba con resultado negativo de uno solo de sus miembros es inevitablemente agridulce. Valentina no tenía la enfermedad, pero Evangeline la seguía teniendo. Luca y Camila quizá la tuvieran. ¿Cómo se lo iba a contar a Evangeline? Llevaban años comparando síntomas y ayudándose la una a la otra. A veces bromeaban imaginando que al final dormirían en dos camitas en una misma habitación en una residencia de ancianos sin parar de insultarse una a la otra. Valentina se sentía culpable por haberse librado ella y Evangeline no.

A la mañana siguiente de obtener el resultado negativo de la prueba, Valentina fue a ver a Evangeline. Aquella fue una conversación difícil, pero Evangeline mostró enseguida una alegría desbordante por su hermana. La conversación con Luca y Camila fue más fácil. Se pusieron contentísimos. El resultado negativo de Valentina les daba más esperanzas. Ellos también achacaban todos los tropezones y el mal humor a la enfermedad de Huntington. Si Valentina se había equivocado, tal vez ellos también.

Ni qué decir tiene que su padre, Philip, se alegró muchísimo por su hija y se sintió muy aliviado. Quizá para Valentina la consecuencia más inesperada del resultado negativo de la prueba fue cómo cambió su relación con su padre. Se volvió más profunda. Durante décadas, él había sido la única persona de la familia que seguro que no tenía la enfermedad. Philip era quien ayudaba a todos. Había visto el cambio irrevocable que había sufrido su mujer y todo ello sabiendo que todos sus hijos y nietos quizá también tuvieran la enfermedad de Huntington. Philip y las parejas de los cuatro hermanos habían tenido que soportar esa pesada carga, pues no existe orientación ni apoyo especializados para ellos. El resultado de la prueba de Valentina significaba que su padre de repente contaba con una aliada.

—¡No me lo puedo quitar de encima! —decía Valentina riéndose.

La única persona a la que no se lo contó fue a su madre. A Vivian el resultado positivo de la prueba de Evangeline la había hundido y Valentina temía que su propio resultado ahondara aún más el dolor por el diagnóstico de Evangeline.

—¿Nunca pregunta por el resultado de tu prueba? ¿O por el de los demás? —le pregunté a Valentina.

—No. Es como si diera por sentado que todos los demás estamos sanos.

En la década de 1980, antes de que se identificara el gen de la enfermedad de Huntington y de que se dispusiera de las pruebas, las encuestas realizadas a familias afectadas por esta patología se mostraban abrumadoramente a favor de las pruebas predictivas.[1, 2] La mayoría de las personas en riesgo de padecerlo dijeron que se harían la prueba tan pronto como estuviera disponible. En 1983, al poco tiempo de que se identificara el cromosoma 4 como el probable emplazamiento del gen de Huntington, con la expectativa de que pronto verían la luz, como así ocurrió, la Asociación Estadounidense de la Enfermedad de Huntington (HDSA, por sus siglas en inglés) empezó a fijar los criterios para la realización las pruebas. Los cuarenta años transcurridos desde entonces han dado a la población afectada por la enfermedad de Huntington mucho tiempo para considerar el valor de un diagnóstico de predisposición genética a una enfermedad intratable. Y por más entusiasmo que mostraran inicialmente, cuando se han enfrentado con la realidad de las pruebas, en torno al 90 por ciento de las personas de todo el mundo que han ido a clínicas genéticas donde les han ofrecido hacerse la prueba han elegido no hacérsela.[3, 4] La aceptación de la prueba entre las poblaciones de riesgo ha sido estimada en cifras tan bajas como el 5 por ciento en Francia, el 9 en Grecia, el 15 en Australia y el 18 en Canadá.[5]

Existen muy buenas razones para hacerse una prueba con vistas a un futuro diagnóstico como la enfermedad de Huntington, aunque sea una patología intratable. Para las parejas que se plantean tener una familia, la prueba proporciona un gran alivio si el resultado es negativo y, si es positivo, pueden elegir hacerse una prueba genética preimplantacional (PGT) o no. Tener la certeza de que antes o después uno se ajustará a ese diagnóstico asegura que a una persona le den la asistencia y el tratamiento adecuados tan pronto como comiencen los síntomas y evita el riesgo de que los primeros signos sean confundidos con otras cosas, tal y como le ocurrió a la madre de Valentina. Enfermedades neurodegenerativas como la enfermedad de Huntington al final le quitan a una persona la capacidad de tomar decisiones sensatas. Un diagnóstico hecho con antelación ofrece la oportunidad de que una persona con un resultado positivo dicte los términos de su propio futuro y planifique su futuro económico, así como el futuro de su familia, antes de ponerse demasiado enfermo como para hacerlo por sí mismo.

Pero pese a todas estas buenas razones para hacerse la prueba, la mayor parte de la gente sigue sin hacérsela. ¿Por qué? Para comprender esto mejor, hablé con la doctora Shereen Tadros, una genetista clínica que trabaja con bastantes personas con riesgo de sufrir la enfermedad de Huntington.

—A menudo, lo único que tengo que hacer es darle permiso a la gente para que no se haga la prueba. Vienen a la clínica creyendo que hacérsela es lo responsable. A la gente le da tranquilidad enterarse de que no se tiene que hacer la prueba —me contó.

La doctora Tadros estima que más del 80 por ciento de las personas que ve en la clínica y que se han enterado recientemente de que tienen un progenitor con la enfermedad de Huntington llegan con la certeza de que lo correcto es hacerse inmediatamente la prueba. Tras esa primera consulta, el número de los que realmente se hacen la prueba cae en picado hasta un 10 por ciento. Esa experiencia es la misma en la mayoría de las clínicas genéticas del mundo entero.

La razón por la que normalmente no se hacen la prueba es porque son conscientes de que jamás podrán quitarse esa certeza de la cabeza. Con un resultado positivo, ya no hay vuelta atrás. La enfermedad es intratable y un resultado positivo puede hacer que una persona atribuya cualquier síntoma futuro a la enfermedad, en lugar de buscar una explicación más normal.

—A veces, lo único que necesita una persona es un examen físico para asegurarse de que sigue estando sana y con eso le basta —dijo la doctora Tadros.

Al parecer, algunas personas van a la clínica genética creyendo que quieren hacerse una prueba, pero lo que en realidad buscan es esa seguridad de seguir estando sanas y vía libre para seguir haciendo su vida.

Los genetistas no son guardianes de las pruebas genéticas. Su labor consiste en proporcionar conocimiento, pero también en profundizar en las razones que hay a favor de la prueba. Quieren cerciorarse de que, cuando lleguen los oscuros días posteriores a un resultado positivo, la persona pueda mirar atrás y recordar exactamente por qué quería hacerse la prueba y cómo esperaba manejar el resultado.

Las personas con un riesgo elevado de padecer una enfermedad genética pasan miedo por ellas mismas y por sus hijos. Sienten que saberlo con certeza puede empoderarlas. Pero entre una prueba genética con resultado positivo y el inicio de la enfermedad pueden pasar décadas. En teoría, esos son los años dedicados a vivir, pero ese razonamiento subestima el impacto del diagnóstico en la experiencia de uno mismo. Las etiquetas diagnósticas tienen el poder de crear una enfermedad en ausencia de una patología, porque los pensamientos, las ideas y las emociones vienen dictados por el cuerpo. Cuando una persona se emociona, no se trata de una sensación etérea del alma, sino que la siente en el cuerpo. Como la piel de gallina. Como las mariposas en el estómago. La confianza, la felicidad, el enfado, la timidez, el malestar, la confusión: todas estas sensaciones son constatables en la persona que las está experimentando porque nuestro cuerpo manifiesta nuestras experiencias internas. Pero esa interacción entre la mente y el cuerpo no es perfecta. La noticia de que en el futuro se sufrirá una enfermedad ahora latente y el miedo que ello acarrea puede crear, además de una imagen interna del cerebro degenerándose, síntomas físicos incluso antes de que haya empezado el proceso degenerativo.

Entender un proceso llamado codificación predictiva puede ayudar a explicar cómo el miedo a la enfermedad puede convertirse en síntomas físicos reales. Gracias a este proceso nuestro cerebro nos hace ser eficaces y seguros, pero en ocasiones dicho proceso nos provoca síntomas psicosomáticos. En lugar de registrar pasivamente el entorno que nos rodea y absorber como una esponja las señales que le llegan, nuestro cerebro utiliza la experiencia del pasado para predecir cómo se comportará nuestro cuerpo en determinadas circunstancias y para interpretar las señales sensoriales. Todas esas cosas que vemos, oímos, sentimos y olemos son rápidamente comparadas con modelos o patrones mentales almacenados en el cerebro y creados a partir de la experiencia adquirida. Esa comparación nos permite predecir su significado sin necesidad de volver a aprender las reglas del mundo todos los días.

Imaginemos que estamos cruzando una calle con mucho tráfico. La información visual del coche que se acerca hacia nosotros entra por las vías visuales, pero, al mismo tiempo, un procesamiento de nivel superior está manipulando esa imagen para evaluar el tipo y el tamaño del vehículo, su velocidad y la distancia. Esta es la codificación predictiva que le permite a uno cruzar la calle con seguridad, basándose en la experiencia previamente adquirida. La mayoría de los adultos habrán cruzado suficientes calles como para calcular bien cuándo no corren peligro, basándose en el conocimiento adquirido acerca del aspecto de un coche que está circulando deprisa y en el conocimiento de su propia velocidad al andar. Por supuesto, no siempre se juzga bien al cruzar una calle porque las conclusiones del cerebro no son perfectas. La codificación predictiva es un sistema basado en «las mejores conjeturas». Por eso las ilusiones ópticas que contienen dos imágenes son vistas de manera diferente por distintas personas: frente a un enigma, nuestros cerebros individuales nos muestran la solución más probable basándose en lo que conocemos del mundo. Esa solución variará de una persona a otra.

Hasta los cerebros más sanos de las personas más inteligentes cometen algún que otro error y, a partir de esos errores, a veces pueden surgir síntomas psicosomáticos. Las predicciones del cerebro no siempre son acertadas y, si una predicción errónea se mantiene con la suficiente fuerza, puede influir en cómo se sienta el cuerpo. Imaginemos que una persona tiene fobia a las agujas. Le están haciendo un análisis de sangre y está completamente segura de que va a ser muy doloroso. Eso puede llevar a la experiencia del dolor incluso antes de que la aguja le haya perforado la piel. Su fuerte expectativa ha abrumado su sistema nervioso y ha producido el dolor incluso sin el estímulo doloroso.

El cerebro también emplea las predicciones y las expectativas para ser selectivo con respecto a aquello a lo que presta atención. Mientras unas experiencias sensoriales son reforzadas, otras son filtradas si el cerebro las considera de poca importancia. Este proceso de filtración es la razón por la que normalmente no sentimos la ropa que llevamos puesta en la piel ni oímos el monótono ruido de fondo, a no ser que nos veamos motivados a notarlo.

Es importante saber que la codificación predictiva y el proceso de filtración no solo moldean cómo experimentamos las señales que vienen de fuera, sino que también alteran nuestra experiencia de las sensaciones internas. Nuestros cuerpos están repletos de ruido blanco. Los latidos del corazón, el inflado de los pulmones, las contracciones de los intestinos y el cosquilleo de la piel están siempre disponibles para que los sintamos, pero normalmente no les prestamos mucha atención porque estamos acostumbrados a ellos. Sin embargo, una persona que tenga razones para estar preocupada por su salud puede empezar a notar y a preocuparse por alguno de estos fenómenos internos. En esto desempeñan un papel fundamental las expectativas y la atención. Imaginemos a una persona que se acaba de enterar de que en su familia se padece una grave enfermedad cardíaca. La frecuencia cardíaca de todo el mundo aumenta cuando subimos escaleras, pero si se acaba de enterar hace poco de ese aterrador antecedente familiar, esa persona podría sentirse empujada a prestar más atención de la habitual a su propio pecho. Nota cómo aumenta la frecuencia cardíaca cuando sube las escaleras y confunde esto con algo anómalo. Prestar atención al cuerpo interrumpe el normal proceso de filtración para producir síntomas en un cuerpo que por lo demás está sano.

La codificación y la filtración predictivas podrían ayudar a explicar cómo algo llamado efecto nocebo puede hacer que la gente se sienta físicamente enferma en ausencia de una patología.[6] Todo el mundo está familiarizado con el efecto placebo: el poder que tiene creer firmemente en que algo te alivia los síntomas. Se ha demostrado que el efecto placebo produce cambios fisiológicos cuantificables como, por ejemplo, bajar la presión sanguínea y desacelerar el corazón. El efecto nocebo es el fenómeno contrario. Si una persona cree que un tratamiento le causará daños, el efecto nocebo puede producir síntomas físicos reales ajustados a esas expectativas. Imaginemos que comemos algo y luego nos enteramos de que estaba en mal estado. Nos basta con saberlo para sentir náuseas antes de que cualquier intoxicación pueda siquiera haber producido ya efecto alguno.

Estas son las razones biológicas por las que una persona que cree firmemente tener el gen de la enfermedad de Huntington puede experimentar los síntomas típicos solo por tener esa creencia. Valentina describía la experiencia de un modo muy expresivo. Al haber sido testigo de la lenta progresión de su madre hacia la discapacidad, ella había visto la enfermedad en alta definición. Sabía qué síntomas se podían esperar y los buscaba. Empezó a prestar atención a experiencias y a pequeños cambios físicos en los que la mayoría ni nos fijamos. Todo el mundo tropieza de vez en cuando con un mueble, pero para Valentina cada tropezón era una señal. La enfermedad de Huntington tiene un inicio insidioso y muchos de los primeros síntomas son estados que todos experimentamos, como la ansiedad, el desánimo o la irritabilidad. Así que cualquier sensación aterraba a Valentina.

Valentina se vio atrapada en un círculo vicioso: cuantas más cosas notaba, más atención les prestaba. Se supone que el movimiento es automático, pero se vuelve torpe si nos fijamos demasiado en él. Por eso es más probable que se nos escape la pelota en un partido con público. El cuerpo de Valentina se volvió menos eficaz cuanta más atención le prestaba. A la madre de Valentina le costaba muchísimo organizar los preparativos que requiere cualquier vuelo y, en el mismo sentido, Valentina se ponía enferma nada más pisar un aeropuerto. La ansiedad le activaba el estrés y así no había manera de escuchar su propio cuerpo. Cada palpitación impulsada por la adrenalina, cada temblor, cada sofoco cobraba mayor significado por el conocimiento que tenía de aquella latente e invencible enfermedad.

El resultado negativo de la prueba sacó a Valentina de esa trampa. Eso fue lo único que hizo falta para cambiar sus expectativas físicas y para dejar de prestar atención a aquellos síntomas que hasta entonces había percibido y que se redujeron de inmediato. Seguía poniéndose nerviosa solo con ver un aeropuerto, pero, al saber que no tenía la enfermedad de Huntington, no perdía el control.

Pero ¿y si el resultado hubiera sido positivo? Probablemente habría seguido dando por hecho que todos sus síntomas se debían a la enfermedad de Huntington. Se habría vuelto más sintomática en lugar de menos. Seguramente el miedo le habría arruinado la vida muchos años antes de que comenzara la neurodegeneración real.

—Hay mucha diferencia entre tener algo en el fondo de la mente que tenerlo en primer plano —me recordó la doctora Tadros—. Después de un resultado positivo, cada vez que se te cae una taza, cada vez que estás gruñona con tus hijos o te olvidas de algo o te repites, pasas de pensar «¿Habrá empezado?» a pensar «Ya está, ya ha empezado». Después de un resultado positivo, las personas corren el riesgo de perder años de vida con salud y mucha diversión solo por estar convencidas de que ya ha empezado cuando todavía no lo ha hecho. Las personas necesitamos un rayo de esperanza. Y eso nos ayuda a seguir adelante.

Emily solo tenía veintiséis años cuando dio positivo en el gen de la enfermedad de Huntington. Sabía exactamente por qué quería hacerse la prueba y no se arrepiente de su decisión. Esto no quiere decir que la cosa le resultara fácil.

Como le había sucedido a Valentina, descubrir que en su familia acechaba la enfermedad de Huntington fue una sorpresa para Emily. Se creía que su bisabuela tenía demencia y la enfermedad de Parkinson, pero alguien debió de dudar de esos diagnósticos porque, cuando murió en 2002, le hicieron la autopsia y recibieron su verdadero diagnóstico: la enfermedad de Huntington. Cuando se hizo ese descubrimiento, Emily tenía cinco años, su hermana dos, su madre estaba en la treintena y su abuela en la cincuentena. Tres generaciones de una familia habían nacido sin que nadie supiera que tenían riesgo de padecer la enfermedad.

Emily cree que su abuela ya tenía síntomas cuando se enteró del diagnóstico de su madre. Se comportaba de una manera extraña. Tenía fijación por ciertas cosas. Llevaba el mismo abrigo todos los días. Aunque sudara mucho, no se lo quitaba. Pero su diagnóstico no llegó hasta que empezó a desarrollar dificultades en el habla y el andar, así como los movimientos coreiformes espasmódicos típicos de la enfermedad.

El deterioro de la madre de Emily fue diferente. Empezó a los cuarenta y pocos años y se manifestó como un cambio en la personalidad, con síntomas psiquiátricos y cognitivos. Insultaba y golpeaba a Emily y a su hermana. En la calle se comportaba con gran descaro. Los síntomas motores se presentaron más tarde. Hoy en día tiene dificultades para tragar y para hablar. Sus andares han empeorado mucho y ya depende de su familia.

Los padres de Emily empezaron a hablarle de la enfermedad de Huntington desde niña, y ella se siente agradecida por ello. En cuanto cumplió dieciocho años, que es la edad mínima a la que una persona asintomática puede hacerse la prueba de predisposición genética a la enfermedad de Huntington en el Reino Unido, concertó una cita con el orientador genético. Juntos decidieron que no estaba preparada para hacerse la prueba. Ahora Emily se siente aliviada por no habérsela hecho. Ver empeorar a su abuela y a su madre ya era durísimo para una adolescente y un resultado positivo la habría hundido en la tragedia.

Emily retrasó someterse a la prueba, pero durante los años siguientes siguió concertando alguna que otra cita con el orientador para mantener abierta esa puerta. Al final, decidió esperar hasta que se muriera su abuela para hacerse la prueba. Cuando falleció su abuela, Emily se concedió un tiempo para superar el duelo, trabajó con su orientador genético y al cabo de un año se hizo la prueba.

Emily no es de esas personas que pueden vivir de la esperanza. Nunca dejaba de pensar en la enfermedad de Huntington. Estaba completamente segura de que tenía el gen. Quería estar preparada y para ello debía hacerse la prueba. Pero su principal razón para hacérsela fue asegurarse de que ella y su hermana serían las últimas personas de la familia que tuvieran que enfrentarse a ese dilema.

—Siempre le decía a mi madre que, si yo tenía el poder para ser la última en sufrir esta enfermedad, lo ejercería —me contó Emily.

Emily no lloró cuando le dijeron que el resultado de la prueba había sido positivo, pero sí lo hizo más tarde ante la idea de tener que contárselo a su madre. Esta reaccionó tan mal como ella había esperado. Su madre se puso a gritar y estuvo a punto de desmayarse cuando se enteró de que había traspasado el gen patológico a su hija. Emily también se lo tomó peor de lo que esperaba. Tenía previsto seguir trabajando, pero como la había afectado tanto, se tomó un descanso. No sabía cómo sentirse. Fue una época de mucha confusión. Las reacciones de la gente la hacían sentirse como si ya se hubiera muerto. Le enviaban flores, se compadecieron de ella durante unas semanas, como si hubieran asistido a su funeral, y luego se olvidaron.

Emily se apoyó en su familia.

—Mi padre es un hombre increíble —dijo Emily—. Cuando le conté el resultado de mi prueba, reaccionó con entereza. Tanto mi madre como yo podíamos contar siempre con él.

El padre de Emily había trabajado de enfermero y ahora cuida de su mujer del modo que va exigiéndole el avance de la enfermedad de Huntington. Son una familia muy unida. Emily y su padre hacen una gran labor de apoyo y contaron su experiencia con la enfermedad de Huntington en un acto benéfico organizado para concienciar a jóvenes con riesgo de sufrirla. El padre de Emily habló largo y tendido sobre el diagnóstico de su mujer, pero no mencionó a Emily. Eso disgustó a Emily hasta que su madre le dijo que su padre no paraba de llorar a escondidas por su hija.

—¿Te ha cambiado la vida saber que eres portadora del gen? —le pregunté.

—Tengo altibajos —dijo—. A veces pienso que eso es lo que tenía que pasar y que me motiva saberlo. Desde luego, ha hecho que dé menos importancia a las cosas triviales y, de momento, me ha ayudado a vivir mi vida. Pero también hay momentos en que me tumbo en la cama y caigo en la cuenta de que algún día no podré levantarme de ella. Llegará un día en que dependeré de otros para todo.

Emily está a punto de casarse. Conoció a su novio cuando tenía veinte años, antes de hacerse la prueba. Le contó sus antecedentes familiares cuando llevaban tres semanas de relación y él no se desanimó lo más mínimo. Muchos de sus amigos que padecen la enfermedad de Huntington evitan las relaciones porque temen las consecuencias que pueda tener contárselo a alguien. Emily aboga por ser sincera y mostrarse vulnerable en las relaciones y a ella le ha funcionado bien.

Emily y su pareja planean formar una familia dentro de uno o dos años utilizando la PGT. Ella a veces se plantea si es moral su decisión de tener un hijo. En las redes sociales, gente anónima que comenta sus posts sobre la enfermedad de Huntington la ha criticado por decidir tener hijos. Emily se pregunta si está bien tener un hijo que tendrá que ver sufrir a su madre como ella ha visto sufrir a la suya. Luego recuerda su propia vida.

—Si mi madre hubiera pensado eso, yo no habría nacido y he tenido y tengo una buena vida. He hecho muchas cosas estupendas. Mi vida ha merecido la pena ser vivida.

Durante la pandemia, la abuela de Emily pasó el confinamiento en una residencia de ancianos. El confinamiento supuso que la familia solo podía saludarla desde el otro lado de una valla. Como Emily no fue capaz de soportarlo, se organizó para compaginar su trabajo a tiempo completo con un trabajo de fin de semana en esa residencia. El trabajo era duro y la mayor parte del tiempo tenía que estar con otros residentes, pero a Emily le merecía la pena porque a la hora de comer estaban juntas.

Emily ha visto la peor cara de la enfermedad de Huntington. Vio a su abuela postrada en la cama. Vio cómo cambiaba la personalidad de su madre y cómo se deterioraban sus capacidades físicas. Pero no ha permitido que eso ensombrezca todo lo demás.

—La vida no se detiene con un resultado positivo y la vida no acaba con la enfermedad de Huntington —me dijo—. Si voy a pasar años mirando el techo, quiero tener unos recuerdos buenísimos que revivir.

Emily confía en los avances que pueda dar la medicina, ella aún tiene tiempo por delante, pero, por si acaso, intenta crear los recuerdos más ricos que pueda. Cuando se enteró de que su resultado era positivo, escaló el Kilimanjaro.

Un diagnóstico de predisposición genética no es en realidad un diagnóstico. Es un aviso de un futuro diagnóstico, pero potencialmente tiene todo el impacto de la misma enfermedad. Su fuerza reside en que brinda a la gente la oportunidad de planificar y elimina la incertidumbre. Pero también significa que alguien se ve forzado a afrontar las implicaciones de una enfermedad que puede tardar décadas en llegar. Estar prevenido puede equivaler a estar preparado... pero también puede ser una carga.

La prueba de la enfermedad de Huntington es el criterio de referencia del diagnóstico de predisposición genética. En todo el mundo, las organizaciones benéficas que apoyan a las familias con la enfermedad de Huntington están inequívocamente a favor de que las pruebas estén fácilmente disponibles para quienes corran riesgo de sufrirla, pero asimismo tienen claro que eso solo se puede llevar a cabo de una manera bien gestionada.[7] Nadie debe hacerse la prueba movido por la urgencia. Los orientadores genéticos pueden detectar a las personas más necesitadas de tiempo o apoyo. Pueden desacelerar el proceso de quienes no parezcan preparados.

Las repercusiones de un resultado positivo son más profundas y tienen un mayor alcance de lo que mucha gente predice. Comprender esto es una parte fundamental del proceso de orientación. Algunos sufren claras consecuencias psicológicas. Al enterarse de un diagnóstico en suspenso, una persona puede vivir el resto de su vida como si la enfermedad ya hubiera comenzado. La depresión y las ideas suicidas no son poco comunes entre quienes han dado positivo en la prueba, pero también entre quienes solo están pensando en hacérsela.[8] Valentina me contó que contemplaba la idea de contactar con un centro de eutanasia si su prueba hubiera salido positiva. Creo que no habría recurrido a eso, pero no es una reacción poco habitual. Con un diagnóstico de predisposición genética positiva también se corre el riesgo de que cualquier vivencia futura, incluso la más cotidiana, se confunda con una parte ineludible de una enfermedad neurodegenerativa incurable.

Pero las consecuencias van más allá de lo psicológico. La conducción, el seguro médico y el empleo también pueden verse afectados. La mayoría de los países exigen revisiones regulares de la capacidad de una persona para conducir y, si los síntomas son considerados lo suficientemente graves, se le prohíbe hacerlo. En el Reino Unido, las personas que contratan un seguro a todo riesgo tienen la obligación de declarar el resultado positivo de su prueba. En Estados Unidos, se recomienda que quienes estén considerando someterse a la prueba formalicen un seguro de vida, un seguro de invalidez y un seguro de dependencia antes de hacérsela, pues un resultado positivo les limitará contratar una póliza en el futuro. Y aunque no se le exige a una persona que le cuente a su empleador que ha dado positivo en la prueba, los genetistas se sienten obligados a sopesar la responsabilidad que una persona asume en su trabajo, especialmente quienes desempeñan funciones de gran responsabilidad o peligrosas (como, por ejemplo, los médicos o quienes trabajan con maquinaria peligrosa). Si el genetista percibe que una persona constituye un riesgo para otras por sus síntomas, podrían romper su compromiso de confidencialidad y revelar el resultado de la prueba a terceras personas. La cláusula de confidencialidad se firma antes de someterse a las pruebas genéticas, pero se contempla su incumplimiento en determinados casos.

En 2019, una mujer demandó a un fondo fiduciario del NHS por no haber sido informada del diagnóstico de su padre. Los médicos le habían pedido permiso para compartir el diagnóstico con su hija, que entonces estaba embarazada, pero él se había negado. La mujer, que más tarde se enteró de que ella también tenía el gen de la enfermedad de Huntington, alegó que tenía derecho a saberlo y que, de haber sabido que corría ese riesgo, habría abortado.[9] La mujer no ganó el caso. El deber de asistencia de un médico es para con su paciente, no para con su familia. Sin embargo, el juez subrayó la necesidad de que los genetistas emprendieran un ejercicio de equilibrio para sopesar los deberes asistenciales en conflicto. Eso significa que, aunque la mayoría de los resultados se mantienen en secreto, si la enfermedad del paciente lo convierte en un riesgo público o supone un peligro para otro u otros individuos concretos, un profesional sanitario podrá presentar un alegato lo suficientemente sólido como para anular el derecho del paciente a la confidencialidad y dar a conocer el resultado de una prueba. En otras palabras, una persona no tiene un derecho absoluto para impedir la revelación de sus propios resultados genéticos.

Así pues, los resultados de una prueba genética pueden poner a los profesionales sanitarios en una posición moralmente complicada. Aunque la ley impide tal revelación, los médicos se pueden sentir comprometidos si tienen conocimientos de algo que puede servir de ayuda para otros, por más obligados que estén a no revelarlos. También se plantea la cuestión de qué otras partes interesadas podrían intentar acceder a los resultados de las pruebas genéticas. En Estados Unidos ya ha habido casos en los que las fuerzas y los cuerpos de seguridad han exigido los resultados.[10] Asimismo merece la pena conocer las normas del lugar donde se vive, pues estas varían de un país a otro. En Nueva Zelanda, las compañías aseguradoras pueden utilizar los resultados genéticos para discriminar legalmente a los solicitantes.[11]

Los genetistas clínicos y los pacientes afectados han sido extremadamente detallistas en el desarrollo y el control de la gestión de las pruebas de predisposición genética a la enfermedad de Huntington para las personas cuyos intereses representan. Sus elevadas exigencias servirán de modelo para otros grupos de personas que se encuentren en una posición semejante. El sistema es prudente, lento y equilibrado. No obstante, teniendo en cuenta la gran cantidad de pruebas que empiezan a estar disponibles para muchas más enfermedades, será difícil mantener ese nivel de exigencia y tanta dedicación. La enfermedad de Huntington es una enfermedad predecible y apenas supone una carga para los sistemas de salud, pues el número de afectados es pequeño en términos de población. En Australia, Norteamérica y Europa menos de 8 de cada 100.000 personas la padecen. En Asia y África, la cifra es inferior a 1 de cada 100.000.

Pero ¿cómo funcionará el delicado arte de gestionar un diagnóstico de predisposición genética cuando se aplique a grupos mucho más numerosos y a grupos con enfermedades mucho más impredecibles? ¿Qué pasará con trastornos médicos comunes para los que ahora ya hay pruebas genéticas disponibles, como el mal de Alzheimer? Los portadores del gen APOE e4 corren un riesgo sustancialmente mayor de contraer la enfermedad de Alzheimer. Hoy por hoy, el alzhéimer no tiene cura y los tratamientos actuales que se dan en las distintas fases de la enfermedad no se diferencian mucho unos de otros. A semejanza de lo que ocurre con el gen de la enfermedad de Huntington, quienes saben que son portadores del gen APOE e4 se enfrentan a una enfermedad neurodegenerativa incurable en algún momento indeterminado de su futuro. Pero hay una importante diferencia: todas las personas que tienen el gen de la enfermedad de Huntington la desarrollarán si viven el tiempo suficiente, mientras que el APOE e4 es solo un factor de riesgo para contraer la enfermedad de Alzheimer. No todas las personas que tienen el gen tendrán la enfermedad. Algunas de las personas que han dado positivo en la prueba para el gen de la demencia podrían vivir agobiadas de manera completamente innecesaria pensando en una demencia latente. La mayoría de los sistemas de salud públicos no hacen el test del APOE e4 a las personas asintomáticas precisamente por todas esas incertidumbres, pero la prueba ya se puede adquirir en el mercado y existen pruebas genéticas de venta libre que no requieren la labor de orientación de un especialista.

El resultado de una prueba genética puede ser de un solo individuo, pero repercute en toda su familia. Tiene consecuencias para quienes no dieron su consentimiento para hacerse la prueba y tal vez hubieran preferido no saberlo. Una persona con un resultado positivo inmediatamente pone a sus propios hijos en la categoría de alto riesgo de dar también positivo y los niños no están protegidos de todo cuanto pueda conllevar ese conocimiento. Eso para la persona que no eligió hacerse la prueba supone muchas esperanzas robadas. Más complicado todavía es que un hijo adulto quiera hacerse la prueba cuando sus progenitores no se la han hecho. Si a ese hijo le sale positivo, eso revelará que su progenitor ha de ser también positivo. Y no hay leyes que regulen el derecho a la intimidad que impidan que un miembro familiar revele su propio diagnóstico y, al hacerlo, exponga a toda la familia.

También hay consecuencias de una prueba positiva que son difíciles de prever, por no haberse planteado todavía todo cuanto supone un resultado positivo. ¿En qué estadio debería ser informado un potencial prometido o una futura pareja de ese riesgo genético? Con toda seguridad esa persona tiene un interés personal en saber si su hijo también puede resultar afectado. Si la pareja no ha sido informada y tiene un hijo afectado, ¿acaso no tendría sólidos fundamentos para presentar una demanda o incluso una denuncia? Si el cónyuge ha sido informado, ¿podría utilizar esto para obtener la custodia de los hijos en caso de que se rompiera la relación? Hay muchas partes interesadas en el resultado de una prueba genética. La familia, las parejas, las futuras parejas, los hijos, los futuros hijos, los empleadores, las aseguradoras, los bancos, las entidades hipotecarias y las entidades financieras que ofrecen préstamos para estudiantes universitarios. Al menos, por el momento, sus intereses se mantienen a raya en favor del derecho a la intimidad del paciente. ¿Cuánto tiempo durará esto?

También se puede dar el caso de una discriminación encubierta con la gente que ha dado positivo en la prueba. Las pruebas predictivas son tan nuevas, que incluso los médicos no saben bien cómo reaccionar ante un resultado positivo. Las pruebas de la enfermedad de Huntington existen desde hace décadas, pero no deja de ser una enfermedad rara. Ahora que las pruebas genéticas están disponibles para más enfermedades (como la variante KCNA1 de Stephanie) es cuando la reacción a las pruebas predictivas se ha convertido en parte del trabajo de todos los médicos.

—Tener el gen es como tener una mancha negra en tu historia clínica —me comentó Emily.

Desde que Emily se enteró de que tenía el gen de la enfermedad de Huntington, ha tenido problemas para que la trataran como a cualquier otro usuario de los sistemas de salud, porque parecía que los médicos tenían miedo de atenderla. El personal sanitario no siempre ha entendido la diferencia entre una prueba predictiva positiva para una enfermedad y tener realmente la enfermedad. A Emily le negaron el tratamiento del TDAH por haber dado positivo en la prueba de la enfermedad de Huntington. Su diagnóstico de predisposición genética parece intimidar a los profesionales que deberían dominar la materia. Una mala señal que hace que nos preguntemos cómo recibirán en todos los rincones del mundo a las personas con un diagnóstico de predisposición genética positiva si la atención médica está en exceso influida y atemorizada por dicho diagnóstico.

Un diagnóstico de predisposición genética a la enfermedad de Huntington, de demencia y de otros trastornos genéticos intratables tiene un valor, por supuesto, aunque solo sea el de permitir a las personas que planifiquen su futuro, pero no se deben subestimar las posibles consecuencias negativas. Saber que tienes un riesgo elevado de sufrir una enfermedad puede cambiar la manera en que te relaciones con tu cuerpo y la confianza que tengas en sus capacidades. La preocupación y la incertidumbre crean un suelo abonado para la interpretación errónea de cualquier enfermedad común y de cualquier cambio corporal. Una etiqueta médica no es una cosa neutra. Tiene el poder de hacer que la gente enferme aun cuando su cuerpo esté perfectamente sano.

La enfermedad, el dolor y la muerte son inevitables para todos, pero no vivimos la vida pensando en ellos. No dejar de pensar en ellos nos paralizaría. Cuando desarrollamos técnicas para hacer más pruebas predictivas, hemos de tener en cuenta que el miedo provocado por el conocimiento de una enfermedad latente puede cambiar la trayectoria de la vida de una persona robándole sus ambiciones. Con la amenaza de un futuro diagnóstico se corre el riesgo de ensombrecer una vida hasta entonces bastante despreocupada, como le ocurrió durante años Valentina hasta que se sintió liberada por el resultado negativo. El principio hipocrático dicta que lo primero es no dañar. Las consecuencias psicológicas y prácticas que acompañan al diagnóstico de predisposición genética no siempre se ajustan a este principio de la medicina.

Cualquier recomendación que señale que las pruebas de predisposición genética deberían suspenderse hasta que se sepa más y se pongan en marcha mejores sistemas de apoyo a las personas afectadas, puede dar lugar a acusaciones de paternalismo. La razón que darán quienes tachen esa recomendación de paternalismo es que la gente tiene derecho a saber todo cuanto se pueda saber sobre su futura salud, pero en nuestro afán por explotar esta nueva capacidad científica y por permitir que las personas tengan todas las opciones, no puedo evitar sentir que gran parte de la historia de la enfermedad de Huntington se desconoce. Cuando la doctora Tadros me contó que a menudo lo único que tiene que hacer es darle permiso a la gente para no hacerse la prueba, me quedé estupefacta. El primer instinto de mucha gente es asumir que el conocimiento nos empodera y que hacerse la prueba es una conducta responsable, pero una conversación sincera con un orientador genético revela que un elevado porcentaje de personas no quiere arriesgarse a tener un resultado positivo. Esas personas eligen la esperanza. Antes de que las pruebas estén disponibles para mucha más gente y muchas más enfermedades, existe una necesidad acuciante de buscar un equilibrio entre proteger la autonomía y proteger el derecho a no saber de una persona.

Todos sabemos lo duro que es vivir con unos síntomas no diagnosticados. Un diagnóstico que explique los síntomas que se han estado sufriendo suele recibirse con alivio. Pero eso no es lo que hace el diagnóstico de predisposición genética. El diagnóstico de predisposición genética te alerta de futuros síntomas. No te dice cuándo van a producirse ni cómo van a empezar, sino solo que probablemente se produzcan. Antes de que se confirme un diagnóstico, cualquier futuro sigue siendo posible. Saber con certeza puede resultar más doloroso que la incertidumbre.

2

La enfermedad de Lyme y el covid persistente

Lyme, en Connecticut, es un precioso y próspero pueblo rural situado junto al mar. La artista Polly Murray tenía veintitantos años cuando ella y su marido Gil se trasladaron allí a finales de la década de 1950. Millas de bosques rodeaban la enorme casa blanca en la que los Murray criaron a sus cuatro hijos. A la familia le encantaban esa casa y esos bosques. Les gustaba mucho el aire libre. Los niños jugaban en la piscina infantil montada sobre el prado. Se tiraban cuesta abajo por las lomas metidos en cajas de cartón. Cuando ya eran algo mayores, construían fuertes en los bosques y la familia entera daba paseos entre los árboles y el alto pasto poniendo nombres a sus sitios preferidos como «El Refugio del Ciervo» y «El Mirador de los Indios». En invierno, los niños patinaban sobre hielo en los lagos cercanos. En verano, iban de excursión a la playa y se bañaban en el estrecho de Long Island.

En muchos sentidos, la vida en Lyme era idílica para los Murray, pero por desgracia ahí no termina su historia. Al poco de mudarse a Connecticut, Polly empezó a encontrarse mal. La asediaban misteriosas dolencias: síntomas parecidos a los de la gripe, erupciones, dolores y molestias. Los niños tampoco se encontraban bien: dolores de cabeza, fiebre, dolor en las articulaciones, garganta irritada, conjuntivitis, glándulas inflamadas, gastroenteritis, dedos hinchados, dolores musculares, debilidad. En cuanto les desaparecía un síntoma, surgía otro y, cuando un miembro de la familia se recuperaba, otro caía enfermo.

Como es natural, buscó el consejo de los médicos locales para todas estas dolencias, pero no salía muy satisfecha de esas visitas. Le dieron varios diagnósticos, así como dosis ocasionales de penicilina, pero nada de eso los hacía mejorar. Pasaban los años y continuaban enfermos. Empezó a notar que el médico suspiraba cada vez que ella entraba en la consulta. Estaba convencida de que todos sus síntomas correspondían a un solo diagnóstico, pero nadie más parecía demasiado interesado en descubrir por qué la desgracia se cebaba con esa familia. Tampoco Gil era de mucha ayuda, pues prefería dar la espalda a esas preocupaciones tan molestas.

Polly se encontraba sola en la búsqueda de un diagnóstico, pero contaba con sus propias armas. Como era muy inteligente y se le daba bien la ciencia, canalizó toda su frustración poniéndose a investigar. Hizo una preselección de posibles diagnósticos y se los llevó a médicos de New Haven y, más tarde, de Boston. Se preguntaba si podía tener el lupus. O algún virus. O una infección por estreptococos. Un médico de New Haven le hizo caso a su sugerencia del lupus —una enfermedad autoinmune—, pero, una vez descartada, el médico no abordó sus otras hipótesis. Otro médico diagnosticó falta de vitamina C y le prescribió suplementos, y, aunque se los tomó, no le hicieron ningún efecto.

Una de las hipótesis de Polly era que podía tener algo parecido a la fiebre de las Montañas Rocosas, una enfermedad transmitida por las garrapatas. Su problema parecía muy similar y en los alrededores de Lyme había muchas garrapatas. Se alimentaban de los ciervos que vivían en los bosques de aquella región. Polly les quitaba con regularidad las garrapatas de la piel a sus hijos y veía caer otras bien gordas del pelo de sus mascotas. Pero los médicos no parecían interesarse por esta comparación.

Durante tres décadas la familia fue minuciosamente examinada, pero las pruebas nunca llegaban a ninguna conclusión. A sus hijos se les inflamaban las articulaciones. A veces necesitaban muletas para andar. Toda la familia tenía infecciones en la piel, en los ojos y en la garganta. En 1971, diecisiete años después de la aparición de su misteriosa enfermedad, Polly fue hospitalizada tres veces. Durante una de esas estancias, un médico le preguntó por qué estaba siempre tan seria. Con esas dolencias crónicas, le contestó Polly, no tenía demasiadas ganas de sonreír.

Sabía que a los médicos no les gustaba que ella investigara por su cuenta. Uno la llamó «cazamédicos». Otro le comentó:

—Supongo que usted cree que se trata de alguna enfermedad nueva. ¡Vaya, hasta se podría llamar la enfermedad de Murray![1]

Polly no supo reaccionar en el momento, pero más tarde lloró a solas.

Uno de los médicos de Boston le preguntó si había considerado que el problema podía ser psicosomático.

—Ya sabe, señora Murray, a veces el subconsciente le dice a la gente que quieren estar enfermos —le dijo.[2]

Naturalmente, Polly no creía que ese fuera su caso, pero cuando el médico le sugirió que la visitara un psiquiatra, accedió. Siempre hacía lo que le mandaban los médicos, aunque a veces le pareciera falto de sentido común. A ella no le importaba tener una u otra enfermedad; solo necesitaba una entidad conocida, un diagnóstico, para hacerse a la idea de a qué debía atenerse. Aceptó un ingreso de tres semanas para hacer seguimiento del tratamiento psicológico. De hecho, no fue una completa pérdida de tiempo. Algunas de las conversaciones que mantuvo con uno de los psiquiatras más perspicaces de la unidad la hicieron sentir algo de alivio. No, aquellas charlas no mejoraron sus síntomas físicos, pero gracias a ellas supo cómo podría emprender investigaciones médicas clandestinamente. Tras abandonar el hospital, se dirigió a la biblioteca médica de Yale y se hizo pasar por universitaria.

Y allí vio que había mucho más que investigar que las enfermedades de la familia Murray. A lo largo de esos años, se había ido enterando de que en su zona había más gente con dolencias igualmente inexplicables. Un vecino había sido hospitalizado múltiples veces con unos síntomas que no tenían explicación. Otro había sufrido durante años por erupciones cutáneas.

Muchos niños tenían las articulaciones inflamadas. Incluso había muchas mascotas enfermas. Polly llevaba un registro minucioso de todos estos síntomas. Era una mujer tranquila, pero también era tenaz y meticulosa. Estaba convencida de que en Lyme había una enfermedad nueva.

Polly Murray había caído enferma por primera vez en 1954. Solo al cabo de veintiún años de sus investigaciones no oficiales encontró aliados. Finalmente, en 1975, recibió una respuesta más seria a sus preocupaciones por parte del Departamento de Salud Estatal de Connecticut. Algún que otro vecino del pueblo compartía sospechas similares y, por fin, asignaron a un médico, Allen Steere, la investigación del fenómeno. No tardó mucho en ver lo que había visto Polly. En concreto, registró un elevado índice de artritis juvenil entre los niños de Lyme. También él consideraba que había una enfermedad nueva en la Connecticut rural y que se estaba propagando como una enfermedad infecciosa.

Los investigadores tardaron otros siete años más en confirmar la causa. En 1982, aislaron la bacteria responsable, la *Borrelia burgdorferi*, llamada así en honor del doctor Willy Burgdorfer, el científico que la descubrió. Burgdorfer encontró el bicho en el intestino medio de las garrapatas que parasitan ciervos y, más tarde, fue identificado en la sangre de las personas enfermas. Nadie propuso llamar a este trastorno médico causado por la *B. burgdorferi* «enfermedad de Murray» en honor a Polly. Se aferraron a una vieja tradición y lo llamaron con el nombre del pueblo en el que había sido descubierto por primera vez: Lyme.

La enfermedad de Lyme es una enfermedad infecciosa causada por una bacteria que tiene forma de espiral (la espiroqueta). Se transmite a los humanos por una picadura de garrapata, concretamente de la garrapata de patas negras, que suele parasitar ciervos. La presentación clínica típica es un sarpullido en forma de diana y una erupción que aparece en el lugar de la picadura de la garrapata varios días o semanas más tarde. A las garrapatas les encantan los huecos húmedos —como la corva, la ingle, las axilas y debajo de los pechos—, donde es más probable que aparezca el sarpullido. Síntomas parecidos a los de la gripe, como dolores musculares, escalofríos, dolores de cabeza y fatiga, pueden aparecer poco después del sarpullido. Algunas personas no sufren más que esos síntomas, pero otras terminan sufriendo un trastorno multisistémico. Si la enfermedad se agrava, se sufre inflamación de las articulaciones artríticas inflamadas y parálisis facial. La afectación de la raíz nerviosa puede causar un dolor incapacitante similar a la ciática. La inflamación del cerebro y de la médula espinal puede amenazar la vida o dar lugar a una discapacidad de larga duración. Si la infección se extiende al corazón, puede provocar palpitaciones, mareos y dificultad para respirar. Se desconoce la verdadera incidencia de la enfermedad de Lyme en el Reino Unido puesto que no es una enfermedad de declaración obligatoria, lo que significa que ni los médicos ni los laboratorios están obligados a informar sobre los casos que acaben de diagnosticar a ningún organismo de supervisión, pero como sí se recogen de manera rutinaria los datos de las pruebas positivas, se calcula que hay entre 2.000 y 3.000 nuevos casos diagnosticados al año.[3] La enfermedad de Lyme es de declaración obligatoria en Estados Unidos, donde hay aproximadamente 60.000 nuevos casos, comprobados en el laboratorio, al año.[4]

Al ser infecciosa, cabría esperar que el diagnóstico de la enfermedad de Lyme fuera bastante sencillo, pero ¿seguro que una infección bacteriana es algo concreto? Parecería tan razonable suponer que a una persona infectada por la bacteria se le diagnostique la enfermedad de Lyme como suponer que a una persona en la que no se detecta esa bacteria no, pero la cuestión de quién tiene y quién no tiene la enfermedad de Lyme ha sido objeto de una gran controversia. Tanto es así que, en 2007, la revista académica *British Medical Journal* publicó un artículo que abordaba el debate sobre el diagnóstico de la enfermedad de Lyme como «las guerras de Lyme».[5] El artículo describía un enconado enfrentamiento entre dos grupos de médicos. Un grupo sostenía que la enfermedad de Lyme estaba trágicamente subdiagnosticada y el otro que estaba sobrediagnosticada. Casi veinte años después de que se publicara ese artículo, la discusión continúa. La batalla de Polly Murray por recibir un diagnóstico fue solo el inicio de una lucha sobre la enfermedad de Lyme.

La clave para entender las guerras de Lyme es saber que casi todo diagnóstico es, al menos en parte, subjetivo, lo que lo expone a incertidumbres, errores y abusos. Independientemente de cuántas pruebas sofisticadas se practiquen, el diagnóstico sigue siendo un arte clínico que es intrínsicamente intuitivo y depende en gran medida de la interpretación que haga un médico de la historia clínica y del examen del paciente. En esta era de pujante tecnología que nos ha tocado vivir, se cree que las pruebas añaden precisión al diagnóstico y, si bien puede ser así en algunos casos, en otros sucede justo lo contrario. Las pruebas pueden aparentar certezas cuando en realidad están contribuyendo al error. La enfermedad de Lyme es solo un ejemplo de cómo un diagnóstico aparentemente objetivo puede provocar opiniones opuestas tanto por la subjetividad del diagnóstico como por dudas acerca de la fiabilidad de los resultados de las pruebas.

Ya hace más de cuarenta años que se reconoció la enfermedad de Lyme, de modo que ha habido mucho tiempo para perfeccionar una prueba diagnóstica. Como las bacterias *B. burgdorferi* no crecen con tanta facilidad en un hemocultivo como otras bacterias y apenas hay unas pocas en los cuerpos de muchas personas enfermas de Lyme, cuesta muchísimo encontrarlas. Por esta razón, el objetivo de las pruebas es buscar un anticuerpo concreto que indique que el sistema inmunológico ha creado una defensa contra la bacteria, y no buscar la bacteria misma.

Tanto los Centros para el Control y la Prevención de Enfermedades (CDC) de Estados Unidos, como el Instituto Nacional de Salud y Excelencia Clínica (NICE) del Reino Unido poseen unas pautas para optimizar las pruebas, que se llevan a cabo en dos fases.[6, 7] Esto significa que una sola muestra de sangre dada para investigar la posibilidad de la enfermedad de Lyme se someterá en principio a dos tipos diferentes de pruebas. La primera se llama ensayo por inmunoabsorción ligado a enzimas (ELISA) y la segunda es el Western blot o inmunoblot. Las dos buscan anticuerpos dirigidos contra las proteínas superficiales (antígenos) de la *B. burgdorferi*. ELISA busca una amplia gama de posibles anticuerpos dirigidos contra múltiples antígenos diferentes. Si el resultado de la prueba ELISA es negativo, se interpreta que la enfermedad de Lyme es muy poco probable, de manera que no son necesarias más pruebas. (Existen muchas salvedades al respecto de las que se hablará más adelante.) Sin embargo, que el resultado sea positivo no significa automáticamente que una persona tenga la enfermedad de Lyme. Los anticuerpos que detecta se producen también en respuesta a otras infecciones y otros trastornos inmunológicos, de modo que el ELISA positivo puede deberse a otras razones que no sean la enfermedad de Lyme. Estos son los falsos positivos.

La prueba del Western blot se utiliza para buscar un rango mucho menos amplio de anticuerpos que son mucho más específicos a la infección por *B. burgdorferi*. Esta segunda fase de la prueba solo se requiere si el resultado ELISA es positivo. El propósito es eliminar todos los posibles falsos positivos hallados en el ELISA. Para que consideren haber dado positivo en la *B. burgdorferi* con arreglo a una posible enfermedad de Lyme, una persona ha de tener un ELISA positivo seguido de un Western blot positivo.

Entonces, si existe una prueba de dos fases perfeccionada con los años y ratificada por el CDC y el NICE, ¿su diagnóstico despierta tanta controversia? ¿Acaso no se podría esperar que una prueba funcione, si no siempre, sí la mayoría de las veces? El meollo de la cuestión es que el ELISA y el Western blot no son pruebas *diagnósticas*, aunque puedan parecerlo. Son solamente una pieza del rompecabezas diagnóstico y carecen de sentido sin la parte más grande de ese rompecabezas: la historia clínica. Lo mismo ocurre con la mayor parte de los diagnósticos, no solo con la enfermedad de Lyme.

Las pruebas, por más sofisticadas que sean, no se suelen utilizar para hacer un diagnóstico, sino más bien para obtener evidencias lo suficientemente sólidas como para sostener una teoría clínica. Los resultados se interpretan de manera diferente en función de la probabilidad preprueba de que la persona a la que se le va a realizar la misma tenga la enfermedad. La probabilidad preprueba también es importante para más diagnósticos tratados en este libro: fundamentalmente, dicha probabilidad estima la posibilidad de que una persona reciba un diagnóstico tras una investigación basada en sus propios síntomas concretos y en todas sus circunstancias. Una persona posee mucha probabilidad preprueba de tener la enfermedad de Lyme si presenta los síntomas típicos de la misma y ha estado en una región donde la enfermedad de Lyme sea endémica. En cambio, tiene poca probabilidad preprueba si sus síntomas son vagos y no ha estado expuesta a la enfermedad de Lyme. En general, un resultado positivo solo se considera verdadero positivo si la probabilidad preprueba de que el paciente tenga la enfermedad es alta a juzgar por su historia clínica. El CDC y el NICE no solo dicen qué pruebas deberían hacerse para ayudar a confirmar el diagnóstico, sino también que los resultados han de ser interpretados en el contexto de la historia clínica completa del paciente.

La comprensión y la interpretación del médico de la historia clínica de su paciente es la primera fase en la que la subjetividad entra a formar parte del proceso diagnóstico. La segunda fase viene cuando las pruebas son procesadas en el laboratorio y luego interpretadas, en un primer momento, por un médico de laboratorio y, luego, por el doctor que diagnostica. Se podría pensar que las investigaciones médicas están ahí para ratificar un diagnóstico y para subsanar la incertidumbre o la parcialidad de un médico. Pero es así solo hasta cierto punto. Porque, pese a la apariencia de objetividad, las investigaciones médicas, incluidas las pruebas ELISA y Western blot, rara vez se pueden interpretar de una manera tan estandarizada o sencilla como cabría imaginar,[8] y son pocas las que dan por respuesta un sí o un no. Antes bien, presentan la posibilidad de un diagnóstico con múltiples salvedades. Muchos resultados de las pruebas son tan ambiguos como las valoraciones clínicas.

Las investigaciones médicas están influidas por numerosas variantes. En el caso de los análisis de sangre, por ejemplo, la etnia, la dieta, el ejercicio, el alcohol, el nivel de hidratación, los medicamentos y otras enfermedades pueden afectar a los resultados de las pruebas. El equipamiento y los procesos analíticos varían de un laboratorio a otro, dando a veces incluso resultados diferentes para la misma prueba del mismo paciente. Los resultados son normalmente presentados como una serie de valores denominada «rango normal», lo que significa que dos personas pueden presentar valores completamente distintos y, sin embargo, ser consideradas normales. De la experiencia clínica y el buen juicio del médico depende, en última instancia, que conozca todas las variantes que influyen en la prueba que ha solicitado y que las tenga en cuenta a la hora de hacer un diagnóstico. Y del laboratorio depende la optimización de cómo hacen las pruebas para producir los resultados más fiables.

Las pruebas para la enfermedad de Lyme se enfrentan también a este desafío. Muchas veces dan lugar a resultados engañosos, aun cuando cumplan con las pautas señaladas. Un laboratorio en el que se haga una prueba con el fin de buscar los anticuerpos para un número muy elevado de antígenos no específicos, muchos de los cuales pueden verse también en otros microorganismos, producirá un resultado muy sensible con multitud de positivos, muchos de los cuales son falsos positivos. Una persona que está muy enferma debido a otra infección o a algún trastorno autoinmune que genere elevados volúmenes de anticuerpos circulando puede trastocar fácilmente la prueba y crear un resultado de falso positivo. Los falsos negativos pueden producirse si la prueba está calibrada para buscar anticuerpos de antígenos demasiado escasos. Diferentes cepas de la *B. burgdorferi* proliferan en distintas ubicaciones geográficas, de tal modo que los laboratorios que hacen pruebas de la cepa errónea podrían pasarlas por alto. Hacer la prueba demasiado pronto puede provocar el resultado de un falso negativo por adelantarse a la respuesta inmunológica. Las más recientes técnicas para hacer pruebas han reducido algunos de los efectos de las influyentes variantes aquí descritas, pero no los han erradicado.

Otro factor clave es que un análisis de sangre para la *B. burgdorferi* no es una prueba para la enfermedad de Lyme. Solo indica que, *en algún momento* de su vida, una persona ha estado expuesta a las bacterias, pero es posible que nunca haya desarrollado la enfermedad real. El New Forest del Reino Unido tiene un nivel elevado de garrapatas parásitas de ciervos portadoras de la *B. burgdorferi*. Un estudio de los trabajadores forestales mostró que el 25 por ciento de ellos tenían pruebas de dos fases con resultados positivos para la bacteria, pero la mayoría no presentaba síntomas de la enfermedad de Lyme.[9] Estas personas llevaban muchos años trabajando en una zona en la que abundaba la *B. burgdorferi*, de manera que probablemente habían estado expuestas a ella de manera continua y habían desarrollado la inmunidad a la misma sin contraer la enfermedad. Los anticuerpos de una infección anterior o de una simple exposición no desaparecen necesariamente. Conservamos la inmunidad: por eso funcionan las vacunas. Lo único que indica un anticuerpo es que ha habido exposición a un agente infeccioso en el pasado y la exposición por sí sola no significa que las bacterias hayan causado una enfermedad.

Así pues, una prueba con resultado positivo que detecta una reacción inmunológica no constituye un diagnóstico, y un resultado negativo no lo descarta necesariamente. Por muy impresionantes que puedan parecer muchas investigaciones médicas y tanta capacidad tecnológica, un diagnóstico es muy frecuentemente un aviso clínico. Ni una mordedura de garrapata comprobada ni un resultado positivo son esenciales; los síntomas típicos y una exposición conocida sí lo son.

Sian vive en Wrexham, una ciudad de Gales. Ha pasado muchos años gravemente discapacitada por algo llamado enfermedad crónica de Lyme (CLD, por sus siglas en inglés). Está considerada un subgrupo de la enfermedad de Lyme que causa síntomas de larga duración de los que es difícil recuperarse. (Acerca de esta definición existe una controversia que abordaré en breve.)

—No creo que en Wrexham hubieran diagnosticado de Lyme a nadie antes que a mí —me contó—. Creo que por eso mi médico no pensó en esa enfermedad.

Ya hace años, Sian tenía una forma física superior a la media. Trabajaba como instructora especialista en entrenamiento físico militar y en su tiempo libre participaba en triatlones, de manera que el cambio brusco que sufrió su salud en 2014 fue completamente inesperado. El segundo día de una escapada de la ciudad con su marido, Sian se despertó con unos síntomas parecidos a los de la gripe: fiebre, escalofríos y temblores. Se encontraba tan mal que tuvo que guardar cama toda aquella semana de las vacaciones. Al regresar a casa, Sian consultó a su médico de familia, quien le apuntó que se trataba de gripe y le recomendó descansar. Así lo hizo, pero, en lugar de mejorar, se puso peor. Sufría niebla mental. No podía pensar, hablar ni formular sus pensamientos. Su corazón empezó a acelerarse. Los músculos se le debilitaron. Sentía hormigueo por todo el cuerpo. Evolucionó muy deprisa. Los síntomas se extendieron y se multiplicaron.

—Me dijeron que tenía ataques de pánico —dijo Sian—. Calculé que tendría entre noventa y cien síntomas diferentes. Me daba la sensación de tener hormigas recorriendo mis piernas arriba y abajo. Confundía las palabras. Era como si me hubieran envenenado. A duras penas podía llevar a los niños al colegio. Ni siquiera podía sacar a pasear al perro.

Sian consultaba a su médico cada vez que le aparecía un síntoma más. Los resultados de todas las pruebas eran normales y se sentía frustrada.

—¿Cómo podía encontrarme tan mal y no tener nada? —decía.

Su médico se preguntó si estaría deprimida. En breve, su familia empezó a preguntarse lo mismo.

—¿Todo aquello podría estar relacionado con una depresión? —le pregunté. Como neuróloga, conozco a mucha gente que fácilmente desarrolla síntomas físicos que tienen una causa puramente psicológica y, la verdad, buena parte de lo que me estaba contando Sian me sonaba familiar.

—No... —dudó—. Hacía unos años sí me deprimí. Nuestra casa sufrió un incendio y perdimos todo. En aquel momento mi marido estaba en el extranjero y tuve que encargarme yo sola de los niños y el perro, pero logramos escapar de las llamas. Todos sanos y salvos. Después tuve un trastorno por estrés postraumático (TEPT). No podía dormir. Pero fui a ver a un terapeuta y aquello terminó.

El incendio había tenido lugar dos años antes del inicio de la enfermedad de Sian.

—¿Sintió que la enfermedad de 2014 era distinta al TEPT? —le pregunté.

—Era muy diferente. Yo no estaba deprimida, estaba angustiada. Me estaba pasando algo malo y los médicos no encontraban la causa.

Llegó un momento en que a Sian le diagnosticaron un síndrome de fatiga crónica y le dijeron que seguir haciéndose pruebas era una pérdida de tiempo. Entonces fue cuando buscó ayuda en la medicina privada. Visitó a distintos endocrinólogos, uno especialista en tiroides y varios en hormonas, y a otros en enfermedades infecciosas. Como no tenía seguro médico privado, todo corría a su costa. Se gastó miles de libras en más pruebas cuyos resultados no indicaban nada. Pese a la falta de respuestas, la búsqueda de un diagnóstico le aligeraba algo la angustia porque se centraba en esa búsqueda y eso le daba esperanzas. Para entonces, Sian ya estaba confinada en casa. Como su marido militar estaba destinado en el extranjero, tuvo que recurrir a su familia para que la ayudaran con los tres niños, ninguno de los cuales había cumplido por aquel entonces los diez años.

Costó dos años contemplar la posibilidad de que el diagnóstico de Sian fuera la enfermedad de Lyme. No vivía en una región endémica de la enfermedad de Lyme ni tenía el característico sarpullido en forma de diana. Había oído hablar de la enfermedad de Lyme, pero como las descripciones oficiales de la misma solo mencionaban un determinado conjunto de síntomas y ella tenía cientos, la había descartado. Un familiar le aconsejó que viera un programa de televisión sobre el trastorno y, al verlo, Sian se vio reflejada en la pantalla. Salían imágenes de garrapatas. Por primera vez, Sian recordó haber visto un pequeño insecto negro en la ducha dos días antes de sus vacaciones. Al instante se dijo que el insecto que le había picado era una garrapata.

—Al ver aquel programa, supe con toda seguridad que tenía la enfermedad de Lyme —me dijo Sian.

Al día siguiente fue a la consulta del médico del NHS local y le explicó su hipótesis. El médico coincidió con ella en que era posible. Le prescribió un tratamiento de dos semanas de antibióticos, pero no sirvió de nada. El médico interpretó que eso significaba que no tenía la enfermedad de Lyme, pero Sian no lo interpretaba así. Se puso a investigar y concluyó que no había tomado las dosis suficientes de antibiótico. A petición suya, el médico le dio un segundo ciclo de antibióticos, pero tampoco mejoró... Segura como estaba de su diagnóstico, Sian contactó con una organización benéfica para las personas afectadas por la enfermedad de Lyme para que la aconsejaran. Le dijeron que necesitaba antibióticos intravenosos. Fue otra vez al médico. Esta vez le hizo un análisis de sangre para ver si tenía la *B. burgdorferi*. El análisis dio negativo. El médico se negó a darle antibióticos intravenosos, pero Sian estaba segura de que sí necesitaba ese tratamiento y se dispuso a demostrar a cualquier precio que tenía la enfermedad de Lyme.

Sian me contó todo esto nueve años después de haberse encontrado mal por primera vez. Aún seguía confinada en casa, pero, como ya no padecía tanta niebla mental, era capaz de narrar su enfermedad con fluidez, cosa que habría sido completamente imposible cuando sufría los síntomas más graves de la misma. Le pregunté a Sian por qué sin haber visto el sarpullido que provoca la picadura de la garrapata ni la erupción posterior, sin vivir en una zona donde hubiera garrapatas que albergaran la *B. burgdorferi* y sin haber experimentado mejora alguna con el tratamiento seguía tan convencida de tener la enfermedad de Lyme.

Cuando el médico local de Sian no logró demostrar el diagnóstico, siguiendo el consejo de la organización benéfica para las personas afectadas por la enfermedad de Lyme, Sian le pidió a un amigo que le hiciera un análisis de sangre y envió las muestras a dos laboratorios europeos y a uno estadounidense. Pagó más de 3.000 libras por cada una de las tres baterías de pruebas. Los tres laboratorios le devolvieron pruebas positivas de la *B. burgdorferi.* A Sian le pareció lógico que estas tres pruebas positivas anularan los resultados negativos del Reino Unido. Después de mostrárselos a su médico de familia, le pidió que le recetara más antibióticos, pero, como las dos tandas de antibióticos ya habían fallado, el médico se negó a suministrarle una tercera. Así que Sian fue a una clínica privada y consiguió que se los prescribieran. Inmediatamente se sintió mejor y pudo sacar a pasear al perro por primera vez en dos años.

Pero, al cabo de cuarenta y ocho horas, se puso peor que nunca.

—Era la reacción de Jarisch-Herxheimer —me dijo Sian.

Cuando una infección por espiroquetas como la *B. burgdorferi* es tratada con antibióticos, la muerte de las bacterias puede desencadenar en algunas personas una respuesta inmunológica llamada reacción de Jarisch-Herxheimer que se manifiesta como una enfermedad similar a la gripe. Es una señal científicamente reconocida que indica que los antibióticos están funcionando. El empeoramiento es transitorio, dura unas veinticuatro horas, después de las cuales, cuando por fin las bacterias han muerto, debería producirse una mejoría significativa. Pero Sian no se recuperó, lo que resultaría inexplicable si su brusco deterioro se hubiera debido a la reacción de Jarisch-Herxheimer. No obstante, ella se lo tomó como otra prueba más de que tenía la enfermedad de Lyme y siguió tomando un cóctel de antibióticos durante otros seis meses, sin experimentar ninguna mejoría. Se hizo más análisis de sangre y los envió a Estados Unidos, un enorme desembolso para Sian. Más resultados positivos de la *B. burgdorferi* y un sinfín de otras infecciones hicieron que los médicos privados le prescribieran más antibióticos. Su salud sufría altibajos. Tenía algunos días mejores, pero nunca tenía días buenos.

Sian nunca perdió la convicción de que padecía la enfermedad de Lyme. Cuando su médico privado, en el Reino Unido, alcanzó el límite de antibióticos que podían recetarle, Sian decidió buscar ayuda en Estados Unidos, donde la enfermedad de Lyme es mucho más prevalente. Voló hasta Washington D.C. para ver al doctor Joseph Jemsek, un especialista en la enfermedad de Lyme conocido por haber desarrollado un régimen de tratamiento, el denominado protocolo Jemsek. Tras revisar la historia clínica de Sian, le confirmó que tenía la enfermedad de Lyme. La inició debidamente en su protocolo prescribiéndole una administración intermitente de antibióticos. Unos días tomaba antibióticos y otros antipiréticos como el ibuprofeno o la aspirina para bajarle la fiebre. Como me explicó Sian, eran los mismos antibióticos que ya había tomado, pero, en su opinión, la intermitencia en la administración del tratamiento engañaba a las bacterias para que salieran de su escondite.

Sian lleva ahora seis años siguiendo el protocolo Jemsek. Sus cambios siguen un patrón. Mientras toma los antibióticos se siente fatal y, cuando deja de tomarlos, se siente mejor, pero si deja de tomarlos demasiado tiempo, se encuentra de nuevo mal. Cree que sin ellos moriría.

—Cuando dejo de tomar los antibióticos, es cuando noto sus beneficios —me contó Sian.

—¿Cuánto mejor te sientes? —le pregunté.

—Un ochenta por ciento mejor.

—Entonces, ¿puedes salir de casa?

—No. Sigo sin poder salir de casa.

A Sian le preocupa la consideración de las pruebas y del tratamiento de la enfermedad de Lyme que se tiene en el Reino Unido. No confía en la precisión de las pruebas de laboratorio y teme que los médicos estén demasiado limitados por las normativas para suministrar a los enfermos los antibióticos que realmente necesiten. Muchas personas con la enfermedad de Lyme crónica y muchas organizaciones benéficas para las personas afectadas por la enfermedad de Lyme están de acuerdo con ella. Los médicos especializados en enfermedades infecciosas del Reino Unido le han dicho a Sian que no tiene la enfermedad de Lyme y han criticado el tratamiento que está recibiendo. Pero Sian solo se fía de su especialista estadounidense, el doctor Jemsek.

Joseph Jemsek es un personaje controvertido. Muchos pacientes con la enfermedad de Lyme le adoran, pero también tiene sus detractores. Las quejas de algunos pacientes le han llevado al borde de la inhabilitación para ejercer como médico. En 2006, la Junta Médica de Carolina del Norte acusó a Jemsek de mala praxis profesional por el incorrecto diagnóstico de la enfermedad de Lyme y por un uso inapropiado y extendido en el tiempo de antibióticos. La Junta Médica le amenazó con inhabilitarle, a no ser que ajustara su práctica médica cumpliendo determinadas condiciones.[10] Jemsek acató el dictamen de la Junta y se trasladó a Washington D.C.

Sian habla por teléfono con Jemsek cada pocos meses y viaja a Estados Unidos para verle una vez al año. Cuando habla con él, la escucha atentamente y siempre la anima a apuntar en una lista todos sus síntomas. Sian no se cansa de decirme cosas buenas sobre él, pero, sin forzarlo, en nuestra conversación sale a relucir el tema de la acusación por mala praxis. Le pregunté qué pensaba acerca de eso.

—Lo sancionaron porque estaba ayudando a los pacientes que tenían la enfermedad de Lyme —dijo.

—Pero ¿por qué castigar a alguien por ayudar a los pacientes? —le pregunté.

—Creen que está tratando a la gente de una enfermedad que, según ellos, no existe.

Sian tiene razón en un aspecto. La mayor parte de los médicos convencionales no creen que la subcategoría de la enfermedad de Lyme llamada «enfermedad de Lyme crónica» tenga relación con una infección por la *B. burgdorferi*. Pero no tenía razón en la causa de la amonestación del doctor Jemsek. De hecho, aquello se produjo después de que varios pacientes sufrieran daños como resultado de su no convencional uso de los antibióticos. Los utilizaba sin autorización, lo que significa que se los daba a los pacientes de una manera no oficialmente aprobada porque su eficacia o su seguridad nunca había sido comprobada en ensayos clínicos. Durante la celebración de la vista ante la Junta Médica Estatal, algunos pacientes testificaron que el agresivo y prolongado uso de fuertes antibióticos intravenosos estuvo a punto de matarlos. Un hombre dijo que creía que la negligencia de Jemsek había provocado la muerte de su esposa. También se habló de que el doctor Jemsek había diagnosticado erróneamente con la enfermedad de Lyme a una mujer de treinta años que había terminado pasando cuatro semanas en una unidad de cuidados intensivos tras desarrollar una bacteria multirresistente a los medicamentos causada por el abuso de antibióticos.[11]

Siam está segura de que está mejorando. Le sientan bien las charlas que mantiene con el doctor Jemsek y con otros pacientes que ha conocido a través de él. Cada poco tiempo envía muestras de sangre a un laboratorio privado de Estados Unidos para comprobar cómo marcha su enfermedad de Lyme. Hasta la fecha, aún no ha recibido ningún resultado que esté completamente libre de toda infección, pero, ahora que se encuentra mejor, tiene planeado enviar pronto otra muestra a Estados Unidos y confía en que esta vez le den el alta.

—Lo único que quiero es poder sacar a pasear al perro. Dar un bonito y largo paseo. Y quiero salir con mis amigos en lugar de hablar con ellos por teléfono —me dijo Sian.

No me pareció que fuera mucho pedir.

Se considera que la enfermedad de Lyme tiene un índice de error diagnóstico del 85 por ciento. En 2019, un estudio observacional llevado a cabo en la Escuela de Medicina de la Universidad Johns Hopkins sobre una muestra de 1.261 personas remitidas con un diagnóstico de la enfermedad de Lyme descubrió que no había pruebas de una activa o reciente infección por *B. burgdorferi* en 1.016 de esas personas.[12] Muchos estudios similares realizados en Estados Unidos y en Europa han hallado resultados parecidos. El índice de error medio para otros síndromes, trastornos y enfermedades es del 11 por ciento.

Las tasas de casos contabilizados por el CDC se hace eco de este hallazgo. En 2022, 63.000 casos de la enfermedad de Lyme fueron notificados al CDC por los departamentos de salud estatales de Estados Unidos. Este número refleja a las personas que dieron positivo en la enfermedad de Lyme, en quienes la probabilidad preprueba de que tuvieran la enfermedad de Lyme se consideraba alta porque habían estado en una zona castigada con dicha enfermedad y porque tenían los síntomas propios de la misma, de manera que estas son las personas con un diagnóstico de la enfermedad de Lyme que cumplen los estándares del CDC. Sin embargo, el número estimado de personas diagnosticadas con la enfermedad de Lyme en 2022 aplicando otros métodos, como, por ejemplo, las historias clínicas electrónicas, resultó ser de unos 476.000 casos. Esto significa que, de acuerdo con las historias clínicas, más de cuatrocientas mil personas fueron tratadas de la enfermedad de Lyme en 2022 sin tener un diagnóstico aprobado oficialmente partiendo del criterio de referencia relativo a los diagnósticos. Lo que indica que se sigue diagnosticando con la enfermedad de Lyme a muchísimas personas con pruebas con resultados negativos de *B. burgdorferi* o con escasa probabilidad preprueba de contraer dicha enfermedad. La tasa de falsos negativos en personas que sí tienen la enfermedad de Lyme no es ni de lejos tan alta.[13] El CDC afirma que la disparidad entre estas dos cifras quizá refleje el número de «pacientes que son tratados por una sospecha clínica, pero que en realidad no tienen la enfermedad de Lyme».[14]

Otro misterioso factor que añadir a la formula es el número de quienes sufren la enfermedad de Lyme en Australia, un país donde se cree que no existe la verdadera enfermedad de Lyme. Nunca se han encontrado en Australia garrapatas de patas negras, que son las que transmiten la *Borrelia burgdorferi* —el clima cálido y seco no es apropiado para ellas—, y en las garrapatas que sí viven allí nunca ha sido identificada esa bacteria, razón por la que el Departamento de Salud del Gobierno australiano considera que no es posible contraer la enfermedad de Lyme en Australia,[15] pero aun así muchos australianos que nunca han viajado a una zona en la que la enfermedad de Lyme sea prevalente han sido diagnosticados y están siendo tratados por la enfermedad de Lyme. La organización benéfica Asociación de la Enfermedad de Lyme de Australia calcula que medio millón de personas han sido diagnosticadas con la enfermedad de Lyme contraída en Australia, a pesar de que los científicos sostengan que eso es imposible.[16]

Existen tres tipos de diagnóstico de la enfermedad de Lyme. No todos están igualmente sujetos al debate entre el subdiagnóstico y el diagnóstico erróneo. La enfermedad de Lyme aguda (ALD) es la súbita dolencia que tiene lugar poco después de la picadura de la garrapata infectada. Es una enfermedad relativamente fácil de diagnosticar y tratar, y la mayoría de los médicos coinciden en cómo debe ser ese diagnóstico y ese tratamiento. Se trata de una enfermedad de corta duración que se manifiesta con los síntomas típicos en personas que se sabe que han estado en una zona endémica de la enfermedad de Lyme. Otra forma de esta dolencia llamada síndrome de la enfermedad de Lyme después de un tratamiento (PTLDS, Post-Treatment Lyme Disease Syndrome) se manifiesta con síntomas constantes después del tratamiento de la enfermedad aguda. Es más probable que ocurra si una persona tiene un diagnóstico hecho con mucho retraso o si hay pruebas de que el sistema nervioso está afectado en la infección. Cuesta mucho más entender el PTLDS que la ALD. Nadie sabe bien qué provoca los síntomas persistentes y existe cierta controversia al respecto. Podría ser una reacción inmunológica, un daño en órganos diana o una infección persistente. Se discute si los antibióticos de larga duración son apropiados, pero sí se coincide en que los síntomas persistentes pueden producirse después de algunos casos de ALD y en que el PTLDS está causado por la *B. burgdorferi.*

La enfermedad de Lyme crónica, CLD, es la principal fuente de las cifras citadas anteriormente de diagnósticos erróneos y el objetivo de las guerras de Lyme. El Instituto Nacional de Alergias y Enfermedades Infecciosas de Estados Unidos define la CLD como un término que «se usa para describir los síntomas de las personas que no tienen una prueba clínica o diagnóstica de una infección actual o anterior con la *B. burgdorferi*».[17] Un artículo de la revista *New England Journal of Medicine* la describe como «un amplio abanico de enfermedades o síntomas complejos para los que no hay una evidencia científica reproducible o convincente de que guarden relación con la *Borrelia burgdorferi*».[18] En otras palabras, lo que estos expertos afirman es que la CLD es un diagnóstico erróneo, no una verdadera enfermedad de Lyme. Se considera que las personas con CLD no tienen una infección activa de *B. burgdorferi*, no solo por los resultados negativos de las pruebas, sino también porque no presentan la clínica típica y muchas veces no han estado en una zona endémica de la enfermedad de Lyme. La mayoría tiene síntomas no específicos que son potencialmente atribuibles a múltiples diagnósticos diferentes. Muchas de estas personas, como Sian, se han sometido a años de investigaciones médicas sin recibir una respuesta definitiva y cabe la posibilidad de que un trastorno psicosomático explique sus síntomas.

Entonces, ¿cómo es posible que una persona que nunca ha sufrido una picadura de garrapata, ni tampoco ha tenido el sarpullido ni la erupción típicos, ni ha estado nunca en una zona endémica de la enfermedad de Lyme reciba un diagnóstico que indique que padece la enfermedad de Lyme? ¿Cómo puede ser tan elevado el índice de error diagnóstico?

En medicina hay siempre zonas grises relacionadas con los diagnósticos. Si un médico se encuentra en una de ellas, tiene que tomar una decisión a conciencia y elegir entre el subdiagnóstico y el sobrediagnóstico, dependiendo de lo que considere mejor para el paciente. Por ejemplo, en mi trabajo, si una persona tiene síntomas que podrían deberse a la epilepsia, pero estos son menores, como episodios ocasionales de pérdida de conocimiento, me tomaré mi tiempo para llegar a un diagnóstico firme, de modo que me inclinaré por un subdiagnóstico hasta tener una prueba irrefutable de lo contrario. Como sé que un diagnóstico de epilepsia es difícilmente reversible y tiene graves consecuencias para la vida de una persona, en ese caso no me precipito. Pero si los síntomas son peligrosos, como convulsiones, y me preocupa la seguridad del paciente, lanzo un diagnóstico y un tratamiento antes de estar realmente segura... y en ese caso me inclino por el sobrediagnóstico. Muchas veces, cuando un médico considera que los síntomas de su paciente no son demasiado preocupantes y que quizá sean pasajeros, puede evitar etiquetarlos durante un tiempo y simplemente esperar a ver si el problema se resuelve espontáneamente, como ocurre con bastante frecuencia.

En medicina tienen cabida el subdiagnóstico y el sobrediagnóstico, factor del que los médicos deben hacer un uso responsable basándose en unos criterios y en unos sólidos conocimientos. Estos contornos borrosos del diagnóstico brindan a los médicos mucho margen para ejercer su profesión de maneras diferentes sin hacer necesariamente algo mal ni nada por lo que puedan ser acusados de negligencia. Las pautas o directrices pueden cumplirse con mayor o menor rigor. Los indicios clínicos son intrínsicamente subjetivos. Una erupción, típica si se sufre la enfermedad de Lyme, puede ser interpretada de manera diferente por unos u otros médicos. Los dolores en las articulaciones y la fatiga son dos de las razones más comunes por las que las personas afectadas acuden al médico y un médico puede elegir entre darles tanta importancia como para diagnosticar la enfermedad de Lyme y no dársela si cree que no son nada fuera de lo normal.

Las pruebas de laboratorio también están sujetas a variaciones por la particular manera de realizarlas de cada uno, lo que da lugar a niveles variables de resultados positivos. En el caso de la enfermedad de Lyme, al buscar los laboratorios anticuerpos en lugar de bacterias en sí, si analizan una gama muy amplia de anticuerpos no específicos, obtendrán un elevado índice de resultados positivos. Los laboratorios funcionan así sin temor a ser recriminados, ya que un diagnóstico nunca está basado únicamente en el resultado de la prueba, sino en toda la clínica del paciente. Los laboratorios confían en que el médico decida si un resultado es verdaderamente positivo, basándose en todo cuanto sabe del paciente. Pero muchos médicos no saben interpretar correctamente los resultados de las pruebas que ellos mismos han solicitado. Por mi amplia experiencia, puedo decir que los médicos que reciben muchos resultados positivos tienden a asumir que la mayoría de los mismos son verdaderos positivos, para no arriesgarse a que los acusen de no haber dado un diagnóstico. Y es poco probable que un paciente desesperado por contar con un diagnóstico quiera desechar un resultado positivo de una prueba diagnóstica solo porque un médico sospeche de dicho resultado.

Por supuesto, todos los profesionales de la medicina y todos los laboratorios están sujetos a unas normativas y a supervisión y, así, se limita el grado de variación tanto de las maneras de ejercer la medicina de los primeros como de las maneras de practicar las pruebas de los segundos. Ni los médicos individualmente ni las instituciones médicas pueden saltarse las reglas dictadas por los reguladores sanitarios. La mayor parte de los médicos tienen buenas intenciones y trabajan duro para no hacer más subdiagnósticos o sobrediagnósticos que los inevitables. Sin embargo, aún quedan muchos aspectos subjetivos que examinar en profundidad relativos a médicos escasamente informados, malos médicos o médicos sin escrúpulos que actúan así en su propio beneficio.

Quienes se preocupan por el sobrediagnóstico de la CLD o enfermedad de Lyme crónica atribuyen gran parte del problema a la desesperada necesidad de respuestas que sienten todas las personas afectadas y a un grupo de profesionales desaprensivos que saben dónde residen las zonas grises del diagnóstico y se aprovechan de ellas. Algunos laboratorios de Estados Unidos y Alemania, especialmente, son responsables de una enorme proporción de resultados positivos para la *B. burgdorferi* en pacientes que han dado reiteradamente negativo en las pruebas realizadas en laboratorios locales. De los más de diez pacientes del Reino Unido con la CLD a los que entrevisté para escribir este libro, todos ellos recibieron un resultado positivo del mismo laboratorio privado estadounidense, tras haber obtenido un resultado negativo en el Reino Unido. Del mismo modo, una pequeña cantidad de médicos e instituciones privadas son los responsables de la mayoría de los diagnósticos de la CLD. Al igual que Joseph Jemsek, estos individuos y estas empresas están sujetos a controles y, en ocasiones, han sido amonestados cuando se ha descubierto que han causado daños a pacientes, pero casi todos siguen trabajando. La enfermedad de Lyme crónica se manifiesta con una amplia gama de síntomas comunes —cansancio, problemas de sueño, depresión, confusión mental, dolores musculares, jaquecas— que caben bajo el enorme paraguas de ese diagnóstico que no dudan en dar algunos médicos, quienes, con ánimo de lucro, prometen respuestas a personas que solo quieren una respuesta, cualquier respuesta.

El sobrediagnóstico y el diagnóstico erróneo existen, pero también existe el subdiagnóstico.

Bob, marido de Sylvia, contrajo en 2008 una infección por la *B. burgdorferi* que les cambió a los dos la vida para siempre.

La enfermedad de Bob comenzó con una hinchazón bastante grande en la corva. Ni se trataba del sarpullido con forma de diana ni de una erupción. Probablemente fuera una reacción cutánea localizada a una mordedura de garrapata, aunque Bob nunca había visto ningún ejemplar de ese parásito. Su médico le recetó antibióticos, pero no los que se suelen prescribir para la enfermedad de Lyme. Bob y Sylvia iban a viajar a Grecia y los antibióticos eran para prevenir la posibilidad de una celulitis durante la estancia de la pareja en el extranjero. Al cabo de dos semanas, Bob desarrolló el característico sarpullido con forma de diana en el sitio de la supuesta picadura. Ese fue el comienzo de una enfermedad sistémica de la que Bob solo se ha recuperado parcialmente.

Sylvia es médico y, al principio, consideró la enfermedad de Lyme como posible diagnóstico. Bob había estado rastrillando hojas en el jardín de la pareja. Ella recordaba haberle visto de pie entre las hojas húmedas, que le llegaban hasta las rodillas. El bulto lo tenía en la corva, un hueco donde suelen morder las garrapatas. La pareja vivía al borde del Parque Nacional de South Downs, donde hay ciervos y garrapatas de ciervos portadoras de la *B. burgdorferi.* Bob le pidió a su médico que le hiciera una prueba para ver si tenía la enfermedad de Lyme, pero el resultado fue negativo. Se suponía que eso significaba que Bob no tenía la enfermedad de Lyme, de manera que el médico le trató el sarpullido como si fuera debido a la tiña. Sylvia no se lo discutió.

—Tenía un sarpullido en la corva que parecía un crisantemo y yo descarté la enfermedad de Lyme porque el médico la había ignorado —me contó Sylvia al borde del llanto.

Después de aquello, la salud de Bob se deterioró. Al verle empeorar, Sylvia recordó el sarpullido de Bob y quiso volver a considerar la posibilidad de que se tratara de la enfermedad de Lyme, pero el resultado negativo de la *B. burgdorferi* se convirtió en un gran escollo. Cuando Sylvia llamó a la consulta de un respetado y convencional especialista en la enfermedad de Lyme para concertar una cita, no se la dieron. Aquel profesional no recibía a pacientes que no tuvieran una prueba positiva realizada en un laboratorio homologado. Así terminó Bob lanzado a la deriva. Por más que aumentaran las sospechas de Sylvia en sentido contrario, el resultado negativo se erigió como prueba de que Bob no tenía la enfermedad de Lyme.

—Conseguir un diagnóstico de la enfermedad de Lyme para Bob requería tantas pruebas como las que se exigen en un juicio por asesinato. Nadie estaba dispuesto a hacer el diagnóstico sopesando las probabilidades clínicas —me contó Sylvia.

Teniendo en cuenta que un diagnóstico clínico basado en los síntomas típicos de alguien que vive en una zona castigada por la enfermedad de Lyme sí cumple con las exigencias fijadas por el CDC y el NICE, ¿acaso la controversia que rodea la enfermedad de Lyme había hecho que algunos médicos se hubieran mostrado tan precavidos a la hora de diagnosticar a Bob por el resultado negativo que le había dado la prueba? Segura de que esa era la razón de la actitud de aquellos médicos, Sylvia tuvo que investigar por su cuenta. Empezó leyendo todos los artículos académicos que encontró sobre el tema. Asistió a conferencias para escuchar a los científicos. En una de esas conferencias, conoció a un experto de los Países Bajos y concertó una cita con él para que a Bob le hicieran un análisis de sangre en un hospital universitario. Le analizaron una cepa distinta de la *B. burgdorferi* y el resultado fue positivo. Quizá en su laboratorio el resultado fuera negativo porque la prueba estaba calibrada para otra cepa de la bacteria diferente a la que le había infectado a él o quizá el breve tratamiento con antibióticos que había recibido antes de ir a Grecia hubiera atenuado temporalmente su respuesta inmunológica.

Hasta ese momento, a Bob solo le habían suministrado antibióticos orales. Los antibióticos intravenosos solo son recomendables para la enfermedad de Lyme en determinadas circunstancias. Después de que fallara el tratamiento oral y con el resultado positivo, Sylvia estaba segura de que Bob necesitaba antibióticos intravenosos, pero no era fácil acceder a ellos. Preocupado por los riesgos de un tratamiento prolongado con antibióticos, su médico no se los prescribió. También debieron de sentirse limitados por el resultado negativo del Reino Unido. Como Bob aún seguía sufriendo mucho, la pareja se vio forzada a buscar la ayuda de unos médicos a los que Sylvia, en circunstancias normales, jamás habría consultado.

—Lo de la enfermedad de Lyme es como el Salvaje Oeste —dijo Sylvia—. Es imposible saber en quién confiar. Terminamos en manos de algunos a quienes hasta entonces habríamos tachado de charlatanes y curanderos.

Bob se registró en una clínica privada, con sede en el Reino Unido, famosa por ofrecer un tratamiento nada convencional que muchos médicos consideraban peligroso.

—Tuve que aceptar su manera de ver y hacer las cosas, nuestro único objetivo era obtener lo que necesitábamos —admitió Sylvia.

A Bob le hicieron unos análisis de sangre que la pareja no consideraba ni necesarios ni del todo pertinentes. Las muestras las enviaron al extranjero y dieron unos resultados que Sylvia, como médico, consideró tan difíciles de interpretar que no les vio el menor sentido. La pareja también aceptó que el siguiente tratamiento con antibióticos intravenosos durase más tiempo de lo que Sylvia juzgaba estrictamente necesario, pero funcionó: Bob mejoró. Seis semanas después de haber comenzado con esos antibióticos intravenosos, se sintió con fuerzas para dar un paseo por la costa, algo que no hacía desde que había enfermado. No se recuperó del todo, pero sigue encontrándose mucho mejor que cuando estaba en el punto álgido de su enfermedad. No ha necesitado más antibióticos.

Sylvia rechaza el uso excesivo o demasiado prolongado de antibióticos para la enfermedad de Lyme. Tampoco le gusta enviar muestras de sangre a laboratorios no homologados. Está trabajando con una organización benéfica para las personas afectadas por la enfermedad de Lyme para ayudar a que los pacientes y los médicos entiendan mejor los resultados procedentes de laboratorios acreditados. También hace campaña en favor de un mejor reconocimiento de las incertidumbres médicas, de tal modo que quienes circunstancialmente puedan tener la enfermedad de Lyme, como Bob, no sean rechazados basándose únicamente en el resultado negativo de una prueba de sangre.

Las picaduras de garrapata son fáciles de pasar por alto. Como el sarpullido típico no dura mucho y la erupción aparece en las axilas y otras partes del cuerpo que la gente no ve ni examina necesariamente a diario, puede pasar desapercibida. Las pruebas diagnósticas que se realizan para determinar si una persona sufre la enfermedad de Lyme nunca han sido perfectas y siguen sin serlo. Asimismo, indudablemente, el sobrediagnóstico de la enfermedad de Lyme es tan tristemente célebre entre los médicos que estos sospechan de todos los diagnósticos problemáticos con los que se encuentran. Por desgracia, las guerras de Lyme están perjudicando a los pacientes en más de un sentido: todas las guerras que envuelven el trastorno no solo distancian a los médicos de la enfermedad de Lyme en todas sus formas, sino que también contribuyen a la falta de investigación del PTLDS. Las áreas controvertidas de la medicina terminan siendo mal atendidas por los institutos de investigación y los centros de tratamiento. Hay tantas cuestiones y tantas preguntas médicas por responder que ni médicos ni científicos sienten la necesidad de escoger este tema tan controvertido.

A Sylvia también le preocupa que los intereses de los pacientes y de los investigadores no siempre coincidan, desacuerdo que deja a los pacientes en la estacada. También a Polly Murray le preocupaba eso. En su archivo, entre historias clínicas de todos los miembros de su familia y recortes de periódicos, hay un artículo médico de 1985 publicado en los *Annals of Internal Medicine* que se titula «Una introducción a la fenomenología médica: No puedo oírte mientras estoy escuchando». En él, el físico Richard Baron describe cómo la patología viene a definir una enfermedad más que la experiencia del paciente. Quizá, una vez que se desarrolló una prueba para ayudar a diagnosticar la enfermedad de Lyme, los resultados de la misma eclipsaron la historia clínica del paciente.

De manera que el subdiagnóstico de la enfermedad de Lyme sí existe, pero las pruebas indican que el sobrediagnóstico es un problema de mucho mayor calado. Los diagnósticos erróneos se multiplican en gran parte porque han demostrado ser muy rentables para un pequeño número de facultativos e instituciones sin escrúpulos, pero también aumentan porque tienen por objetivo un importante propósito social. En todo el mundo hay muchísima gente sufriendo sin una explicación. Muchos no se sienten bien atendidos por la medicina convencional y los especuladores rellenan ese vacío. Al ser un trastorno que afecta a múltiples sistemas orgánicos diferentes, la enfermedad de Lyme es una explicación viable para muchísimos dolores y dolencias. La CLD es un diagnóstico que tiene éxito porque ofrece todo lo que un diagnóstico debe ofrecer: es aplicable a una gran cantidad de gente y va acompañado de un tratamiento, de pertenencia a un grupo y, una vez más, de esperanza.

En el transcurso de una conversación con una mujer joven que tenía CLD y que durante años había pagado un montón de dinero a laboratorios y médicos privados, le pregunté por el mensaje que quería que yo difundiera para ayudarla. Me dejó boquiabierta cuando me contó que se había gastado decenas de miles de libras en unos tratamientos muy poco convencionales y potencialmente peligrosos, un gasto que ni de lejos podía permitirse. Al escucharla decir:

—Quiero que otros médicos aprendan de mis médicos privados.

Otra vez me dejó boquiabierta. No, aquel no era el mensaje que yo esperaba que ella quisiera que transmitiera, pero desde entonces le he dado muchas vueltas al asunto y he caído en la cuenta de que tenía toda la razón. La joven me contó que cuando acudió a una clínica privada conocida por sus discutibles tratamientos, muchos de ellos consistentes en la prescripción de determinados medicamentos en condiciones diferentes de las autorizadas, el médico privado le hizo numerosas pruebas que hasta entonces no le había hecho nadie. Eso le inspiró una confianza inmediata. Tardé en darme cuenta de que las pruebas a las que se refería no eran ni análisis de sangre ni escáneres. Se refería a que el médico pasó muchísimo tiempo haciéndole un minucioso examen físico. La había escuchado debidamente, le había prestado atención y le había explorado todo el cuerpo. Entonces recordé que Sian me había contado que el doctor Jemsek la animaba a enumerar todos sus síntomas cada vez que hablaba con ella.

Resulta tentador criticar a los médicos cuyas prácticas parecen abusar de la gente desesperada y aprovecharse de las lagunas de la medicina, pero eso supondría ignorar las insuficiencias de la medicina convencional que terminan empujando a la gente a las consultas de esos facultativos. En la medicina convencional no tienen cabida las personas con afecciones multisistémicas que no encajan bien en una categoría diagnóstica. La enorme especialización de la medicina hace que estos pacientes sean derivados de un médico a otro, cada uno de los cuales va descartando la enfermedad en la que están especializados y creyendo que así han cumplido su obligación con el paciente. Una mejor atención a largo plazo para las personas sin diagnóstico dificultará más la discutible práctica lucrativa de un especialista en la enfermedad de Lyme que las ocasionales restricciones dictadas por organismos reguladores que, hasta la fecha, no han hecho nada que afecte significativamente a las prácticas de esos médicos.

Cuando pacientes con convulsiones y diversas molestias neurológicas acuden a mi consulta, suelo hacerles una serie de pruebas extremadamente sofisticadas, pero siempre les digo que las pruebas no son la parte más importante de nuestro trayecto hacia su diagnóstico. Eso reside en mucha mayor medida en mi capacidad para escuchar y comprender todo lo que ha pasado para que hayan tenido que recurrir a mí. Su confianza en el diagnóstico que les haga dependerá también de lo bien que haya desempeñado esa parte de mi trabajo que consiste en escuchar. Llegar hasta ahí puede llevarnos varias consultas. El diagnóstico suele surgir en las etapas en las que el médico y el paciente están más relajados el uno en presencia del otro y, poco a poco, se va revelando la historia clínica completa.

El diagnóstico de la enfermedad de Lyme es solo un ejemplo del carácter maleable de los diagnósticos médicos y de las pruebas diagnósticas. Es un recordatorio de la necesidad de un contexto clínico. Pero lo que quizá sea más importante para este libro es que asimismo revela que, cuando un diagnóstico hace que el paciente se sienta mejor, no es necesariamente por los pormenores de ese diagnóstico ni del tratamiento, sino porque hace que una persona se sienta escuchada. Y es precisamente esa validación de la calidad de un diagnóstico la que constituye la principal fuerza motriz del creciente índice de acierto de otros muchos diagnósticos.

Aunque Polly colaboró con el Departamento de Salud Pública de Connecticut para descubrir la causa de la enfermedad de Lyme, ella no estaba de acuerdo con las primeras descripciones de la enfermedad por parte de los investigadores, las cuales hacían tanto hincapié en la artritis como rasgo central que al principio el trastorno se denominó artritis de Lyme. Aquello no cuadraba con el amplio espectro de síntomas de Polly. Su enfermedad era multisistémica. Para convencerlos de ello, a pesar de haber tomado el control desde hacía años los investigadores, Polly siguió documentando sus síntomas y los de sus vecinos. Y se demostró que tenía razón. Cuando los investigadores contaron con más información, reconocieron que podían verse afectados múltiples órganos y así fue como la artritis de Lyme pasó a llamarse enfermedad de Lyme.

La biblioteca de Yale tiene un archivo de las investigaciones de Polly, donde he pasado bastante tiempo revisando cajas enteras atestadas de notas, cartas, fotos y recortes de periódicos. Hay páginas y más páginas de listas de síntomas: sarpullido, dolor de cadera, insomnio, garganta irritada, sudores nocturnos, tos, diarrea, convulsiones, tartamudeo, hipo, temblores, miedo repentino a las alturas, cambios en la caligrafía, dificultades al tragar, doble visión, piqueteado ungueal, dificultad para respirar, conducta agresiva, dificultad para tomar decisiones, etcétera. Al documentar cada síntoma no explicado con el que se encontraba, Polly habrá metido inevitablemente bajo el paraguas de la enfermedad de Lyme a personas que no tenían esa enfermedad.

La descripción de una enfermedad puede ampliarse muy deprisa si no tiene unas características inmutables que la definan o pruebas diagnósticas fiables. Cuando surge un nuevo diagnóstico médico, este ofrece una posible explicación para quienes sufren síntomas y aún no han sido diagnosticados. Como los pacientes quieren respuestas y los doctores desean proporcionárselas, un nuevo diagnóstico inclusivo asociado a muchos síntomas comunes es siempre bienvenido. El conjunto de síntomas asociados a una enfermedad nueva puede ampliarse a toda velocidad, pues cada persona que se identifique con ese diagnóstico aportará nuevos rasgos extraídos de su propia experiencia personal.

La enfermedad de Lyme comenzó como una artritis y dio la bienvenida a esa clasificación diagnóstica a personas afectadas por una artritis que hasta entonces no tenía explicación. Con un sarpullido en forma de diana añadido a la descripción de la enfermedad, las personas con ese sarpullido, con o sin artritis, también se vieron reflejadas en el diagnóstico. Con el tiempo, personas con dolores en las articulaciones más generales y un sarpullido menos definido se sumaron al grupo. A medida que iba habiendo más gente diagnosticada con la enfermedad de Lyme, los síntomas que fueron añadiendo en la clasificación los nuevos pacientes se volvieron menos concretos, como, por ejemplo, fatiga, dificultad para concentrarse y mala memoria. Y así continuó la cosa hasta que, inevitablemente, algunos miembros más tardíos del grupo no tenían ninguno de los primeros signos característicos que definían la enfermedad al principio: la artritis o el sarpullido en forma de diana. Al final, la fatiga sin explicación o los problemas con la memoria bastaban para ajustarse a ese diagnóstico. Así es como un diagnóstico puede evolucionar con el tiempo si sus síntomas son, en cierto modo, imprecisos y no tiene una presentación clínica bien definida o una prueba fiable que lo delimite. Años después de que se haya acuñado una nueva enfermedad, las personas diagnosticadas pueden no parecerse en nada a quienes tienen los rasgos clásicos de la enfermedad tal y como fue descrita por primera vez. Esto es algo que encontraremos una y otra vez en los siguientes capítulos, en especial, cuando hablemos de enfermedades de salud mental y trastornos conductuales como el autismo y el trastorno por déficit de atención con hiperactividad o TDAH.

Pero las personas que se van añadiendo a un grupo no solo cambian los rasgos del diagnóstico aportando sus propios nuevos síntomas, sino que también cambian por el hecho de ser etiquetadas. Del mismo modo que Valentina estaba segura de tener síntomas de la enfermedad de Huntington porque sabía que corría ese riesgo, una persona a la que se le diagnostica, por ejemplo, la enfermedad de Lyme crónica (CLD) puede empezar a desarrollar una serie de síntomas, conocidos por ir asociados a la CLD, que no tenía antes de ser formalmente diagnosticada.

Así pues, una persona puede empezar con un síntoma inexplicable como una erupción cutánea. Se crea un diagnóstico nuevo llamado CLD. Este pasa a formar parte del repertorio diagnóstico de un médico para cuando atienda a personas con erupciones o sarpullidos raros y difíciles de diagnosticar. A esa persona sin diagnóstico le dicen que podría tener la CLD. Le hablan de otros síntomas comunes y, de una manera completamente natural, los busca. Los procesos orgánicos que normalmente filtran el ruido blanco corporal se ven alterados por prestarles excesiva atención y, entonces, la persona empieza a notar nuevos síntomas que parecen encajar con los síntomas de la enfermedad de Lyme, pero, en realidad, esos nuevos síntomas son psicosomáticos y han surgido por las expectativas creadas y por la codificación predictiva. De esta manera, una persona que no había empezado con síntomas muy típicos de la enfermedad de Lyme puede desarrollarlos con el tiempo por el efecto nocebo de la etiqueta.

La dificultad de hallar esa bacteria en el cuerpo humano y el amplio abanico de síntomas que tiene esta enfermedad facilitaron tanto la ampliación de la descripción de la enfermedad de Lyme como el creciente número de diagnósticos desde finales de la década de 1980 en adelante. A ello, indudablemente, también hay que añadir el interés que despertó en los medios de comunicación la historia de la lucha de una madre contra el sistema. Durante un tiempo, la enfermedad de Lyme fue algo así como la enfermedad de moda. Un artículo de *The New York Times*, publicado en 1989, decía que la enfermedad de Lyme era objeto de «más publicidad que Lady Di o Roseanne Barr». En cualquier momento, siempre hay legiones de gente frustrada y hasta desesperada con síntomas físicos de los que no se les ha dado ninguna explicación. La gente se identificó con los esfuerzos de Polly por ser diagnosticada, hasta el punto de que incluso quienes no vivían en zonas endémicas de la enfermedad de Lyme creían padecerla.

Por regla general, los médicos y los científicos son los únicos que crean nuevos diagnósticos, pero, tal como ya había ocurrido con la enfermedad de Lyme, un diagnóstico que se inició con las observaciones de los pacientes es el covid persistente. El término fue acuñado por Elisa Perego cuando, el 20 de mayo de 2020, lo utilizó como *hashtag* en Twitter para expresar su preocupación sobre las consecuencias a largo plazo del covid-19. Perego vivía en Italia, donde la pandemia arrancó con especial ferocidad después de que se registrara el primer caso a mediados de febrero de 2020. Poco después ella misma se infectó. Aunque su infección no fue especialmente grave, le costó muchísimo recuperarse. Fue una de los muchos que recurrieron a las redes sociales para informar de la posibilidad de síntomas persistentes tras una infección aparentemente leve. Aquellas semanas los medios de comunicación tradicionales se centraban en el número de fallecidos, pero las redes sociales sacaron a relucir toda una población distinta que no había terminado ingresada en el hospital, pero que también sufría. Perego invitó a quienes no se habían llegado a recuperar tras haber sufrido una leve infección a que compartieran sus experiencias en las redes sociales utilizando el *hashtag* #longcovid (covid persistente). Su campaña despegó muy deprisa. Miles de personas contaron sus historias. En junio de 2020, muchos se identificaban como #longhaulers (personas con covid persistente) y pronosticaban una discapacidad crónica para millones de enfermos.

Los informes sobre síntomas persistentes tras una leve infección, junto con el término «covid persistente», no tardaron nada en saltar de las redes sociales a los programas y los periódicos y de ahí a la literatura médica. En junio de 2020, en la revista *The Atlantic,* el periodista científico Ed Yong describió a gente joven atacada por oleadas de síntomas de los que no podían recuperarse.[19] En julio, la revista *British Medical Journal* daba cuenta de las colas de enfermos con el covid persistente que se formaban en las consultas de los médicos de familia.[20] Poco después, los políticos empezaron a presentar al público esta reciente amenaza como otra razón más para permanecer aislados y mantenerse a salvo.

Gran parte de estas primeras conversaciones sobre el covid persistente partió y se mantuvo por pacientes activistas y por pacientes científicos. La neoyorquina Fiona Lowenstein contrajo el covid-19 el 19 de marzo de 2020. Aunque la fase aguda de su enfermedad duró poco y presentó los síntomas típicos, más tarde desarrolló otros nuevos que no habían sido hasta entonces asociados con el covid, como la urticaria y la sinusitis. Lowenstein puso en marcha el grupo de apoyo Body Politic Covid-19.[21, 22] Su misión consistía en facilitar la investigación sobre el covid-19 llevada a cabo por los pacientes. Querían que se produjera un cambio de paradigma y fueran los pacientes quienes lideraran la investigación por su propio bien. Cuando se referían a su movimiento, lo llamaban «salud democratizada».

En el Reino Unido, los pacientes también encabezaron la campaña encaminada a tomarse en serio el covid persistente. En una carta abierta publicada en la revista *British Medical Journal* en septiembre de 2020, la doctora Elisa Perego, investigadora en arqueología, no científica del mundo de la medicina, describió el covid persistente como «una enfermedad cíclica, multifásica y multisistémica».[23] Su coautora, Nisreen Alwan, investigadora de la sanidad pública y también paciente del covid persistente, participó en muchos de los comités que se constituyeron para abordar el tema. Juntas, Perego y Alwan apuntalaron el mensaje de que el covid persistente había sido creado por los pacientes y de que, en lo sucesivo, los pacientes afectados por la enfermedad que a su vez fueran expertos ocuparían el centro de la investigación.[24]

Desde el principio, el covid persistente —al menos, como concepto diagnóstico— fue problemático. Alwan, una de las médicas pioneras en apoyar a las personas con covid persistente, definió la enfermedad como algo de lo que no te recuperas semanas ni meses después de haber tenido síntomas que indican que hayas tenido el covid, te hayas hecho o no la prueba. No existía una definición para esa enfermedad. No había síntomas específicos ni resultados de pruebas diagnósticas que delimitaran el diagnóstico. Normalmente, se trataba de un autodiagnóstico y no se requería demostrar una infección. No se tenía en cuenta que el resultado de la prueba del covid-19 hubiera sido negativo. De hecho, una cantidad considerable de gente con el covid persistente, tanto por aquel entonces como ahora, han tenido un resultado negativo en la prueba del virus o ni siquiera se han hecho la prueba.[25] Según una encuesta realizada al inicio de la pandemia, el 70 por ciento de un grupo de apoyo al covid persistente radicado en el Reino Unido tenían un resultado negativo en la prueba del virus. En otra encuesta hecha al principio de la pandemia por el Body Politic de Lowenstein, tan solo el 15,9 por ciento de quienes tenían covid persistente habían dado positivo en la prueba del virus.[26]

Como no había una definición de la enfermedad, la lista de síntomas atribuidos al covid persistente aumentó en unos días a más de doscientos. Muchos de los síntomas eran tan poco específicos que sería muy difícil encontrar a una persona que no tuviera al menos uno, como, por ejemplo, mareos, cansancio, depresión, ansiedad, dolores musculares, dolor de cabeza, náuseas, dolores en las articulaciones o dificultades para conciliar el sueño. Un grupo de apoyo incluía la soledad, el sentirse asustado y el envejecimiento de la piel en su lista de síntomas. En un seminario público al que asistí, Alwan pidió a la gente que se plantearan consultar a su médico aunque no presentaran ningún síntoma, por si acaso había alguien que tuviera el covid persistente sin saberlo. Que una persona no necesitara presentar síntomas ni un resultado positivo del covid significaba que cualquiera podía tenerlo. Sin criterios diagnósticos que lo definan, el covid persistente podría ser ahora perfectamente la causa de todo tipo de padecimientos físicos y psicológicos que se produjeron durante la pandemia.

Considerar el covid persistente como una enfermedad específica y diferenciada, causada por una infección viral, iba en contra del sentido común. Con la mayor parte de las enfermedades infecciosas, con cualquier patología en realidad, cuanto peor esté la persona en el pico de su enfermedad, menos probable es que se recupere y más que sufra secuelas prolongadas.

Sin embargo, la relación del covid persistente con una infección aguda del covid-19 era todo lo contrario. El covid persistente era más común después de una infección leve que entre quienes habían terminado siendo hospitalizados por la gravedad de sus síntomas.[27] La gente más enferma que había sobrevivido a una infección aguda se recuperaba mejor que quienes solo se habían infectado levemente. Algunos estudios demostraron que los pacientes con covid persistente no hospitalizados tenían un abanico más amplio de síntomas graves que los pacientes hospitalizados.[28, 29]

La composición demográfica de quienes tenían covid persistente también era distinta de la de los hospitalizados.[30] Los pacientes ingresados en las unidades de cuidados intensivos que murieron por el covid fueron en su mayoría hombres mayores con comorbilidades como la diabetes. En cambio, los pacientes con covid persistente solían ser mujeres más jóvenes para quienes la diabetes no era un factor de riesgo. Los pacientes con covid persistente a menudo contaban en los medios de comunicación haber tenido buena salud y haber estado en buena forma física antes de la pandemia, lo contrario de los pacientes hospitalizados, que solían ser mayores y débiles. Además, mientras que el covid agudo tenía unos síntomas bastante bien circunscritos, las manifestaciones del covid persistente eran sumamente variables y propensas a cambiar. Un enfermo de covid persistente describía los síntomas como «proteicos: imaginen las travesuras de unos ratones por las paredes de su casa, haciendo trizas el sistema de circuitos y la infraestructura de allá por donde pasan».[31]

Años más tarde, bajo el nombre de «post-covid-19», la OMS (Organización Mundial de la Salud) define el covid persistente como la continuación o el desarrollo de nuevos síntomas tres meses después de la inicial infección de SARS-COV-2, cuando dichos síntomas duran como mínimo dos meses, sin otra explicación. La OMS calcula que 17 millones de personas podrían haberse visto afectadas en Europa en los dos primeros años de la pandemia.[32] Aproximadamente 1,9 millones en el Reino Unido se habían autoevaluado con el trastorno en marzo de 2023.[33] En marzo de 2024, casi 18 millones de estadounidenses adultos informaron de estar padeciendo síntomas del covid persistente.[34]

Indudablemente, bajo la única etiqueta de covid persistente se ha incluido una gran variedad de casos entre los que cabe distinguir cuatro grupos principales.

En primer lugar, los síntomas persistentes no serían sorprendentes en alguien lo suficientemente enfermo como para ser hospitalizado con covid-19. Pasé un tiempo de voluntaria en la unidad de cuidados intensivos durante la pandemia y vi los estragos que causó el virus. Entre los hospitalizados, especialmente entre quienes requerían ayuda para respirar, los síntomas persistentes podían surgir como resultado de un daño orgánico causado por el virus, los efectos secundarios del tratamiento y las complicaciones de una estancia prolongada en el hospital.

En segundo lugar, un porcentaje de los enfermos no hospitalizados con covid debió de desarrollar síntomas persistentes como parte de un síndrome de fatiga post-viral. Esta es una consecuencia bien documentada pero mal comprendida posterior a muchas infecciones virales. La mayor parte de los síndromes de fatiga post-viral se superan espontáneamente, aunque pueden ser muy agudos e incapacitantes mientras duran.

En tercer lugar, sin duda, la falta de consultas presenciales y los centros de salud desbordados dieron lugar, en el punto más álgido del brote, a que la gente fuera erróneamente diagnosticada de covid-19 o covid persistente. En medio de una pandemia, es muy fácil echar la culpa de todo al virus y pasar por alto dolencias corrientes. Ya están saliendo a la luz informes de casos de gente diagnosticada con el covid, que luego se descubrió que sufrían otras patologías, entre ellas, cáncer.

Sin embargo, estas tres explicaciones es poco probable que representen al grupo más grande diagnosticado con covid persistente: los afectados por una infección leve, a menudo con un resultado negativo o autodiagnosticados, que tienen una amplia variedad de síntomas persistentes no relacionados con los típicamente asociados a la infección aguda. Los síntomas que describe este cuarto grupo son muy difíciles de explicar mediante mecanismos patológicos directamente relacionados con una infección viral; la mejor explicación de esos síntomas viene dada por una enfermedad psicosomática.[35, 36, 37, 38]

La prueba de que una proporción significativa de los casos de covid persistente tenga una causa psicosomática se ha ido configurando poco a poco. Muchos estudios han demostrado que la ansiedad, la depresión y la percepción de estrés son factores de riesgo coherentes para el covid persistente.[39, 40, 41, 42, 43] Un estudio noruego halló que el peso de la soledad o de desgracias sufridas el año anterior a haber contraído el covid constituía un predictor mejor sobre quién desarrollaría el covid persistente que un resultado positivo en la prueba del virus.[44] Un estudio realizado en el Reino Unido en más de 30.000 niños y jóvenes también identificó la soledad como un factor muy asociado al desarrollo del covid persistente.[45] Un estudio alemán que hizo seguimiento a profesionales sanitarios durante la pandemia demostró que la carga psicológica y las expectativas de una gravedad sintomática eran factores de riesgo para el covid persistente.[46] Un estudio francés ha demostrado que la infección por el covid-19 autodiagnosticada era más probable que condujera al covid persistente que la infección confirmada en un laboratorio. Quienes esperaban enfermar enfermaron.[47, 48]

El covid persistente se comporta como una enfermedad psicosomática, con una cantidad enorme de síntomas que dificultan una explicación anatómica. Al no existir una patología definitoria en ningún órgano concreto, el covid persistente afecta a diferentes sistemas orgánicos en distintas combinaciones que varían de una persona a otra. Los pacientes de covid persistente no hospitalizados solían presentar un abanico más amplio de síntomas más severos que quienes estaban recuperándose de una hospitalización. Esto contradice sistemáticamente la biología. Por ejemplo, los afectados con más problemas respiratorios tienen también las pruebas más normales sobre la función pulmonar, y las investigaciones médicas no explican y a menudo sospechan de los síntomas.[49, 50]

El covid persistente como trastorno psicosomático pudo surgir por diversos mecanismos. Como ya hemos visto, el efecto nocebo es un potente generador de síntomas físicos por el poder de la creencia. La excesiva atención prestada al cuerpo durante la pandemia cambió el modo que tenía la gente de sentir y utilizar su cuerpo. La búsqueda de pruebas físicas de una infección posiblemente diera entonces lugar a síntomas ya existentes que hasta entonces habían sido ignorados. La adrenalina, un cambio de dieta y/o la ingesta de alcohol, así como diferentes niveles de actividad, influyeron negativamente en la salud en general y aumentaron el ruido blanco orgánico. La codificación predictiva —el medio por el cual nuestros cerebros procesan las sensaciones orgánicas sujetos al marco de nuestras expectativas— desplegaba nuestros vívidos modelos internos de los estragos que el covid-19 podría causar e invadió nuestros cuerpos de falsas señales. La expectativa de algunas personas de tener una enfermedad a largo plazo podría haber pesado más que la realidad de sus cuerpos sanos y haberse manifestado en forma de terroríficos relatos que los asaltaban una y otra vez. El miedo a esa alarmante y novedosa enfermedad y la desinformación que inundó los medios de comunicación convencionales y las redes sociales hicieron que se extendiera el covid persistente. En lugar de ser una sola enfermedad, el covid persistente era el conjunto de consecuencias que cabe esperar cuando la gente se ve atrapada en una pandemia global y no tiene a quién recurrir.[51]

Los intentos de explicar todo el covid persistente como una consecuencia de la patología viral hasta ahora no han dado resultado. Se discute que la presencia de pequeños coágulos en la sangre, conocidos como «microcoágulos», sea su causa y una posible puerta para el tratamiento. Esta teoría ha sido investigada por una revisión Cochrane, una valoración sistemática de todos los resultados disponibles de la investigación sobre un tema en concreto, y no se ha hallado ninguna prueba que la avale. Los estudios han encontrado que los microcoágulos se hallan tan presentes en otras enfermedades como en las personas sanas.[52]

La patología que potencialmente explica los síntomas persistentes se ha encontrado en pacientes hospitalizados con infecciones severas. El virus causó graves estragos físicos entre quienes fueron más duramente golpeados y eso se ha reflejado en la inflamación e infección persistente que se ha observado entre quienes fueron hospitalizados y entre algunos pacientes que, desgraciadamente, murieron. Pero se suele dar por hecho que estos hallazgos se pueden aplicar igualmente a todos los otros grupos de covid persistente y se esgrimen para argumentar en contra de una causa psicosomática, cuando en realidad no hay ninguna prueba que permita afirmar que deberían aplicarse a todos los grupos. Los resultados normales de las pruebas sin indicios de infección o inflamación son el hallazgo coherente en el grupo en el que la enfermedad psicosomática tiene más sentido clínico. La característica que mejor define a quienes tienen covid persistente tras una infección leve o autodiagnosticada es la falta de asociación entre los síntomas y las pruebas y la carencia de indicios de infección e inflamación.[53, 54] Un estudio mostró una mayor correlación entre dificultades respiratorias y síntomas psiquiátricos que entre dificultades respiratorias y una patología pulmonar.[55] Merece también la pena mencionar que se han observado más marcadores inflamatorios asociados con el estrés y con otros problemas de salud mental, de manera que, si existen, también se podrían explicar de otro modo, no como consecuencia de una infección.

De hecho, la prisa por explicar el covid persistente unió en un mismo grupo a pacientes con tantos y tan diferentes problemas que la probabilidad de encontrar algún punto en común entre ellos era muy remota. Muchos de los primeros estudios que demostraban un amplio abanico de síntomas persistentes tras una infección aguda por covid-19 eran tan poco rigurosos que ni siquiera incluían un grupo de control. Estudios posteriores mostraron el mismo número de síntomas en sujetos de control que en personas afectadas por el covid persistente. Esto apunta a que los síntomas del covid persistente no eran exclusivos de quienes estaban infectados y lo más probable es que estuvieran causados por algún aspecto de las restricciones sociales impuestas durante la pandemia, no por el propio virus.[56]

Merece asimismo la pena señalar que las manifestaciones del covid persistente y de la enfermedad crónica de Lyme son muy similares. A una persona se le puede hacer uno u otro diagnóstico dependiendo de cuándo y dónde se puso enferma. Ambos tienen en común muchos síntomas no específicos como la fatiga, la niebla mental, la depresión, diversos dolores, problemas de sueño y mareos. Los dos trastornos están tan mal definidos que el número de síntomas asociados a ambos es muy superior a los asociados con el covid-19 agudo probado o con la verdadera enfermedad de Lyme.

Resulta muy difícil hablar abiertamente sobre los mecanismos psicológicos como responsables de estas enfermedades. Sé que entablar esta conversación sobre este tema disgustará a mucha gente, en parte, porque se entenderá mal. Los trastornos psicosomáticos se suelen confundir con el denominado *malingering* (o 'simulación'), cuando en realidad no tienen nada que ver con eso. *Malingering* significa fingir deliberadamente estar enfermo. Pero los trastornos psicosomáticos son incapacitantes, son trastornos médicos inconscientemente generados. Alguien diagnosticado con un trastorno psicosomático puede sentirse ignorado por el sistema médico, pues en la imaginación popular los trastornos psicosomáticos son considerados menores que otros trastornos, lo que supone que ese diagnóstico se interprete como menores sufrimientos. Mucha gente todavía da por descontado que esos trastornos son imaginados o deliberados.

Nada de eso es cierto. Los trastornos psicosomáticos producen síntomas físicos *reales*. Como las palpitaciones que le dan a uno cuando se lleva un susto repentino, los síntomas psicosomáticos son verdaderamente experimentados, pero no se deben a una enfermedad. Un mecanismo psicosomático no significa que una persona no esté afectada, solo que el problema ha surgido mediante una compleja interacción entre el cuerpo y la mente, y no por una patología de los tejidos causada por un virus. He pasado gran parte de mi carrera profesional advirtiendo a la gente de la gravedad de las enfermedades psicosomáticas. Puedo asegurar que el dolor o la fatiga de una patología psicosomática pueden ser tan debilitantes como los del cáncer, y por ello no se debe considerar que esta explicación disminuya el sufrimiento de los afectados con esta forma de covid persistente.

La dificultad que entraña mantener esta conversación es precisamente la razón por la que la explicación psicosomática para los enfermos de covid persistente no ha calado en el discurso público. Ni siquiera los médicos y científicos que sospechan fundadamente que el covid persistente y la enfermedad de Lyme crónica son psicosomáticos insisten en este tema. Ese temor ha bloqueado el avance en la investigación de estas dos enfermedades. Cuando una científica publicó los resultados de su investigación sobre el covid persistente, que demostraban que las personas con estrés eran más propensas a desarrollar el covid persistente, añadió un descargo de responsabilidad a la publicación diciendo que eso «no debería ser malinterpretado como si sostuviera la hipótesis de que las afecciones del post-covid-19 son psicosomáticas». Más tarde expresó su arrepentimiento por esas palabras y añadió que solo quería decir que las personas con covid persistente no están fingiendo ni engañando a sus médicos.[57, 58] Su investigación sí respaldaba que el covid persistente es psicosomático, basándose en la definición técnica del término, dijo después. Al parecer, tuvo miedo de decir eso en primera instancia, porque sabía los malentendidos que podía provocar.

Los pacientes suelen rechazar esta explicación de su sufrimiento porque muchas veces se cree que los síntomas psicosomáticos afectan menos que los síntomas de otras patologías. El sufrimiento psicosomático, psicológico y social sigue estando muy estigmatizado y desatendido. Trastornos como el covid persistente y la enfermedad de Lyme crónica ofrecen unas alternativas más atractivas para quienes sufren varios síntomas y van en busca de un diagnóstico y un tratamiento, pues permiten que estas personas sean atendidas sin temor a ser estigmatizadas. Asimismo, ofrecen una red de apoyo, la tranquilidad que proporciona una explicación y el reconocimiento de que su sufrimiento es real.

Como en general la sociedad, salvo por los centros médicos, no cuenta con instituciones que presten asistencia y cuidados a la población, siempre se da prioridad a la enfermedad física y, por ello, uno se topa con menos dificultades para ser atendido cuando su sufrimiento se manifiesta como una enfermedad. Ninguna institución se hizo responsable de Sian porque parecía no ajustarse a diagnóstico alguno. Durante la pandemia, no hubo ningún sistema de apoyo concebido para atender a las personas que no contrajeron el virus y se quedaron confinadas en casa. No era fácil para una persona con síntomas inexplicables ir a ver a su médico para que la tranquilizara. Como muy acertadamente destacaba la campaña de Elisa Perego, quienes sufrían no eran solo las personas gravemente enfermas. Un diagnóstico médico coloca a una persona bajo la jurisdicción de una de las pocas instituciones disponibles que ofrecen respaldo durante una crisis. Sin el covid persistente, muchos de quienes sentían el efecto social y psicológico de la pandemia no tuvieron voz ni voto.

La prevalencia de trastornos como la enfermedad crónica de Lyme y el covid persistente aumenta porque esos diagnósticos ofrecen ayuda a la gente necesitada de ayuda. La subjetividad de sus diagnósticos hace que sea fácil reconocer los mismos.

Soy una doctora muy especializada que trabaja en un ambiente dotado de la tecnología más avanzada. Entiendo el valor de las pruebas y de la tecnología cuando se utilizan bien. No quiero minimizar la importancia de las herramientas técnicas del diagnóstico que hoy tengo a mano y que no existían, o no eran tan fiables, cuando me gradué en Medicina. Por aquel entonces, antes de que se generalizara el uso de las resonancias magnéticas, hacer un diagnóstico de una enfermedad como la esclerosis múltiple costaba meses, o incluso años, de pruebas desagradables e invasivas. Recuerdo a mucha gente en coma, con convulsiones, con parálisis y otras misteriosas patologías que por aquel entonces no podía explicar, pero hoy sí puedo gracias a los avances científicos. El ELISA se desarrolló en la década de 1970 y el Western blot en la de 1980. Son una parte esencial de las herramientas diagnósticas de un médico y un instrumento clave para la investigación. Gracias a esos avances, los diagnósticos son rápidos y fiables.

Que las pruebas utilizadas para diagnosticar la enfermedad de Lyme pueden ser difíciles de interpretar no debe ser contemplado como algo que desacredita la enorme utilidad de las mismas, sino que más bien debe ayudarnos a entender que los diagnósticos no se pueden hacer solo con ellas. Si solo nos servimos de pruebas, sus resultados pueden ser imposibles de interpretar e incluso pueden inducir a error. El diagnóstico es un arte y una ciencia, pero, por muy sorprendente que pueda parecerles a algunos, prima el arte. Como todas las pruebas tienen una proporción de falsos positivos y falsos negativos, una prueba que se realiza como una especie de estudio diagnóstico exhaustivo en una persona con síntomas imprecisos tiene una alta probabilidad de producir resultados confusos. Si un médico no conoce todas las, así llamadas, «variables de confusión» que afectan a la prueba que ha encargado, seguramente le dará demasiada importancia a un resultado anómalo o a uno normal. Y, la verdad, como es imposible que un médico conozca todas las «variables de confusión» de cada prueba, aquel médico que solicita una prueba que no maneja a diario puede verse fácilmente superado. Y los médicos que trabajan con pruebas que sí manejan a diario ¡también pueden verse superados! Como neuróloga, envío a mis pacientes a que se hagan escáneres cerebrales por resonancia magnética muchas veces al mes, pero no afirmaría conocer el significado de cada hallazgo en principio anómalo. Me entregan con regularidad un escáner que muestra algo que puede o no ser relevante para mi paciente. Cuando eso ocurre, lo único que resolverá el dilema será un debate con los compañeros y los radiólogos con la historia clínica del paciente como tema central.

Tampoco me propongo insinuar que los resultados normales de determinadas pruebas, como los que reciben muchas personas con la enfermedad de Lyme crónica o con el covid persistente, sean la única razón por la que un médico dice que un trastorno puede ser psicosomático. No es esa la única razón. Hay muchísimas enfermedades que son difíciles de detectar mediante pruebas. Un gran número de los pacientes con epilepsia tienen unos resultados normales en sus pruebas, pero el diagnóstico de la epilepsia se puede seguir haciendo con toda seguridad basándose en la descripción de las convulsiones. El diagnóstico psicosomático se hace de la misma manera: basándose en cómo se presentan los síntomas, en cómo evolucionan y en cómo recorren el cuerpo desafiando la anatomía y también en la contradicción entre los hallazgos físicos y el grado de los síntomas.

Sirviéndose de los resultados de las pruebas y de toda la información clínica, el diagnóstico es un arte deductivo, un arte clínico sumamente cualitativo que no puede reducirse a un simple análisis basado en una lista de síntomas comunes. Los médicos están preparados para desechar en igual medida los resultados positivos y los resultados negativos, si el diagnóstico clínico es sólido. Un diagnosticador excelente es aquel médico con buen ojo clínico y, muy a menudo, con una gran experiencia. Los médicos siguen aprendiendo durante toda su carrera profesional, escuchando cómo sus pacientes les cuentan subjetivamente sus síntomas. Estas conversaciones me parecen fascinantes. Indican lo improbable que es que, por introducir los síntomas en un ordenador, vayamos a obtener un diagnóstico fiable. Si hablando de la jaqueca de un paciente yo empleo la palabra «dolor», él puede corregirme diciendo que no es un dolor, sino una molestia. Averiguar por qué una palabra es una descripción mejor que otra parecida es, con frecuencia, la parte más importante de una discusión sobre el diagnóstico. Las investigaciones médicas contribuyen al diagnóstico, pero no son tan objetivas como parecen. Pueden ser usadas indebidamente, malinterpretadas y manipuladas. La calidad del médico que hace la prueba es tan importante, o más, que la calidad de la prueba.

Desarrollar nuevos diagnósticos es también una ciencia y un arte, pero en este caso debe prevalecer la ciencia. En su búsqueda de ayuda para las personas con covid persistente, el movimiento Body Politic de Fiona Lowenstein reclamaba la democratización de la salud, pero las respuestas científicas no se rigen por la opinión mayoritaria. Entender la experiencia del paciente es fundamental para establecer prioridades en la investigación, pero el proceso científico ha de seguir siendo sistemático, metódico, riguroso y abierto a toda respuesta. Tanto la enfermedad de Lyme como el covid persistente ganaron tanto terreno en la esfera pública que escaparon al control de los investigadores. La discusión en torno al covid persistente saltó de las redes sociales a los medios de comunicación convencionales y a los medios de comunicación médicos sin un planteamiento científico adecuado. La exigencia de respuestas inmediatas por parte de la sociedad no les permitió a los científicos disponer del tiempo suficiente para plantearse la pregunta más básica del covid persistente: ¿cómo podemos definir con claridad y precisión este nuevo trastorno de manera que podamos estudiarlo metódicamente? La presión social durante la pandemia hizo que los científicos y los médicos se saltaran el trabajo esencial de diferenciar los distintos tipos de covid persistente para estudiarlos de forma individual, con el fin de profundizar en la investigación del trastorno. El rechazo público de una explicación psicosomática para el covid persistente cerró esa importante línea de investigación y eso precisamente terminó perjudicando a los afectados.

Un buen médico es aquel que tiene la suficiente experiencia como para percibir los matices de la historia clínica, aquel que entiende la primacía del contexto clínico, aquel que no manda que los pacientes se hagan pruebas y más pruebas una y otra vez, aquel que no pone una etiqueta a cada dolencia, aquel que sabe que esperar atentamente es la mejor estrategia, pero que también sabe cuándo actuar. Un buen científico es aquel que es lógico y cuidadoso, aquel que es objetivo, aquel que es creativo y juega con las ideas, pero también aquel que es escéptico y no teme poner en entredicho las suposiciones más arraigadas.

3

Autismo

Poppy tiene veinticuatro años. Parece segura de sí misma, pero yo sé que eso le cuesta mucho. A lo largo de su vida ha sufrido muchas más dificultades que la gran mayoría de los jóvenes de su edad y solo ha empezado a sentirse mejor hace poco. Su reciente diagnóstico de autismo la ha rescatado de una crisis en su vida.

—Muchas personas tratan de ser diagnosticadas de autismo, pero ese no era mi caso —me contó Poppy—. Cualquier cosa suponía para mí una lucha y luché tanto que llegué a un punto en que... —dijo gesticulando— creí que la única manera en que mi cerebro podría funcionar era acabando con todo.

Estaba hablando de su vida. Se había planteado seriamente suicidarse dos veces y, cuando cumplió veinte años, se lo volvió a plantear.

Los problemas de salud mental de Poppy empezaron cuando tenía doce años; al principio, con una depresión que la llevaba a autolesionarse. En su primera adolescencia desarrolló un trastorno alimentario que solo ha conseguido mantener en parte bajo control. Algunos de estos problemas tuvieron sus desencadenantes. A Poppy le encantaban las asignaturas que estudiaba en el colegio, pero le costaba hacer amistades y era objeto de un despiadado acoso escolar.

—Todo empezó con los típicos insultos. Me llamaban rarita, me llamaban friki. La cosa fue a más y un día me caí del patinete porque me dieron un empujón y me arrojaron piedras y comida. En educación física se metían conmigo y me tiraban balonazos. Una vez llegué a casa con las gafas rotas y con un ojo amoratado.

Aparte de eso, al salir de clase, su vida tampoco era fácil, sobre todo, cuando tuvo que dejar el trabajo de media jornada con el que siempre había soñado.

—Trabajaba en un acuario. —Poppy sonrió—. Los anfibios son mis animales favoritos. Tengo dos tortugas. Me encantan todos los animales. Antes tenía una serpiente, lagartijas, ratas, ratones, hámsteres. Me gustaba mucho estar ahí, pero tuve que irme.

Al principio, Poppy era muy feliz en el acuario, pero cuando se marcharon dos compañeras que siempre la habían apoyado, se vio aislada en un ambiente laboral que le resultaba muy estresante. Le costaba mucho quedarse a solas con su jefe, un hombre bastante mayor que ella que sufría numerosas dolencias. Para agravar aún más su estrés, Poppy se vio implicada en una relación tan abusiva que acabó en comisaría. Luego, afectada por este enorme trauma, un nuevo trabajo la empujó al borde del precipicio. Aquello fue la proverbial gota que colmó el vaso.

Después del acuario, Poppy aceptó el puesto de encargada de mostrar los coches de alta gama de un concesionario. Ni de lejos era el trabajo con el que siempre había soñado. El papel que tenía que desempeñar requería recibir a los nuevos clientes en la puerta, ofrecerles café y engatusarlos para que pasaran a la sala donde se exhibían los vehículos. Esa tarea no se ajustaba en modo alguno a su personalidad ni a sus aptitudes. Ya llevaba soportando mucho cuando, a causa de la presión del trabajo y unos jefes tan poco amables, sufrió una crisis nerviosa.

—La verdad es que no me acuerdo del colapso —me contó Poppy—. Mi cerebro debió de bloquearlo. Solo sé y recuerdo lo que otros me contaron.

Poppy se hundió. No era capaz de hacer nada. Entonces fue cuando pensó en poner fin a su vida. Le pregunté qué fue lo que la frenó.

—Tuve suerte. Me llamó mi novia y eso me distrajo. —La novia que entonces tenía Poppy llamó por casualidad y la rescató—. Gracias a ella recordé una charla que nos habían dado en clase y llamé al equipo de crisis —me siguió contando Poppy.

Poppy es una habitual de los servicios de salud mental. La vio el equipo de salud mental de niños y adolescentes (CAMHS) después de la primera vez que intentó quitarse la vida, a los trece años. Más tarde, fue a ver a un terapeuta experto en traumas y luego a un psiquiatra. La derivaron a una «terapia de desensibilización y reprocesamiento por movimientos oculares» (EMDR, por sus siglas en inglés), una técnica que, según dicen, ayuda a procesar los recuerdos traumáticos. A ella le pareció sentir cierta mejoría, pero, en cuanto terminó el curso prescrito, se volvió a ver lanzada a la deriva.

—¿Crees que tus problemas con el estado de ánimo fueron causados por el acoso escolar, por aquella relación de pareja tan difícil o un poco por ambas cosas? —le pregunté, intentando comprender la cronología de todo lo que había sucedido.

—Todo ocurrió porque nadie se dio cuenta de que tenía autismo y por eso no recibí la ayuda que necesitaba.

Las personas con autismo poseen índices más elevados de anorexia y de autolesiones y son más propensas que otras a sufrir abusos en las relaciones. A muchos el diagnóstico de autismo solo les llega después de haber desarrollado problemas de salud mental. Muchos profesionales de este campo creen que esos problemas de salud mental y esas dificultades sociales podrían prevenirse si las adaptaciones que requiere el autismo se hicieran en una etapa más temprana. Poppy desde luego pensaba lo mismo.

—¿En el colegio no había nadie que advirtiera tus dificultades?

—Achacaban todo a la adolescencia. Actuaban como si la etapa por la que estaba pasando solo fuera un rito de iniciación. Si uno solo de mis profesores me hubiera notado algún rasgo autista, podría haber disfrutado de la vida escolar. En lugar de ello, mis padres tenían que ir cada dos semanas al colegio por culpa del acoso escolar —dijo encogiéndose de hombros.

El colegio de Poppy tenía un coordinador de necesidades educativas especiales y había varios alumnos autistas que recibían apoyo adicional, pero no advirtieron esa misma necesidad en ella.

—Y al final ¿cómo surgió la posibilidad de autismo? —le pregunté.

—La verdad es que mi madre la planteó hace mucho tiempo. Cuando me entrevistaron para trabajar en el acuario, por mi edad, mi madre me acompañó. Al salir de la entrevista, me dijo que no había hecho contacto visual ni una sola vez, pero por aquel entonces yo creía que el autismo era algo que solo les pasaba a los chicos y ni se me pasó por la cabeza que yo pudiera tenerlo. Después de mi crisis nerviosa, fui otra vez al psiquiatra y mi madre le preguntó si yo podía ser autista.

Con solo dos horas de consulta, el psiquiatra diagnosticó a Poppy. Le pregunté si aquel profesional le había hecho una valoración minuciosa.

—Repasamos toda mi vida tanto desde mi punto de vista como desde el punto de vista de mi madre. Ambas tuvimos que rellenar varios formularios. Luego volví al cabo de dos semanas. Como el primer psiquiatra se había marchado, me visitó otro distinto. Me dijeron que tenía autismo.

—¿Cómo te sentó?

—A decir verdad, ni siquiera le oí decirlo. Yo estaba mirando fijamente una imagen geométrica que colgaba de la pared. La figura no tenía un principio ni un final. El psiquiatra me dijo que la había colgado ahí deliberadamente: si alguien se quedaba mirándola más tiempo del necesario, él sabía que probablemente fuera autista.

Después de la consulta, Poppy pasó una semana sin pensar en el diagnóstico. No se puso a investigar ni a leer nada al respecto.

—Pero transcurrida la semana decidí que quería saber más. Quería saber si había más personas como yo en el mundo, así que me metí en TikTok y vi que había muchísimas.

Al leer lo que contaban otras personas sobre el autismo en las redes sociales, Poppy enseguida llegó a la conclusión de que su diagnóstico era correcto. El diagnóstico reformulaba y explicaba todas las dificultades a las que ella se enfrentaba en la vida. Enterarse de aquello le produjo un gran alivio.

—La gente no hace más que decirme que no parezco autista, pero ¿qué aspecto se supone que ha de tener un autista? He estado disimulando toda mi vida.

Poppy me había leído el pensamiento. Todo el tiempo que estuvimos charlando, se mostró encantadora; no parecía tener problemas de comunicación. Aunque, por supuesto, se encontraba en su zona de confort, hablando de un tema que le interesa mucho: el autismo. Como no me es ajeno que alguien parezca seguro de sí mismo en unas situaciones y socialmente inepto en otras, entendí que la aparente comodidad que mostraba al hablar conmigo no reflejaba todas sus facetas.

Poppy me explicó su habilidad para parecer socialmente segura mediante el disimulo y con ello se refería a la estrategia que despliegan muchos autistas para encubrir sus conductas típicas y así encajar mejor en la sociedad. Esa estrategia consiste en imitar a la gente no autista para tratar de parecer «normal». Le pregunté qué vería yo, si ella no estuviera disimulando.

—No puedo saber cómo piensa una persona neurotípica. No entiendo el sarcasmo.

Poppy piensa en blanco y negro. Se interesa por muchísimas cosas, como, por ejemplo, los libros, el arte, la música y las plantas. No soporta el ruido fuerte ni ciertas texturas o formas. Le cuesta hacer amistades y se las arregla mejor con un solo amigo que con grupos de amigos. El diagnóstico de autismo había sido decisivo para ella, pues gracias al mismo se sintió capaz de manejar estos aspectos de sí misma.

—Sin el diagnóstico de autismo, no sabría que no soy perezosa. Ahora sé que físicamente no puedo hacer cosas porque tengo poca dopamina. Sin el diagnóstico de autismo, nunca me habría enterado de que tengo una evitación patológica de la demanda. Nunca habría sabido que existe una razón por la que he sentido tantas inseguridades durante toda mi vida.

Hay quienes sostienen que el autismo está provocado por bajos niveles de dopamina en el cerebro. La dopamina es un neurotransmisor asociado a la recompensa y el placer. La evitación patológica de la demanda (PDA, por sus siglas en inglés) no está incluida en ninguna descripción oficial del autismo, pero cada vez se habla más de ella como parte del diagnóstico. Hace referencia a la dificultad de una persona autista para atender las exigencias. Entre los ejemplos de PDA que da la Sociedad Autista Nacional del Reino Unido destacan los casos de los niños que se niegan tajantemente a lavarse los dientes o a ponerse el abrigo y los casos de personas que no responden a los imperativos de su propio cuerpo, como es la necesidad de comer. Desde luego, estas son conductas que manifiestan muchos niños, pero en los autistas son barreras infranqueables.

Desde que cuenta con su diagnóstico, Poppy no se ha sometido a ningún tratamiento médico específico del autismo, pero está mucho más contenta. Se siente más capacitada para gestionar sus dificultades porque ahora reconoce de dónde proceden. Cuando puede, deja de disimular y se permite ser tal y como es ella. En la actualidad, trabaja como *freelance* dando charlas sobre el autismo y cobra por los contenidos de las redes sociales. Aún tiene pendiente cumplir su sueño de convertirse en bióloga marina. Tenía una plaza en un curso básico de biología marina, pero la cosa no salió según lo previsto y se vio obligada a abandonarlo. Cuando se presentó, la facultad le aseguró que disponían de sistemas de apoyo para la gente con autismo, pero ella no se sintió nada apoyada. El trayecto hasta la facultad le resultaba tan largo que dejó de ir a clase mediado el primer curso. Le gustaría intentarlo de nuevo, pero hasta que llegue ese momento ha reemplazado la universidad por muchos amigos nuevos autistas, aunque con casi todos se comunica solo online.

Le pregunté por el apoyo que le había ofrecido el NHS.

—No recibí ni siquiera un folleto, pero no me importa. Tanto el NHS como el sistema de educación especial aún dan mucha información dañina acerca del autismo.

—¿Así que no estás contenta con lo que opina el NHS sobre el autismo?

—Demasiada información errónea.

—¿Por ejemplo?

—Las etiquetas funcionales para quienes se inician en el tema. Decir de alguien que tiene un alto funcionamiento es como decir que no está suficientemente discapacitado. Y tampoco me gusta que me llamen una persona con autismo. Eso suena como si estuviera llevando el autismo en una bolsa. Yo soy autista —me advirtió Poppy—. Así es como funciona mi cerebro. Eso forma parte de mí. No es algo que se pueda dejar en el suelo como se deja una bolsa.

Se suele distinguir entre autistas con alto funcionamiento y autistas con bajo funcionamiento. Los primeros tienen un intelecto normal o superior a la media y los segundos una discapacidad intelectual. Algunos sectores de la población autista encuentran insultante esta distinción, pues parece indicar que el nivel de las dificultades a las que se enfrentan quienes son considerados autistas de alto funcionamiento es menor. Por la misma razón, otros rechazan de plano el concepto de espectro y el uso del término «autismo leve».

Las etiquetas empleadas para referirse a las personas que tienen un diagnóstico de autismo también son polémicas. Hay quienes defienden el uso del término «persona con autismo», separando así el trastorno de la identidad de la persona. Esta es la manera convencional de llamar a casi todo el mundo con algún trastorno, síndrome o enfermedad. Las personas que tiene epilepsia y diabetes normalmente no quieren que se les llame epilépticos y diabéticos, porque no quieren ser definidos por su enfermedad. Sin embargo, en el caso del autismo, cada vez más personas como Poppy, especialmente aquellas que, siguiendo la terminología tradicional, se agruparían en la categoría de alto funcionamiento y leve, prefieren el término «persona autista» precisamente porque consideran que el autismo es parte integral de su ser.

Desde que le dieron el diagnóstico, Poppy ha hecho un montón de vídeos sobre sus vivencias como autista y los cuelga en las redes sociales. Ha atraído a un gran número de seguidores con problemas similares, la mayoría de los cuales son de su edad y tienen lo que se suele llamar autismo leve. Casi todos ellos rechazan también el término «autismo severo» para referirse a quienes están demasiado discapacitados como para vivir de manera independiente.

Poppy me lo explicó de la siguiente manera:

—Las personas a las que clasifican como de bajo funcionamiento o severamente autistas pueden ser capaces de vivir con mucha más independencia de lo que se cree. Por culpa de la etiqueta, se las despoja de su libertad para tomar decisiones. Pueden perderse muchas cosas de las que podrían haber disfrutado en la vida porque la etiqueta hace que parezcan incapaces de disfrutarlas.

—¿Se podría aplicar ese argumento y decir que tú estás subestimando tus aptitudes y limitando tu futuro por haber adoptado la etiqueta de autista? —me aventuro a preguntarle.

—Sé que hay quien dice que llamar a una persona autista la frena en la vida, pero yo no estoy de acuerdo con eso —dijo Poppy con mucho énfasis, sin darse cuenta de su propia contradicción.

A favor del punto de vista de Poppy sobre su propio diagnóstico, he de añadir que al menos hasta ahora el autismo le ha abierto el mundo y la ha ayudado a mantenerse estable.

Estuve dudando antes de preguntarle una cosa que me venía preocupando desde el inicio de nuestra conversación.

—Me preguntaba, Poppy, si tu lucha por salir adelante no será más bien una consecuencia de algunas de las cosas por las que has pasado en la vida y no se deba a ningún trastorno cerebral neuroevolutivo.

—Sí, yo creo que sí. Si no hubiera pasado por lo que he pasado, sería mucho más feliz. Yo sabía que no era normal y hubo gente que se dio cuenta y se aprovechó de eso.

Poppy atribuye algunas de sus persistentes dificultades a sus experiencias traumáticas, pero al mismo tiempo cree que no se habría sometido a esas traumáticas experiencias si no fuera de naturaleza distinta desde el punto de vista neuroevolutivo.

La mayoría de la gente que vive en el mundo desarrollado habrá notado el creciente número de personas con diagnóstico de autismo. Uno de cada 36 niños estadounidenses tiene ahora autismo, mientras que hace veinte años lo tenía uno de cada 150 niños.[1] Pero ¿cómo se ha producido ese aumento? ¿Es, como creen algunos, una prueba de que vamos mejorando en hacer el diagnóstico? ¿O es, como sospechan otros, un ejemplo de sobrediagnóstico? Si uno les hace esa pregunta a especialistas en la materia, incluso a los de más alto nivel, puede recibir respuestas contradictorias. «Pura fantasía», fue la reacción del muy experimentado especialista canadiense en autismo Laurent Mottron ante la afirmación de que uno de cada cinco niños es autista en Irlanda del Norte.[2] La opinión de Mottron del crecimiento mundial en la prevalencia del autismo es que «la enfermedad está siendo diagnosticada con una tasa que simplemente no se ajusta a la realidad».[3] Pero, refiriéndose al creciente porcentaje del diagnóstico en el Reino Unido, donde uno de cada 36 niños está afectado, el también experimentado investigador del autismo Simon Baron-Cohen no se muestra preocupado por el sobrediagnóstico y dice: «Creo que las tasas que vemos hoy se están acercando más al verdadero índice».[4] Si Mottron tiene razón, es posible que la gente esté siendo etiquetada indebidamente con un trastorno cerebral neuroevolutivo y eso sería importante saberlo dado el impacto que tiene el diagnóstico en el sentido de la identidad de una persona. Si el punto de vista de Baron-Cohen se acerca más a la realidad, ¿acaso estaremos empezando a resolver el problema de la discriminación de unos niños que tan solo aprenden y socializan de un modo diferente?

Para diagnosticar el autismo no existe ningún análisis de sangre ni tampoco un escáner. El diagnóstico depende enteramente de un acuerdo social sobre cómo debe ser la conducta normal; depende de la observación de la conducta anómala en un individuo y de la descripción de la experiencia interna de esa persona. Por regla general, el diagnóstico está plagado de errores, incluso cuando incluye pruebas objetivas, pero es que nos estamos metiendo en el atolladero de intentar definir y diagnosticar una enfermedad para la que no hay prueba alguna ni absolutamente ningún indicio clínico objetivo.

Definir y diagnosticar tanto una enfermedad mental como un trastorno neuroevolutivo siempre ha sido un reto. El *Manual diagnóstico y estadístico de los trastornos mentales* (DSM), que apareció por primera vez en 1952, se publicó con la intención de abordar esta cuestión. El DSM describe las manifestaciones clínicas típicas y los criterios diagnósticos de todos los trastornos de la salud mental. El DSM-5, publicado en 2013, es la séptima y última edición de esta enciclopedia de las enfermedades psiquiátricas y psicológicas.[5]

El criterio diagnóstico para el autismo establecido en el DSM abarca dos áreas de dificultades. En primer lugar, los problemas relacionados con la comunicación y la interacción social. En segundo lugar, las pautas de conducta y los intereses restringidos o repetitivos. Para considerar un posible autismo, un niño ha de tener problemas en esas dos áreas y esos problemas deben empezar a manifestarse en el período inicial de desarrollo, es decir, antes de cumplir cinco años. También tiene que haber pruebas de deterioro o deficiencia, lo cual es fácil de detectar en el extremo severo del espectro, pero cuesta más en el extremo leve del mismo.

Bajo el epígrafe de dificultades sociales y comunicativas, el DSM describe la deficiencia de severa a leve: desde un niño que no habla (también llamado «no verbal») hasta uno con un desarrollo lingüístico normal pero al que le cuesta mantener una conversación fluida. Los niños con autismo también tienden a gesticular poco con las manos. A menudo no son capaces de apreciar lo que otros pueden estar sintiendo. Son comunes un escaso contacto visual, su falta de interés por los demás y su preferencia por estar solos. Estas dificultades no solo tienen que ser manifiestas en situaciones que pueden alterar a mucha gente o en un contexto como el colegio, sino que también deben poder observarse en lugares familiares, como, por ejemplo, en casa.

Las pautas restrictivas y repetitivas de la conducta se pueden manifestar de diversas maneras. Un niño puede tener mucho apego a un objeto o un interés o una aversión inusuales por determinadas texturas. Pueden tener una personalidad muy inflexible. Muchos muestran una conducta autoestimulativa (cuyos movimientos en inglés se llaman *stims*), como rebotar y balancearse repetidamente. Los intereses obsesivos pueden alargarse en el tiempo y excluir por su intensidad todos los otros aspectos de la vida. Esos intereses pueden ser tremendamente concretos: el niño puede, por ejemplo, no solo interesarse por los coches, sino por la cilindrada del motor de una marca de coche en concreto o interesarse no solo por el metro de Londres, sino por una sola línea del metro. La necesidad de invariabilidad suele producir una terrible angustia si se interrumpe la rutina.

Aunque actualmente el autismo es objeto de un debate entre el subdiagnóstico y el sobrediagnóstico, nadie discute que históricamente haya estado subdiagnosticado. Hasta hace poco, los niños autistas sin una incapacidad para el aprendizaje solían ser tachados de tontos o de raros, porque no podían adaptarse a un aprendizaje convencional ni a un entorno escolar tradicional. Con una mayor concienciación y más programas proactivos para buscar el autismo en la etapa escolar, la mayoría estará de acuerdo en que ahora hay mucho menos subdiagnóstico que en el pasado. La cuestión planteada más arriba es la siguiente: ¿ha llegado la corrección demasiado lejos o no lo suficientemente lejos? Quienes dicen que ahora estamos sobrediagnosticando citan el dramático ascenso del índice de casos y la imprecisión de lo que significa ser autista. Entre 1998 y 2018, los diagnósticos de autismo aumentaron en un 787 por ciento en el Reino Unido. Otros aplauden la mejora en la tasa de diagnósticos, pero exponen que el subdiagnóstico aún está presente, en especial, entre mujeres y adultos.

Lo que está claro es que el aspecto que ahora tiene el autismo es muy diferente del que tenía cuando fue descrito por primera vez. En 1943, el psiquiatra infantil Leo Kanner publicó una descripción detallada de once niños, ocho chicos y tres chicas, atendidos por él, diciendo que creía que tenían un trastorno médico único que se manifestaba como una extrema soledad autista. El rasgo característico era su completa incapacidad para relacionarse con normalidad con otros. A estos niños la gente les importaba lo mismo que las estanterías de libros y los archivadores. No se relacionaban mejor con los miembros de su propia familia y con otros niños que con extraños. Los niños eran rígidos y obsesivos y hacían ruidos monótonos y movimientos repetitivos.

La evolución del autismo de Kanner hasta el trastorno del espectro autista de la actualidad comenzó a tomarse más en serio en la década de 1960 con el trabajo de Lorna Wing, psiquiatra y madre de un hijo con autismo. Al examinar a un gran grupo de niños que asistían a los servicios psiquiátricos infantiles de Camberwell, Londres, Wing y sus colegas concluyeron que el autismo era mucho más común de lo que se había sospechado hasta entonces y afectaba a personas con muy distintas aptitudes intelectuales, no solo a quienes tenían graves problemas de aprendizaje. Wing describe una típica tríada de deficiencias que, en su opinión, caracterizan la enfermedad: dificultad con la interacción social, con la comunicación y con la imaginación. Wing no cambió los rasgos diagnósticos fundamentales del autismo, pero sí modificó el grado en que tenían que presentarse los síntomas típicos para cumplir con el diagnóstico, lo cual añadió casos más leves al campo del autismo. También se basó en el trabajo de la década de 1940 de Hans Asperger, que describía una forma de autismo en niños con un coeficiente intelectual normal o alto y un desarrollo lingüístico normal o incluso precoz. Wing creó el concepto de «trastorno del espectro»: en un extremo estaba la versión del autismo de Kanner —representada sobre todo por niños con grandes deficiencias y que a menudo no hablaban— y, en el otro extremo, los niños con dificultades sociales generalmente más leves y, a veces, con habilidades propias de un prodigio.

Como mejor se entiende el aumento del autismo después de aquello es siguiéndolo a través de las distintas ediciones del DSM. En 1980, entró en el DSM-3 como «autismo infantil», cuyas principales características eran las graves distorsiones o carencias en el desarrollo lingüístico, junto con un apego peculiar, a veces rígido, a determinados objetos. Para cumplir con los criterios diagnósticos, las conductas anómalas tenían que presentarse antes de haber cumplido treinta meses. En 1987, con la publicación de la edición revisada del DSM-3, los criterios diagnósticos se modificaron: la necesidad de tener los síntomas antes de cumplir treinta meses fue sustituida por la expresión menos específica de «un comienzo durante la infancia o la primera niñez». Esto convirtió el «autismo infantil» en el «trastorno del autismo», que inmediatamente acogió a niños mayores en el grupo de ese diagnóstico.

A lo largo de los años ochenta y noventa del siglo pasado, se añadieron otras etiquetas para las personas que no cumplían con todos los criterios diagnósticos del autismo. Los términos «autismo atípico» y «trastorno generalizado del desarrollo, no especificado de otro modo» (PDD-NOS) fueron acuñados para describir las dificultades sociales que no podían llamarse autismo porque estaban por debajo del umbral del diagnóstico o porque, de alguna manera, eran inusuales. En 1994, con la publicación del DSM-4, se añadió el síndrome de Asperger como un diagnóstico diferenciado para describir a los niños con un coeficiente intelectual y un desarrollo lingüístico normales o superiores a la media.

El DSM-5, publicado en 2013, modificó de nuevo las reglas del juego. Los síntomas de cada subtipo de autismo, tal y como aparecían descritos en el DSM-4, se solapaban tanto que se producían incoherencias en el modo en que los médicos aplicaban las categorías. También había una división bastante arbitraria de las dificultades autistas típicas entre el déficit en la interacción social y el déficit en la comunicación, cada una de las cuales se manifestaba con unos síntomas muy similares en el niño, lo que contribuía a una mayor complejidad a la hora de hacer el diagnóstico. El DSM-5 tenía por objetivo resolver estos problemas reduciendo el número de síntomas esenciales necesarios para ser incluido en el diagnóstico. Asimismo, combinó los problemas asociados con la comunicación y el déficit en la interacción social metiéndolos en una sola lista de síntomas. Subcategorías como el PDD-NOS y el síndrome de Asperger fueron eliminadas y convertidas en un solo diagnóstico llamado «trastorno del espectro autista» (TEA), que se basaba en el trabajo de Lorna Wing. Dicho trastorno eliminaba el anterior requisito de que se manifestaran los síntomas propios del diagnóstico antes de cumplir los tres años. Todavía requería síntomas claros en el primer período del desarrollo, pero ya no especificaba la edad y, lo más importante, admitía la posibilidad de que esos síntomas pudieran estar enmascarados por estrategias aprendidas. Por último, añadía dificultades en el procesamiento sensorial, como, por ejemplo, una respuesta adversa ante determinados sonidos o texturas, como un rasgo completamente nuevo.

Al acortar la lista de los síntomas, el DSM-5 convertía los criterios diagnósticos del autismo en algo más específico, lo que podría haber reducido el número de personas con autismo.[6] Sin embargo, los otros cambios acogían en el grupo a gente mayor y a quienes presentaban síntomas más leves y atípicos, por lo que el efecto global fue que la categoría aumentó. El DSM-5 hizo también algo que refleja una práctica común en la medicina: creó una nueva categoría de diagnóstico llamada «trastorno de la comunicación social (pragmática)», que incluye a todos los que ahora pueden no cumplir con los nuevos criterios diagnósticos del autismo. Cuando un cambio en la definición de una enfermedad corre el riesgo de privar a alguna persona de un diagnóstico, la solución a menudo consiste en crear una nueva etiqueta que la incluya, para que nadie se quede sin diagnóstico. Los diagnósticos desaparecen con mucha menos frecuencia de lo que aparecen otros nuevos. El DSM-1 tenía 106 diagnósticos y el DSM-5 casi trescientos.

Para el autismo, las consecuencias de estas ocho décadas de cambios graduales han sido impresionantes. Hace cincuenta años, se decía que el trastorno afectaba a 4 de cada 10.000 personas y hoy en día la tasa de prevalencia es de 1 de cada 100. En 2023, en California, 1 de cada 22 niños de ocho años se diagnosticaba como autista, mientras que en Texas se estimaba que 1 de cada 64 personas estaba afectada. Ese mismo año, los índices del diagnóstico en Irlanda del Norte ascendían a 1 de cada 20 niños, frente a 1 de cada 70 en Australia, 1 de cada 134 en Bélgica y 1 de cada 144 en Francia.[7, 8, 9]

También ha habido otros cambios. El autismo se solía considerar un trastorno propio de los chicos. En la década de 1980, la proporción entre chico y chica era de 4:1. Esa proporción es ahora de 3:1 y se va acercando rápidamente a 2:1.[10, 11] Asimismo, se ha producido un continuo repunte de nuevos diagnósticos en adultos; un estudio del Reino Unido muestra un aumento del 150 por ciento entre 2008 y 2016.[12]

Este asombroso aumento en la prevalencia del trastorno es lo que ha llevado a que algunos se preocupen de que ahora el autismo esté siendo significativamente sobrediagnosticado; a esa preocupación está contribuyendo lo difícil que se ha vuelto distinguir a una persona autista de otra no autista. En 1943, el autismo era un trastorno infantil diagnosticado a niños que tenían unos severos problemas de comunicación social. En mi práctica clínica veo a muchas personas con ese nivel de discapacidad autista. La mayoría de ellas no saben comunicarse verbalmente. Requieren asistencia para todas las actividades normales de la vida diaria, como vestirse y bañarse. Casi todos necesitan una supervisión constante que los mantenga a salvo. Esto contrasta con la creciente comunidad autista de hoy en día, que incluye al empresario Elon Musk[13] y al actor Anthony Hopkins.[14]

Y, sin embargo, pese al notable ascenso en los diagnósticos, muchos especialistas del autismo están seguros de que todavía hay un problema de subdiagnóstico, especialmente entre niñas y mujeres. Su argumento es que parte de la sociedad no cree que las mujeres puedan ser autistas, de modo que pasan por alto el diagnóstico al no mirar con la necesaria atención cuando se les presenta una niña o una mujer que pueden cumplir con los criterios diagnósticos. Dicen que en las mujeres los rasgos autistas se manifiestan de una manera ligeramente distinta que en los hombres, lo que significa que las pruebas diagnósticas actuales no las detectan porque dependen demasiado de un fenotipo (rasgos observables) masculino. También les preocupa que el autismo siga pasando desapercibido porque ven que a las mujeres se les da especialmente bien enmascarar o disimular los rasgos típicos. En otras palabras, algunas personas fingen tan bien ser «normales» que sus profesores, sus padres y sus diagnosticadores no son capaces de advertir su simulación.

Algunos de estos argumentos que sostienen que el autismo está subdiagnosticado tienen fallos conceptuales. Veamos la teoría de que las mujeres están subdiagnosticadas porque sus rasgos autistas son demasiado sutiles como para ser percibidos. Los rasgos autistas existen en un *continuum*, lo que quiere decir que todos tenemos algunos, pero en pequeñas cantidades no causan déficits y, por lo tanto, no indican diagnóstico de autismo.[15] Muchos somos socialmente torpes, nos quedamos fácilmente con la vista fija en algo, malinterpretamos los motivos del otro o nos cuesta mantener conversaciones fluidas. Solo cuando estos aspectos de nuestra personalidad están presentes con la suficiente gravedad como para causar déficits y existen en combinación con otros síntomas típicos cuentan como autismo. Merece la pena preguntarse que, si hace falta un minucioso escrutinio para detectar los síntomas sutiles, ¿acaso no es un riesgo poner demasiado énfasis en dificultades sociales que están por debajo del umbral de los requisitos necesarios para cumplir con el diagnóstico? ¿Es la deficiencia lo suficientemente significativa como para que se refleje en un diagnóstico, si se requiere ese minucioso escrutinio para notar las dificultades que tiene una persona?

Otro argumento que sostiene que el autismo está subdiagnosticado apunta a la teoría de que las chicas pasan desapercibidas porque tienen un fenotipo (una serie de características que, en este caso, indican autismo) *distinto* del de los chicos. Resulta razonable suponer que algunas manifestaciones del autismo serán, como mínimo, un poco diferentes en las chicas. Por ejemplo, los intereses obsesivos clásicos de los chicos con autismo son los trenes y los motores. El interés obsesivo de una chica puede ser distinto; los expertos en este campo ponen el ejemplo de los caballos y los famosos.[16] Un evaluador que se centre demasiado en los típicos intereses autistas masculinos puede fácilmente ignorar el interés patológicamente obsesivo de una chica haciéndole las preguntas equivocadas. Como se suele presionar más a las niñas para que se muestren sociales, el autismo puede ser más difícil de detectar en ellas. Una chica a la que han animado a hacer amistades puede cambiar de un grupo a otro sin que nadie note que no tiene amigos auténticos y duraderos.

Aquí el problema reside en que algunos aspectos de lo que ha llegado a conocerse como «autismo femenino» coinciden con el fenotipo original, pero otros no. Que una chica autista tenga interés obsesivo por un chico todavía encaja con la descripción del trastorno del DSM existente, porque no es el concreto objeto de interés lo que lo convierte en parte del fenotipo, sino la intensidad de su obsesión. En cambio, decir que una chica autista socializa más que un chico autista porque a las chicas siempre se las ha animado a ser más sociales no concuerda con el fenotipo original. Eso supondría describir a una persona autista como alguien que tiene una fuerte preferencia por la soledad. Muchas enfermedades y patologías se presentan de manera diferente en hombres y mujeres, razón por la que se deben someter a escrutinio los criterios diagnósticos del autismo. Sin embargo, los cambios que se hacen en la descripción fundamental de lo que es el autismo han de ser puestos en entredicho. Si un trastorno es enteramente definido por un fenotipo de la conducta y las chicas tienen un fenotipo completamente distinto, ¿se puede realmente decir que tienen este trastorno?

También es importante poner en tela de juicio la frecuente afirmación de que en realidad no sabemos cómo es el autismo en las chicas porque tradicionalmente se ha considerado trastorno masculino. La descripción original del autismo de Kanner exponía las historias de once niños, tres de los cuales eran niñas: Vivian, Elaine y Virginia. Las conductas de estas eran muy parecidas a las de los ocho chicos descritos por Kanner. Así pues, siempre han existido ejemplos de autismo femenino y solo recientemente ha habido una tendencia a crear un nuevo fenotipo que permita un diagnóstico para las personas que no encajen en esa descripción.[17]

Incorporar el disimulo, el fingimiento o el enmascaramiento en el diagnóstico también se enfrenta a dificultades conceptuales. Nadie nace conociendo las normas sociales. A los niños hay que enseñarles cómo deben comportarse dentro de unos límites socialmente aceptables. Entonces, ¿cómo podemos distinguir entre esto y el disimulo, el fingimiento o el enmascaramiento en que en esencia consiste el aprendizaje de las reglas sociales y su empleo para integrarse en esta sociedad? La diferencia antes estribaba en la cantidad de esfuerzo requerido para ser «normal». Una persona autista de alto funcionamiento puede ser capaz de disimular o fingir durante un breve período, pero, como eso le supone un gran esfuerzo, no puede mantenerlo mucho tiempo. La máscara caerá inevitablemente para revelar los típicos rasgos autistas. Sin embargo, como los límites de lo que significa tener autismo han cambiado, los evaluadores que hacen el diagnóstico ya no necesitan que la máscara caiga. Una persona puede parecer muy capacitada socialmente, pero, para elaborar un diagnóstico, a los evaluadores les basta con describir un gran esfuerzo para mantener esa fachada. La teoría del enmascaramiento nos viene a decir que demos por hecho que hay autismo aunque no se pueda ver.

Aunque yo crea que hay puntos débiles en quienes sostienen que el autismo está, en realidad solo son una continuación de lo que ha estado sucediendo con el diagnóstico de autismo, y con todos los diagnósticos de DSM, desde que comenzó a publicarse esta enciclopedia. Los criterios diagnósticos del autismo han sido constantemente revisados durante ochenta años y su más reciente evolución ha consistido en cambiar el fenotipo para recoger las manifestaciones atípicas de las mujeres o los casos más leves. Pero el *diagnosis creep* o «fluencia diagnóstica», la gradual expansión de los criterios diagnósticos, tiene que detenerse en algún momento. Ha de haber un punto en el que una persona que no tiene justo esos síntomas ni esas conductas o que no tiene suficientes, simplemente no reciba ese diagnóstico. Pero ¿cómo sabemos cuándo se ha alcanzado ese punto? En mi opinión, la respuesta debería ser así de sencilla: cuando no hay pruebas de que el diagnóstico esté beneficiando a las personas que están siendo diagnosticadas o cuando el diagnóstico les esté causando más daño que beneficio.

El propósito que tiene diagnosticar el autismo es prestar apoyo a la gente para ayudarla a funcionar en sociedad. Normalmente, la medicación solo se utiliza para quienes tienen problemas de conducta apreciables derivados de su autismo severo. Para quienes están levemente afectados, el tratamiento, en caso de ser necesario, consiste en ajustes sociales y educativos y en intervenciones psicológicas y conductuales. Como este tipo de apoyo nos podría ayudar a todos nosotros, tengamos o no autismo, no es necesario preocuparse por el sobrediagnóstico. Solo que ningún diagnóstico, ni siquiera aquel que no conlleve medicación ni desagradables intervenciones, carece de riesgos. Cuando el concepto de diagnóstico se expande, se puede perjudicar tanto a los individuos como al grupo. El diagnóstico podría incapacitar a los individuos por el efecto que causa la etiqueta, mientras que la sobreinclusión podría hacer del diagnóstico algo tan amplio que perdiera toda su potencia para pronosticar y acertar con tratamiento más idóneo para el grupo.

Una persona con un autismo severo o moderado sale ganando mucho con el tratamiento: dado su grado de discapacidad y su inequívoca necesidad de ayuda, el diagnóstico solo le provoca daños mínimos. Son las personas levemente afectadas quienes menos se benefician y quienes son más vulnerables a sufrir daños. El problema que ha de afrontar este grupo es que ha habido mucho entusiasmo por realizar más diagnósticos de autismo, pero no se han examinado demasiado los daños potenciales. Un estudio de 2020 examinó 150 proyectos de intervención temprana en el autismo para determinar si habían considerado o no tanto los beneficios como los daños potenciales de la misma. Los daños podían ser sufrimientos físicos o psicológicos. Todos los estudios evaluaban la eficacia de varias intervenciones en la conducta. No eran ensayos con fármacos. De los 150 proyectos examinados, 139 no habían medido los daños.[18] Cuando algunos individuos se retiraron de los ensayos, los responsables de esos proyectos ni siquiera indagaron por qué motivos esos niños habían abandonado. Ni siquiera aquellos que se retiraron por razones que podrían calificarse de sucesos adversos relacionados con la intervención fueron registrados como daños. Los investigadores parecen tener el convencimiento de que sus intervenciones eran siempre la mejor solución posible o, como mínimo, neutral, que muy pocos sintieron la necesidad de buscar los inconvenientes de las mismas.

Los potenciales efectos negativos de un diagnóstico son de diversa índole. El estigma del autismo ha sido asociado con una baja autoestima en los niños. La autodeterminación, la capacidad de tomar decisiones y tener el control de tu propia vida, puede verse mermada por un diagnóstico de autismo.[19, 20] A las personas con autismo ese estigma no les abrirá muchas puertas. Por ejemplo, un estudio turco señalaba que por los prejuicios, la consciencia de esos niños de ser diferentes y el tiempo que han podido pasar en centros especiales, tenían menos probabilidades de que contaran con ellos en los equipos deportivos.[21] El impacto del proceso de evaluación, la medicalización y el estrés de los padres ejercen un efecto inconmensurable. El diagnóstico puede terminar convirtiéndose en una profecía autocumplida, pues algunos de esos niños posiblemente se tomen el diagnóstico como una advertencia de que no pueden hacer ciertas cosas y ni siquiera intentarán hacerlas.[22] ¿Y por qué habrían de intentarlo, si tienen un problema neuroevolutivo presentado como un hecho científico inmutable? Eric Fombonne, un psiquiatra infantil muy interesado en el autismo, se ha mostrado preocupado por el posible sobrediagnóstico del autismo y ha expresado así su opinión: «Tener un diagnóstico de TEA (trastorno del espectro autista) puede limitar indebidamente la variedad de las experiencias sociales y educativas de un individuo y tener efectos duraderos en la formación de su identidad».[23]

Un diagnóstico de autismo puede también ocultar dificultades psicosociales que necesitan ser atendidas. Cuando a los niños que son objeto de acoso escolar, que tienen trastornos alimentarios, que han padecido abusos, que se autolesionan o que han intentado suicidarse se les explican estas experiencias a través de la lente del autismo, se corre el riesgo de culpar a su personalidad y a su vulnerabilidad de algo que está fuera de su control y no tiene arreglo. Un diagnóstico que atribuye todos los problemas psicosociales a las conexiones defectuosas del cerebro de un niño hace que nos dejemos de preguntar ¿qué hay en la vida de ese niño que le hace sentirse tan mal?

Existen pruebas de que una intervención temprana, especialmente en edad preescolar, puede ayudar a los niños a desarrollarse socialmente, pero en los adultos no está del todo demostrada la ausencia de daños ni tampoco los beneficios que pueda tener el diagnóstico. De la observación de casos concretos, cabe afirmar que muchos adultos informan de una mejor aceptación de uno mismo cuando se enteran de que tienen autismo, pero no hay pruebas de que de ello resulten ventajas más tangibles, como, por ejemplo, una mayor facilidad para progresar en la vida, tener mejores relaciones, lograr el éxito en el trabajo o alcanzar otros objetivos. El afán por reconocer el autismo leve en los adultos se ha producido antes de que nadie haya sopesado una solución intermedia entre sentirse reconocido y el potencial impacto de las percepciones negativas. La gente con autismo puede ser percibida como menos capacitada, por ellos mismos o por los demás, lo cual puede reducir sus posibilidades en lugar de ampliarlas. La decisión de contar a mucha gente que su cerebro es diferente o neuroevolutivamente anómalo se ha tomado antes de que se haya determinado qué ocurre con la motivación de una persona cuando le cuentan algo así.

El sobrediagnóstico no es un diagnóstico erróneo. Es muy difícil detectar el sobrediagnóstico a nivel individual porque casi todas las personas se sienten aliviadas al recibir un diagnóstico que explique los síntomas o las dificultades que tiene en su vida. El sobrediagnóstico ha de ser evaluado a nivel poblacional. Eso se puede detectar cuando un número cada vez mayor de personas tiene un diagnóstico, pero a largo plazo no se benefician de la mejora en las medidas sanitarias que le correspondería a dicha población. La teoría es que a una persona a la que hayan diagnosticado a tiempo de autismo leve recibirá un apoyo que la ayudará a progresar. El índice de diagnósticos de autismo no ha dejado de aumentar en los últimos treinta años, tiempo suficiente para poder haber visto el beneficio de esos diagnósticos..., pero cuesta muchísimo encontrar alguno.

En Estados Unidos, el CDC muestra en los niños unos índices de depresión y ansiedad que se han incrementado del 5,4 por ciento en 2003 al 8,4 por ciento en 2012.[24] En el Reino Unido, la población que se ha autolesionado alguna vez ha aumentado del 2,4 por ciento en 2000 al 6,4 por ciento en 2014. Los trastornos alimentarios en las adolescentes han ascendido del 0,9 por ciento en 2017 al 4,3 por ciento en 2023. A pesar de las adaptaciones curriculares, los índices de abandono escolar en el Reino Unido, Australia y muchos países europeos no tienen precedentes. Los problemas relacionados con la salud mental están aumentando tanto en niños como en adultos de todas las edades. En el Reino Unido hay cada vez más personas que están de baja laboral por enfermedad y más del 50 por ciento de esas personas tienen un problema de salud mental.[25] Una tercera parte de la población con edades comprendidas entre los dieciséis y los treinta y cuatro años de baja laboral por enfermedad en el Reino Unido aduce depresión y ansiedad como motivo de la baja.

Por supuesto, hay otros muchos factores que afectan a la salud mental, pero si el creciente número de niños con un diagnóstico de autismo fue solo una corrección de un problema de subdiagnóstico, a estas alturas cabría esperar alguna mejoría en la salud mental o en el funcionamiento social de algún grupo, pero lo cierto es que ocurre lo contrario. Hay más personas con autismo y, también, más personas con otras enfermedades relacionadas con la salud mental. En el Reino Unido, uno de cada cinco niños tiene un trastorno de la salud mental y esa cifra está aumentando gradualmente.[26]

Al escribir este libro, hablé con una psicóloga que se dedica a diagnosticar el autismo y a desarrollar nuevos fenotipos que permitan hacer más diagnósticos a las mujeres. Le pregunté por la posibilidad del sobrediagnóstico y me contestó: «Estamos diagnosticando a la gente para ayudarla en la vida. Así es como aceptamos la necesidad de un diagnóstico».

Un diagnóstico puede ser bienintencionado y puede proporcionar una sensación de alivio, pero eso no justifica el sobrediagnóstico si los daños nunca han sido debidamente considerados y los resultados a largo plazo no han sido suficientemente examinados. El autismo es un diagnóstico deseado o bien aceptado por personas que sufren dificultades y necesitan ayuda, eso es cierto. A falta de otros recursos de atención, un diagnóstico puede proporcionársela. Si eso ayuda a que esas personas progresen en la vida o les brinda un alivio duradero, el diagnóstico merecerá la pena, pero no hay pruebas de que las ayude ni de que el sentimiento de reconocimiento sea significativo. Que las personas sufren dificultades es real, pero medicalizarlas quizá no sea la solución.

—Lo que quieren los autistas es un enfoque positivo del diagnóstico —me aseguró Miles—. Que nos pregunten qué sabemos hacer, no qué no sabemos hacer. Las pruebas médicas son demasiado negativas. Dejan a los autistas con la sensación de haber sido juzgados y menospreciados.

Miles tiene ahora sesenta años y le diagnosticaron autismo cuando cumplió los cincuenta y cinco. Empleado de banca jubilado, está casado y tiene tres hijos adultos. Dos de ellos, una hija y un hijo, fueron diagnosticados de autismo cuando cumplieron los treinta. Su hijo fue quien animó a Miles a someterse a una evaluación. Las relaciones de Miles eran bastante conflictivas y su trayectoria profesional en la banca había sido bastante accidentada. Tres años era el tiempo máximo que había aguantado trabajando en cada banco. Solían despedirle después de haber discutido con compañeros o con clientes. A Miles nunca le ascendieron y sus objetivos profesionales jamás alcanzaron sus expectativas. Por todas esas razones, Miles decidió someterse a una evaluación online cuyo resultado pareció confirmar las sospechas de su hijo. A continuación, acudió a un psiquiatra del sector privado y este profesional determinó que Miles no tenía autismo. Decepcionado, buscó una segunda opinión. El siguiente profesional, psicólogo, coincidió con él: Miles era autista.

Con la confirmación del diagnóstico, Miles contempló toda su vida bajo una luz diferente. Se dio cuenta de que, por ser solitario por naturaleza, no podía trabajar en equipo ni tolerar un ambiente ruidoso, razón por la que había estado siempre condenado a fracasar en la banca. Poco después, aceptó la indemnización por despido. Hoy en día, aparte de algún trabajo ocasional de consultoría, que hace desde casa, pasa la mayor parte del tiempo cuidando de su jardín.

Al principio de nuestra conversación, le pregunté a Miles cómo quería que me refiriera a su diagnóstico.

—No lo llames trastorno —me dijo.

Le advertí de que, aunque no me referiría a él como persona con un trastorno, utilizaría con mucha frecuencia el término «trastorno del espectro del autismo» por ser esta la terminología oficial del DSM.

—¿Y por qué aparece siquiera la palabra en el DSM? —me preguntó Miles—. Ese es otro error. No es un problema de salud mental.

Miles rechaza casi todo lo que recoge el DSM sobre el autismo. No acepta la etiqueta oficial de «trastorno del espectro autista» porque tanto la palabra «espectro» como la palabra «trastorno» las considera peyorativas. Para él el autismo es una diferencia. Si bien no reconoce el autismo como una discapacidad, sí reconoció haber usado el autismo como base para el cálculo de su jubilación anticipada por motivos médicos. Muchas personas comparten los puntos de vista de Miles. Hasta la Asociación Nacional Autista del Reino Unido ha sustituido la palabra «trastorno» por «afección» —en inglés, *condition*— en su página web.

—¿Aceptarías que algunas personas con autismo están mucho más limitadas que otras y que para ellas el concepto de un diagnóstico positivo no funciona tan bien? —le pregunté. Tenía en mente a mis propios pacientes, la mayor parte de los cuales están demasiado incapacitados por el autismo como para vivir de manera independiente.

—No, no lo aceptaría —dijo Miles—. ¿Quién dice que esa gente tenga déficits en la capacidad de aprendizaje? ¿Tú? Los autistas han sido siempre subestimados. Que alguien no hable no significa que no sea inteligente.

Le pregunté a Miles cómo había sido el recorrido que había hecho hasta recibir ese diagnóstico. Me describió una valoración que le hicieron durante noventa minutos. Asistió solo. En esa evaluación describió las dificultades que había tenido como adulto y también en la infancia. Les contó que era un niño insociable. Solía rezar para que lloviera para no tener que jugar en el patio a la hora de comer. Odiaba el colegio y lo consideraba un lugar solitario.

—¿Por qué crees que el diagnóstico de autismo tardó tanto en salir a la luz? —le pregunté.

—Se me da muy bien disimular. Llevo años fingiendo que soy neurotípico.

Miles me contó que nunca se había desenmascarado en público. Solo lo hace en la seguridad de su casa.

—¿Cuáles considerarías que son tus principales características autistas?

—Me temo que quieras saber qué hay de malo en mí —dijo, suspirando de hastío ante la previsibilidad de mi pregunta—. Justo de eso estamos hartos muchos autistas. El autismo no son solo unos rasgos negativos. Algunas de las personas más inteligentes y talentosas que conozco son autistas.

Por supuesto, tenía razón. Ser autista no significa que una persona no pueda ser inteligente, creativa y habilidosa, y también acertó al decir que yo todavía estaba tratando de comprender qué había de malo en él. Mi pregunta tenía por objetivo sonsacar algo de la deficiencia o discapacidad que describe el autismo como un problema médico.

—Los autistas no quieren que los arreglen —me corrigió Miles—. A los neurotípicos les encanta creer que los autistas son el problema, cuando en realidad nuestro verdadero problema es el afán que tenéis por hacernos encajar en vuestro mundo.

Miles es uno de la larga y creciente lista de autistas que no se muestran de acuerdo con un enfoque del diagnóstico basado en las carencias de la profesión médica y prefieren que ese planteamiento se centre más en lo que tiene de especial una persona autista. Defienden que hay que animar a los autistas a que se comporten con arreglo a su identidad más autista. Para quienes sostienen este punto de vista, el concepto de tratamiento es ofensivo. Proponer que una persona con autismo suprima todos sus rasgos autistas sería como proponer una terapia de reorientación sexual para los homosexuales.

Parece que hay una creciente percepción pública de que, si hoy en día hay tantas personas con autismo, es porque resulta fácil obtener un diagnóstico de autismo, pero, en realidad, pese a la falta de marcadores biológicos, el proceso del diagnóstico, si se hace como es debido, es muy sólido y minucioso. En casi todas las partes del mundo, un diagnóstico oficial de autismo se hace a partir de los resultados de dos entrevistas semiestructuradas: la Escala de Observación para el Diagnóstico del Autismo (ADOS, Autism Diagnostic Observation Schedule) y la Entrevista para el Diagnóstico del Autismo – Revisada (ADI-R, Autism Diagnostic Interview-Revised). La ADOS, herramienta del diagnóstico, evalúa las dificultades en la comunicación y en la conducta y, por su parte, la ADI-R se centra en el desarrollo temprano, prestando especial atención al período comprendido entre los cuatro y los cinco años. Lo ideal es que cada entrevista la haga un especialista diferente y que dure varias horas. Deben tenerse en cuenta numerosas fuentes de información, entre ellas, las observaciones de la persona que está siendo evaluada en diferentes entornos y, en el caso de los niños, sus profesores deben corroborar las pruebas. En principio, la evaluación debe grabarse en vídeo para que pueda ser revisada por un equipo multidisciplinario de distintos especialistas a fin de alcanzar un diagnóstico consensuado, pero, en cualquier caso, un diagnóstico ha de realizarlo más de un único profesional clínico.

A semejanza de las pruebas para diagnosticar la enfermedad de Lyme, la ADOS y la ADIR-R presentan muchas limitaciones. Nunca se puede evaluar el autismo en pleno período de crisis en la vida de una persona y menos aún si ha cometido varios intentos de suicidio. Como las herramientas para el diagnóstico no proporcionan un diagnóstico por sí solas, se debe contar con más datos. Como ocurre con la enfermedad de Lyme y con casi todas las patologías, se requiere un contexto clínico: la historia clínica del paciente. Una persona puede tener dificultades de comunicación por distintas razones, como una dificultad de aprendizaje o un trastorno por ansiedad, de modo que el evaluador ha de tener mucha experiencia para reconocer otras causas de los problemas de comunicación no relacionadas con el autismo.

Ciertos aspectos de la evaluación suponen un gran desafío para quien debe diagnosticar. Resulta complicado determinar si un adulto tuvo problemas en su desarrollo temprano. No hay un colegio que corrobore su historia clínica. Los adultos que asisten sin sus padres pueden dejar al evaluador sin poder cumplir con este requisito esencial para el diagnóstico. La deficiencia o incapacidad, también esencial para el diagnóstico, puede asimismo ser difícil de cuantificar. El DSM no define qué cuenta como deficiencia en el extremo leve del espectro.

Un gran especialista en diagnósticos me dijo lo siguiente:

—No hay una respuesta clara porque lo que es incapacitante para una persona puede no serlo para otra. Si una persona te cuenta que le cuesta soportar las luces del supermercado, le pregunto si aun así puede entrar en él. Si puede entrar pero después se siente tan exhausto que tiene que meterse en la cama, se trata de una deficiencia o incapacidad. Poder pueden hacerlo, pero les pasa factura. Es posible que ni siquiera su propia familia se dé cuenta de ese tipo de incapacidad, porque quienes la padecen se retiran y necesitan un rato para recuperarse.

Queda enteramente a discreción de quien evalúa decidir si el cansancio que siente esa persona al salir del supermercado, desapercibido para su familia, constituye una deficiencia. Uno puede decidir que sí y otro puede decidir que no. La subjetividad de esta medición deja la puerta abierta de par en par a muchísimas prácticas clínicas diferentes.

El concepto de simulación, fingimiento o enmascaramiento también ha menoscabado el efecto de las herramientas diagnósticas. Si la evaluación de una persona no cumple con la puntuación necesaria para diagnosticar autismo, puede invalidar la misma por la descripción de su experiencia subjetiva, diciendo, por ejemplo, que sus rasgos autistas están enmascarados. Y eso significa que una persona puede obtener un diagnóstico de autismo aunque, durante la evaluación, haya mostrado unas mínimas conductas autistas típicas. El enmascaramiento permite a las personas obtener un diagnóstico de autismo aunque la ADI-R y la ADOS no lo hayan detectado.

También hay incertidumbre sobre la fiabilidad de estas herramientas diagnósticas en diferentes edades y distintos grupos étnicos. Las pruebas se desarrollaron con arreglo a las muestras de validación de las que se disponía. Estas muestras se obtuvieron de grupos de personas diagnosticadas con un autismo completamente típico por un grupo de especialistas y, en su momento, vinieron muy bien para empezar a comprobar la precisión de las pruebas. Pero la mayor parte de las personas que formaban parte de esos grupos de validación eran blancas y su primera lengua era el inglés. No existe ninguna evidencia que demuestre que esas pruebas son igualmente aplicables a adultos mayores que a personas de minorías étnicas, a no angloparlantes, con discapacidades físicas ni a aquellas con trastornos mentales graves. Y, aun así, se aplican.

Hablando con un especialista en el diagnóstico del autismo, me quedé impresionada por el nivel de minuciosidad y por la cantidad de profesionales implicados en la obtención de un diagnóstico. Pero esa misma complejidad supone también un problema tanto para la calidad del diagnóstico como para la ciencia del autismo. La presión que sufren los sistemas de salud para hacer más diagnósticos, y más aprisa, seguramente esté contribuyendo al sobrediagnóstico y al diagnóstico erróneo del autismo. Los especialistas en este diagnóstico no siempre disponen de tiempo suficiente o recursos económicos para mantener el nivel de las pruebas que requieren las herramientas diagnósticas. Actualmente, hay 1,2 millones de personas esperando a ser evaluadas en Inglaterra[27] y el tiempo de espera medio es de un año. Así, con esos plazos, cuesta muchísimo continuar realizando esas exhaustivas y necesarias evaluaciones que requieren la participación de tantos profesionales. En Estados Unidos, con el fin de facilitar un acceso general a las evaluaciones, algunos equipos de profesionales que trabajan en centros especializados en autismo han recibido solicitudes para formar a profesionales del ámbito educativo y a médicos de atención primaria para aplicar la ADOS. En Oregón, un niño puede ser ya diagnosticado en el colegio sin una evaluación médica. Pero el objetivo de la ADOS solo era complementar un diagnóstico *clínico*. Los maestros y los profesores pueden estar increíblemente bien informados acerca de los niños, de su desarrollo y su educación, pero no son especialistas en diagnósticos. Ni de lejos poseen los amplios conocimientos en psicología necesarios para detectar otros trastornos médicos que pueden ser fácilmente confundidos con el autismo.

Las consecuencias de la presión que se ejerce sobre los especialistas en diagnósticos ya se están dejando sentir. Un proyecto de investigación estadounidense de 2022 reunió a unos niños con un diagnóstico de autismo que les habían hecho en sus propias poblaciones. El objetivo del proyecto era reevaluar a todos esos niños siguiendo los criterios propios de la investigación para confirmar el diagnóstico de autismo. De todos los niños examinados, el 47 por ciento no cumplía con dichos criterios, lo que indicaba que habían sido sobrediagnosticados o erróneamente diagnosticados en sus anteriores evaluaciones.[28] Un reciente estudio del Reino Unido encontró que el índice de diagnósticos variaba muchísimo entre los distintos centros de evaluación del autismo, pues unos hacían un diagnóstico de autismo a un 85 por ciento de los clientes y otros solo al 35 por ciento.[29] Esto solo puede significar que, por muy sólidas que puedan ser las herramientas diagnósticas cuando se usan correctamente, no las emplean de la misma manera todos los facultativos.

La reflexión de Allen Frances, catedrático jubilado de psiquiatría, que presidió el grupo de trabajo que desarrolló los criterios para el autismo en el DSM-4, da mucho que pensar. Frances ha expresado abiertamente su arrepentimiento por el papel que desempeñó al hacer el diagnóstico tan inclusivo y ha puesto en duda la calidad de las pruebas.

—Como el diagnóstico de autismo es tan relevante y se suele hacer de manera bastante descuidada, siempre que sea posible, los padres y los pacientes adultos deberían obtener una segunda opinión —advertía antes de mostrar su preocupación por los efectos negativos del sobrediagnóstico—: Un diagnóstico poco preciso puede estigmatizar, causar desesperación, limitar las expectativas y orientar erróneamente el tratamiento.[30]

Los diferentes enfoques de las evaluaciones también están repercutiendo en las normas de la investigación. Los investigadores que quieren reunir a personas con autismo para hacer diversos estudios sobre el trastorno no siempre disponen del presupuesto ni del tiempo necesarios para llevar a cabo una evaluación larga, costosa y formal que ratifique el diagnóstico de quienes son objeto de su estudio. Por esa razón, algunos han empezado a aplicar cuestionarios básicos de detección para seleccionar a las personas que examinarán y a incitar a participar en su investigación a pacientes autodiagnosticados. Se supone que las herramientas básicas de detección solo sirven para reducir una gran población a una más pequeña, que después será sometida a unas pruebas más rigurosas. Dichas herramientas básicas tienen un índice de falsos positivos muy elevado. Y, en cuanto al autodiagnóstico, muchas personas sintetizan el autismo a unos pocos rasgos, como la dificultad para hacer amistades, la ansiedad social o la intolerancia al ruido, sin comprender la complejidad del diagnóstico clínico y todo cuanto el mismo requiere. Invitar a una investigación a personas autodiagnosticadas es contrario a los principios científicos y arrojará unos resultados muy imprecisos que serán imposibles de interpretar.

Asimismo, la presión que se ejerce sobre psicólogos, médicos, profesores y padres para que los niños con dificultades tengan una etiqueta médica contribuye al sobrediagnóstico y al diagnóstico erróneo. Los padres se preocupan por sus hijos y creen que así los ayudan. Para muchas familias, un diagnóstico médico es la única forma de acceder a una ayuda adicional tanto médica como económica, así como a adaptaciones curriculares en el colegio. Los seguros privados estadounidenses se han comprometido a cubrir terapias conductistas para el autismo, lo que supondrá que las familias ahorren decenas de miles de dólares al año, pero solo con un diagnóstico oficial. Para los colegios, un diagnóstico a veces puede justificar una mayor dotación de personal y más tiempo para que el niño haga los exámenes. Ayudar a un niño a obtener mejores resultados es bueno para el niño y da una buena imagen del colegio. Tanto es así que a algunos padres les ha costado resistirse al diagnóstico, cuando habrían preferido que ayudaran a su hijo sin necesidad de etiqueta. Al investigar para este libro, he conocido a algunos padres que se han sentido tan presionados para que su hijo fuera evaluado como autista que les ha costado muchísimo resistirse.

También cuesta mucho ignorar el elemento de contagio social que conduce al sobrediagnóstico y que está cambiando el significado de lo que supone tener autismo. Las redes sociales están a rebosar de personas que celebran un diagnóstico de autismo y, al no presentar realmente muchas de ellas este trastorno, dan una idea distorsionada de lo que supone el diagnóstico. Un estudio realizado en 2023 halló que #Autism ha atraído 11,5 miles de millones de visitas en TikTok, pero, de los 133 vídeos más vistos, solo el 27 por ciento contenía información precisa.[31] Los medios convencionales más respetados también son culpables de haber idealizado en cierta medida el trastorno al haberlo presentado como algo que hace que una persona sea especial, en lugar de haberlo mostrado como un trastorno del desarrollo que provoca incapacidad.[32] A pesar de no haber hecho ninguna declaración al respecto, a muchas personas triunfadoras con carreras y vidas envidiables les están atribuyendo de manera arbitraria este diagnóstico; entre ellas, figuran el filántropo Bill Gates[33] y el director de cine Tim Burton.[34] También han sido así diagnosticados personajes fallecidos como Miguel Ángel, Charles Darwin, James Joyce y Albert

Einstein.[35] Los famosos hacen audaces afirmaciones sobre los trastornos neuroevolutivos sin entender mucho de ellos. En 2018, el cantante Robbie Williams le dijo a un periódico: «Hay algo que me falta, tengo grandes puntos ciegos. Tal vez Asperger o autismo. No sé en qué espectro estaré, pero en alguno estoy».[36] Hoy en día, la gente comenta de manera desenfadada las leves torpezas sociales de algunas personas a las que sitúan sin más en el espectro.

Uta Frith es catedrática jubilada de desarrollo cognitivo y una respetadísima pionera en la investigación del autismo, cuyo trabajo sigue teniendo mucha repercusión en este campo. Sostiene que esta difuminación de los límites entre quienes tienen autismo y el resto de la población podría enturbiar todo intento de comprender la enfermedad. Como las personas con autismo han pasado de ser una población estrictamente definida y homogénea a una población inclusiva y heterogénea, a los investigadores cada vez les resultará más difícil determinar por qué se produce el autismo y cómo ayudar a los afectados. En palabras de Frith, «el diagnóstico de autismo se ha estirado tanto que ya ha sobrepasado su propósito. Si el propósito de un diagnóstico es predecir cuáles son las necesidades de un individuo, hoy en día eso ya no es posible». De este modo, si quienes tienen rasgos autistas pronunciados o incluso no hablan y poseen un autismo severo se estudian junto con aquellas personas cuyos síntomas son tan mínimos que no han sido percibidos hasta ser adultos, es menos probable que este grupo tenga suficientes síntomas en común como para intentar detectar una sola causa o encontrar un tratamiento que funcione para todos. Frith ha advertido lo siguiente: «Los investigadores tienen que hacer un verdadero esfuerzo para saber cómo desentrañar las afecciones subyacentes en todos los individuos que actualmente están etiquetados como autistas. Sin ese esfuerzo, la investigación sobre las causas del autismo no tendrá ningún sentido».[37] Tampoco ayuda que haya una considerable presión social por parte de algunas personas con autismo leve para prescindir de términos como «autismo severo» y presionar a los científicos para que consideren a todas las personas con autismo como un único grupo. Esto limita el margen de actuación de los científicos para formar subgrupos de personas con autismo más similares, con el fin de mejorar las probabilidades de encontrar una coincidencia entre ellas.

La presión social configuró el debate que se abrió en torno al covid persistente y, posiblemente, esa misma presión perjudicó su investigación, y tal vez esté ocurriendo lo mismo en la investigación del autismo. En 2021, el investigador del autismo Simon Baron-Cohen lanzó un estudio genético llamado Spectrum 10K, cuyo objetivo era buscar posibles causas genéticas del autismo. El estudio prometía ser el más importante de este tipo en el ámbito del autismo. Sin embargo, a las pocas semanas, quedó paralizado como consecuencia de la presión pública.[38] Los autistas expresaron su preocupación por haberse hecho sin consultárselo a la población autista. A quienes emprendieron esa campaña les preocupaba que el estudio amenazara la intimidad de las personas y que pudiera ser el inicio de un programa de eugenesia. Como veremos en capítulos posteriores, los estudios de genética poblacional son muy comunes y muchos de ellos producen resultados sumamente útiles que sin duda benefician a los pacientes..., pero, como veremos más adelante, también conllevan problemas. El estudio de Baron-Cohen es el único al que le han puesto ese reparo. Las objeciones no procedían de individuos con un autismo severo ni de sus familias, sino del grupo de autistas leves o enmascarados, muchos de los cuales, como Miles, también se oponen al uso del término «severo».

A mí personalmente me preocupa muchísimo la tendencia al sobrediagnóstico de autismo, cuyas consecuencias ya están sufriendo los niños autistas que se ajustan a la descripción de Kanner y los adultos con autismo severo a los que yo trato. Estas personas con discapacidad severa no podrían vivir en este mundo sin ayuda. Y ahora hacen cola para obtener recursos junto a otras personas que tienen muchas menos dificultades. Mis pacientes con autismo severo no están representados en TikTok, donde hay personas que celebran el gran alivio que han sentido al ser diagnosticados y reclaman un diagnóstico positivo y piden que se eliminen del lenguaje del autismo palabras como «espectro», «trastorno» y «deficiencia». Los más necesitados se están volviendo invisibles.

—Al echar la vista atrás, veo que era obvio —dijo Agatha—. No sé cómo no nos dimos cuenta. —Me estaba hablando de su hijo, Elijah, que ahora tiene veinte años—. Cuando cumplió un año, no hablaba. Batía continuamente las manos. Era tranquilo y recuerdo haber pensado en lo afortunados que éramos por haber tenido un niño tan bueno. Cuando creció un poco, solo veía *Peter Pan 2* y se quedaba sentado y mirando la película horas y horas. Y daba saltos diciendo «eee, eee, eee» una y otra vez... y pensábamos que era una monada de niño.

Elijah tiene una hermana mayor con autismo de alto funcionamiento, pero a pesar de estar viviendo esa experiencia en la familia, los padres de Elijah no detectaron las primeras señales. Al ver que Elijah no hablaba, Agatha se decía a sí misma que los niños aprenden a hablar más tarde que las niñas. Además, Elijah era cariñoso y adorable.

—No era solitario, que es uno de esos tópicos acerca del autismo —dijo Agatha—. Su abuela decía que costaba estrechar vínculos con él, pero a mí no me lo parecía porque le quería tanto... Creo que no me fijé en las señales porque en realidad no quería saberlo.

Cuando Elijah cumplió dos años, seguía sin hablar. Sus padres lo llevaron a un psicólogo clínico y lo primero que les preguntó fue si señalaba lo que quería. No lo hacía. Agatha se enteró de que señalar era un gesto imaginativo y no señalar era una señal temprana de autismo. Sus otras conductas también encajaban con ese diagnóstico. Elijah insistía en alinear sus juguetes, lo que reflejaba su necesidad de orden. Lo de batir constantemente las manos y rebotar eran conductas repetitivas, también llamadas *stims.* Tras una minuciosa evaluación, a Elijah se le diagnosticó un trastorno en el aprendizaje con autismo.

Al crecer, el autismo de Elijah fue aún más evidente. Las rutinas eran muy importantes. Para comer solo le gustaba un plato: *nuggets* de pollo con alubias. Si al terminar de comer, había quedado algo de kétchup en el plato, tenían que fregarlo inmediatamente, se encontraran en casa o en una cafetería. Aunque era un niño muy cariñoso, empezó a mostrar muchas de las conductas desafiantes propias de las personas con autismo severo. Se golpeaba una y otra vez la cabeza contra el suelo y, si estaba disgustado, se daba puñetazos en la cabeza. Cogió la manía de correr de un lado a otro sin importar dónde estuviera. No era en absoluto consciente del riesgo ni del peligro. Agatha tenía que vigilarle constantemente para mantenerlo a salvo a él y a otras personas. Si se sentía frustrado, mordía y pegaba a los desconocidos. Necesitaba atención las veinticuatro horas del día y ayuda para realizar cualquier actividad.

—Era guapísimo —decía Agatha—. Tenía un pelo precioso, rubio y rizado, pero cuando se sentaba en el regazo de alguien, tenía que advertirle de que tuviera cuidado por si acaso de repente le daba un cabezazo.

Con veinte años, Elijah continúa comportándose igual. Todavía se pone a brincar durante horas y golpea a los desconocidos como hacía cuando tenía dos años, pero ahora mide metro ochenta y pesa noventa y tres kilos.

—Lo que me frustra —dijo Agatha— es que todo el discurso sobre el autismo está siendo dominado por los casos leves, y eso está teniendo consecuencias en la vida real de mi hijo. Eso afecta a los servicios y al acceso a las ayudas económicas. Cerca de casa han abierto un colegio para autistas, pero solo aceptan a niños con un coeficiente intelectual normal que puedan seguir el currículo escolar nacional. Cada vez hay más colegios que solo atienden a los niños autistas de alto funcionamiento. Las listas de espera de los hospitales son larguísimas. Los niños como Elijah están siendo desatendidos.

Al principio, Elijah fue a un colegio convencional. No hizo amistades. No sabía para qué servían los amigos. Aun así, aquel colegio le ayudó a adaptarse a tanta gente. También ayudó a que los otros niños aprendieran a estar con niños como él. Tenía un tutor individual que preparaba las clases diferenciando las lecciones que debía impartir para él de las que explicaba al resto de sus compañeros. Si estaban dando matemáticas, Elijah hacía tareas de cálculo. Aprendió a calcular hasta un nivel básico y aprendió a leer fonéticamente, pero, a los siete años, la brecha entre Elijah y los otros niños se había ensanchado tanto que su familia lo cambió a un colegio para niños con necesidades especiales.

Con veinte años, Elijah sabe hablar articulando frases cortas y sencillas de hasta cinco palabras. Cuando lo conocí, apretaba contra el pecho cuatro orugas de plástico de textura muy rugosa y de colores fluorescentes. Si Elijah está despierto, tiene siempre dos cosas en las manos: las orugas y su iPad. También le encanta nadar, jugar al tenis e ir a la discoteca. Como todavía le gusta rebotar, tiene una cama elástica. Disfruta tomándose un café con leche en Starbucks.

Elijah continúa aprendiendo habilidades básicas para la vida. Trabaja rellenando boles de fruta y vaciando el lavaplatos en un negocio local. Puede ir a una tienda y hacer pequeñas compras. Todo esto ha de ser siempre bajo vigilancia. Si se quedara solo, podría terminar atropellado por un coche. Requiere los mismos cuidados que un niño pequeño.

—Ha aprendido a usar su propia cuenta de Amazon —me contó Agatha sonriendo—. Compra orugas online. Después de comprarlas, se asoma a la ventana y dice «cartero, cartero, cartero» una y otra vez, hasta que el repartidor llama a la puerta.

Todo lo que describía Agatha coincide con el autismo clásico. Su falta de interés por tener amigos. Sus rutinas. Sus crisis nerviosas. Sus obsesiones con objetos muy concretos. Elijah escucha la misma canción o ve el mismo vídeo de YouTube tantas veces que Agatha tiene que convencerle de que lo deje para no volver loca a toda la familia.

La familia se ha esforzado muchísimo para ayudarle a controlar sus arrebatos agresivos y así poder comportarse de la manera más normal posible fuera de casa. Emplean técnicas para calmarle si se disgusta en público. El mayor temor de Agatha es que lo internen en una institución por no lograr controlar su conducta.

Agatha y muchos padres de hijos con autismo severo están muy preocupados porque actualmente solo se habla del autismo de un modo que da una imagen falsa del trastorno y deja de lado a sus hijos.

—Es un trastorno neurológico congénito. La gente cree saber lo que es el autismo solo por haber escuchado las voces que sí están representadas en los medios de comunicación, pero esas personas que salen en los medios poseen un coeficiente intelectual normal, saben hablar, tienen sus trabajos, pueden asistir a reuniones o iniciar una sesión en Zoom. Esas personas levemente afectadas y que se identifican ellas mismas como autistas desconocen por completo cómo son las personas como Elijah. Dan por hecho que todos los autistas son parecidos a ellas, pero Elijah no se les parece más que en algunas mínimas coincidencias.

Agatha puso voz a lo que más me preocupaba a mí cuando comencé a hacer entrevistas a determinadas personas para escribir este libro y vi a autistas contando sus historias a los medios de comunicación. Una pregunta me rondó la cabeza no solo al conversar con Miles sino también al charlar con Poppy. Hablan de personas con el autismo severo clásico, pero ¿acaso han conocido alguna vez a una con ese trastorno? Tal y como están las cosas, la representación del autismo en la esfera pública, en las juntas directivas, en las instituciones benéficas y en las comisiones académicas está muy sesgada hacia aquellas personas diagnosticadas con autismo que necesitan menos ayuda, la mayoría de las cuales viven normalmente en sociedad sin mostrar ningún rasgo autista porque son capaces de enmascararlos.

Algunos activistas del autismo critican a los padres de hijos autistas no verbales, como Agatha, por hablar de sus propios hijos. Creen que solo los autistas pueden hablar de las personas con autismo. Las estrategias destinadas a ayudar a gente como Elijah para que controlen sus conductas son calificadas de crueles porque parten de la premisa de que a un autista nunca se le debe pedir que cambie sus rasgos autistas, porque para ellos eso es como pedirle que cambien su identidad. Miles aseguraba muy convencido que se debería animar a las personas con autismo a desplegar por completo todos sus rasgos autistas y se oponía radicalmente a toda intervención médica que pretendiera lo contrario.

—Tuve que enseñarle a Elijah a tolerar sonidos con los que no podía lidiar, entre otros muchos, el llanto de los bebés. Si no le hubiera enseñado eso, le habría estrechado su mundo. Si hiciera caso de los consejos que reparten las personas con autismo leve que aparecen en Twitter o en la radio, Elijah acabaría internado en una institución con risperidona inyectada en vena y cinco personas sujetándole hasta que se calmara —dijo Agatha. La risperidona es un medicamento antipsicótico que se administra para controlar la conducta agresiva del autismo.

Para mantener a Elijah a salvo, Agatha le dice a la gente que tiene la edad mental de un niño de cuatro años. Quiere que quienes le cuiden recuerden que puede parecer un hombre, pero sigue teniendo las necesidades de un niño. Y, a pesar de su entrega, por referirse a su hijo en estos términos, la han acusado de infantilizarlo.

—Me da la impresión de que el movimiento impulsado por personas con autismo leve y que se identifican como tales hablan del autismo como si detestaran la discapacidad intelectual. La gente no quiere creer que su hijo tiene un coeficiente intelectual bajo o inferior a la media. Quiere creer que en su interior se oculta un niño listo. Yo, en cambio, amo a Elijah tal y como es, con su coeficiente intelectual inferior a 50. Tú y yo hemos aprendido a leer con facilidad, pero para Elijah cada palabra que aprendía era el valioso fruto de un tremendo esfuerzo. Yo le valoro por su intelecto real, no por ninguna fantasía.

Elijah tiene unas necesidades asistenciales muy altas y cada pequeño avance que ha hecho ha sido como resultado de una gran lucha por su parte y de toda su familia. En mi trabajo diario como neuróloga, me encuentro con muchas personas como Elijah. Veo a muchos padres como Agatha que interactúan con sus hijos adultos severamente discapacitados y esas escenas son impresionantes. Han llegado a conocer tanto a sus hijos no verbales de la manera más íntima posible que son capaces de leer sus necesidades por pequeñísimos cambios en la expresión y en su temperamento.

—Hoy en día ya no se reconoce la parte del espectro de Elijah como autismo —me dijo Agatha—. Cumplo con mi propio protocolo para superar sus crisis nerviosas. Mantengo la distancia para que no pueda darme cabezazos. Tengo que decirle con mucha dureza: «Necesitas calmarte». Se lo digo una y otra vez. Debo mostrarle que se trata de algo muy serio para que sepa que ha de dominarse. Hace poco, mientras estaba practicando el protocolo en el autobús, me di cuenta de que otros pasajeros se me quedaban mirando. Tenía público... —dijo sonriente— y entonces me volví hacia todos ellos y dije: «¡Este es el auténtico autismo, no lo que visteis anoche en la tele!».

—¿Y qué dijeron a eso? —le pregunté.

—Miraron para otro lado.

4

El gen del cáncer

No creo que mucha gente se sorprenda por encontrar trastornos como el autismo, el covid persistente y la enfermedad de Lyme crónica en un libro que se centra en el sobrediagnóstico y en el poder de una etiqueta tanto para validar nuestro sufrimiento como, a veces, para exacerbarlo. Ciertos aspectos de la medicina y de la salud tienen zonas grises que todo el mundo reconoce. Los trastornos de la salud mental serán siempre algo controvertidos porque no existen unas medidas objetivas que permitan decir dónde termina lo normal y empieza lo anómalo.

Sin embargo, algunas de las mayores controversias que despiertan el sobrediagnóstico y la sobremedicalización no residen en el campo de la psiquiatría, como se podría pensar, sino en el mundo altamente tecnologizado del cáncer y el diagnóstico genético. Cabría esperar que la mayor parte de nosotros quisiéramos hacernos las pruebas de predisposición genética al cáncer, si las mismas estuvieran a nuestro alcance. He descrito las lecciones extraídas de las pruebas predictivas para la enfermedad de Huntington en el primer capítulo; el siguiente paso sería dar a más gente la oportunidad de un diagnóstico avanzado para un abanico mucho más amplio de enfermedades.

Si finalmente esas pruebas llegaran a estar disponibles, deberíamos recordar todas las lecciones que hemos aprendido hasta llegar aquí: que el diagnóstico es ante todo y sobre todo un arte clínico, que la línea que separa la buena salud, la enfermedad y la afección suele estar difuminada, y que un diagnóstico puede ser correcto, pero aun así puede causar más daño que beneficio, porque, como veremos ahora, estas reglas son aplicables incluso al diagnóstico más puntero.

La historia del cáncer de mama ha cambiado mucho en los cuarenta años que han pasado desde que empecé a estudiar Medicina. Por aquel entonces, muchas veces, era equivalente a una inevitable sentencia de muerte. Tengo un recuerdo muy vívido de una joven con cáncer de mama en fase terminal a la que conocí en un quirófano al poco de graduarme. Era una arquitecta de treinta y pocos años y todo el mundo estaba desesperado por salvarla. Como iba a casarse pronto, tenía un anillo de compromiso —con un resplandeciente diamante— que su novio llevaba consigo cuando iba a visitarla para que ella se lo pudiera poner un rato. Había perdido tanto peso que aquel anillo le bailaba. Al terminar la hora de visita, su prometido se lo llevaba a casa para que no se perdiera. Cuando se lo diagnosticaron, el cáncer ya se le había extendido. Yo tenía veintitantos años y me resultaba escalofriante ver tan debilitada a una persona más o menos de mi edad y con la vida a la que yo entonces aspiraba.

En la década de 1990, el tratamiento del cáncer de mama avanzado no tenía tantas perspectivas de éxito como ahora. Todas las cirugías y la quimioterapia y la radioterapia que tuvo que soportar carecían de toda posibilidad realista de salvarla. De haber sido mayor, imagino que su tratamiento habría sido menos agresivo. La habrían dejado morir en su casa o en una residencia o en cualquier sitio más agradable que el cuarto contiguo de una sala de hospital general, pero desde su ingreso nunca tuvo la oportunidad de abandonarlo. Era tan joven y estaba tan llena de esperanza que todos —ella misma, su novio, su familia y sus médicos— hacían lo imposible por alargarle la vida. Le dieron quimioterapia hasta casi el último día de su vida y se casó en el hospital poco antes de morir. A gran parte de la plantilla aquella boda le pareció romántica, pero para mí fue desgarradora.

Esa joven tenía antecedentes familiares de cáncer de mama. Su madre había muerto a los cuarenta y tantos años. Por aquel entonces ya eran muy conocidos los cánceres familiares, de modo que ella sabía que corría ese riesgo antes de ser diagnosticada, pero no había nada que pudiera hacer para prevenirlo. Murió en 1992. Dos años después se produjo un descubrimiento científico que podría haberle salvado la vida si tal hallazgo hubiera tenido lugar unos pocos años antes.

El cromosoma 17 se había identificado como la posible ubicación de un gen del cáncer de mama en 1990, pero su localización exacta era desconocida. El gen BRCA1 se descubrió en el cromosoma 17 en 1994. Un año más tarde, se halló el BRCA2 en el cromosoma 13. La gente suele creer que el BRCA1 y el BRCA2 son genes cancerígenos, cuando en realidad son todo lo contrario. Toda persona es portadora de estos dos genes y, cuando está sana, favorecen la reparación del ADN y eliminan el desarrollo de los tumores. Sin embargo, una variante (o mutación) en uno de estos genes puede suponer la pérdida de su efecto protector. Existen numerosas variantes genéticas que incrementan el riesgo de varios cánceres, pero las más conocidas son las variantes BRCA. Hasta la fecha, se han encontrado más de 4.900 variantes con elevado riesgo de cáncer en BRCA1 y BRCA2.[1] El aumento de riesgo afecta al cáncer de mama, de ovarios, de las trompas de Falopio y del peritoneo, y, en menor extensión, de próstata y páncreas, así como el melanoma.

A semejanza del gen de la enfermedad de Huntington, las variantes del BRCA se utilizan para hacer un diagnóstico de predisposición genética en la gente sana, antes de que la enfermedad haya tenido tiempo de desarrollarse. De todos modos, el valor predictivo de una variante BRCA y el del gen de la enfermedad de Huntington no son iguales.[2] Una persona con un antecedente familiar de Huntington a la que se le encuentra el gen tiene garantizado que desarrollará la enfermedad si vive el tiempo suficiente. En cambio, la variante BRCA solo es un factor de riesgo. Aumenta muy significativamente la probabilidad de ciertos cánceres, pero no todos los portadores de una variante del cáncer sufrirán cáncer. Las distintas variantes del BRCA tienen diferentes grados de riesgo. Unas son más mortales que otras. Décadas de experiencia con genes cancerígenos han permitido que los genetistas creen modelos de predicción del riesgo para cada uno de los miles de variantes. Aproximadamente el 12 por ciento de todas las mujeres tendrá cáncer de mama a lo largo de su vida. Esto aumenta entre el 60 por ciento y el 85 por ciento en mujeres con ciertas variantes BRCA1 y entre el 40 y el 65 por ciento en mujeres con variantes en BRCA2. El 2 por ciento de las mujeres tendrá cáncer de ovarios en algún momento de su vida. Con variantes de alto riesgo en BRCA1 y BRCA2, se incrementa al 39-58 por ciento y al 13-29 por ciento respectivamente.[3]

Otra diferencia vital entre la enfermedad de Huntington y el cáncer es que la primera es incurable. Las mujeres de las que se sabe que tienen una variante de alto riesgo de BRCA tienen la opción de tomar medidas para prevenir el cáncer. La principal de estas medidas es la cirugía para reducir los riesgos. Esto significa extirpar las mamas, los ovarios y las trompas de Falopio sanos antes de que el cáncer tenga oportunidad de arraigarse.

Roisin tenía solo ocho años cuando a su abuela le diagnosticaron cáncer de ovarios y a su madre cáncer de mama. Tuvo que ver cómo las dos mujeres se sometían a quimioterapia al mismo tiempo. La vida de la madre de Roisin, que por aquel entonces solo tenía treinta y tantos años, pendía de un hilo. Pasó una semana en coma médicamente inducido y la familia temió perderla. La madre sobrevivió, pero la abuela no. Murió en la cincuentena, cuatro años después de haber sido diagnosticada.

Ese fue solo el comienzo del trayecto de la familia de Roisin con el cáncer. Al cabo de doce años, cuando Roisin tenía veinte y estaba embarazada por primera vez, su madre la sentó en la cocina, encargaron comida china y le anunció que tenía cáncer de ovarios en estadio III. Era el mismo cáncer que había matado a su propia madre. Afortunadamente, la madre de Roisin logró superar también ese cáncer, pero pocos años más tarde volvió a desarrollar cáncer de mama por segunda vez. También sobrevivió. Ahora tiene unos cincuenta años y está sana y feliz. La relación de Roisin y su madre es estrechísima. Juntas han pasado por mucho.

Solo el 5-10 por ciento de los cánceres de mama y el 5-15 por ciento de los cánceres de ovarios tienen una causa genética. Sin embargo, en familias como la de Roisin, donde se ha diagnosticado cáncer de mama y de ovarios antes de cumplir cuarenta años, la probabilidad de una causa genética es muy alta y se recomienda someterse a una prueba genética. El diagnóstico de predisposición genética en personas sanas no es recomendable antes de cumplir dieciocho años. Roisin esperó a cumplir los veinticinco para hacerse la prueba. Así como el diagnóstico de predisposición genética de la enfermedad de Huntington normalmente requiere un mínimo de tres sesiones de terapia en el Reino Unido y de dos en Estados Unidos, como el cáncer es prevenible y tratable, el camino hasta llegar a la prueba es mucho más rápido. Por esta razón, Roisin solo tuvo que pasar por una sesión de un orientador genético. Al final de esa única consulta, Roisin entregó una muestra de sangre y siguió haciendo su vida. A las pocas semanas, cuando estaba trabajando, le sonó el teléfono y vio que se trataba de un desconocido. Así fue como el orientador le dijo que tenía una variante BRCA1 de alto riesgo, que le daba un 87 por ciento de probabilidades de desarrollar un cáncer de mama y un 60 por ciento de desarrollar un cáncer de ovarios.

Diez años más tarde, conocí a Roisin.

—Al echar la vista atrás, veo que todo fue demasiado aprisa —me contó.

Roisin en parte esperaba ese resultado, pero, al recibirlo, todo se precipitó. La familia se quedó desolada. La madre de Roisin se hundió más que nadie porque sabía que había sido ella la que había pasado el gen a su hija. A las dos mujeres las aterrorizaba que Roisin ya pudiera tener cáncer. De la noche a la mañana, Roisin pasó de estar perfectamente sana a no pensar más que en el cáncer. Por esa razón, ocho meses después del resultado positivo, a los veintiséis años, Roisin se hizo una doble mastectomía y una reconstrucción del pecho. A aquella decisión tomada de manera espontánea la siguieron unas graves secuelas. Todo cuanto rodeó la experiencia de aquella cirugía fue traumático. Roisin sentía que su cirujano no comprendía la magnitud de tener que quitarse sus pechos sanos. Las enfermeras que le hicieron las curas fueron excelentes, pero Roisin apenas recibió apoyo psicológico. Probablemente esa fuera la razón por la que, dieciocho meses más tarde, cuando se quedó embarazada de su segundo hijo, por primera vez se dejaron sentir realmente las consecuencias de su decisión.

—Fui a todas las clases y lo único que oía era «¡Dar el pecho es lo mejor!». Eso hizo que me sintiera muy sola. No paraban de contarnos que así se logra estrechar vínculos con tu hijo. Entonces, ¿cómo iba a estrecharlos yo con el mío?

Roisin tuvo que soportar muchas reacciones ajenas. Su tía, refiriéndose a la mastectomía, dijo: «¿Cómo se te ocurrió hacerte eso?». Otros la llamaban valiente. Eso la molestaba porque, a su entender, no había hecho nada que exigiera valentía, sino que simplemente no le había quedado más remedio. No es que se arrepintiera de la cirugía. Había visto a su madre luchar tres veces contra el cáncer y ganar. También había visto morir a su abuela. La decisión de operarse la tomó para salvar su propia vida, pero convivir con esa decisión seguía siendo increíblemente difícil. Aquello afectó a sus relaciones. Por las cosas que decía su pareja, le pareció que ya no se sentía atraído por ella. Poco después de que naciera su segunda hija, Roisin le dejó. Temía que ningún hombre la volviera a encontrar atractiva. No estaba contenta con su nuevo cuerpo. Más tarde se hizo revisar la reconstrucción del pecho, pese a que el cirujano se mostraba reacio porque creía que la primera reconstrucción seguía estando bien. Roisin tuvo que insistir mucho para que la operaran de nuevo.

—¿Cómo te sentías con tu cuerpo antes de operarte? —le pregunté.

—¡Tenía unas tetas estupendas! Me encantaban mis pechos. Recuerdo que cuando me desperté de la anestesia, me pregunté qué demonios había hecho. Amamantar a mi primera hija fue horroroso y siempre pensé que lo haría mejor la segunda vez, pero de pronto ya no podía. Odiaba mis nuevos pechos. Parecía que me los habían pegado.

Roisin tampoco quedó contenta tras la cirugía de reconstrucción mamaria correctiva. Su pecho le resulta antinatural y no tiene pezones. Algunas mujeres optan por conservar sus pezones y la areola por razones estéticas, pero quitárselos protege más del cáncer y esa era la prioridad de Roisin.

—Me esfuerzo mucho para que me gusten —me dijo.

Roisin esperó a cumplir los treinta años para quitarse los ovarios, el útero, las trompas de Falopio y el cuello uterino. Eso fue aún más duro. Sabía que tras aquella cirugía no podría tener más hijos, pero, una vez más, hasta después de operarse no se hizo del todo a la idea de la realidad que suponía aquello.

—No creo que me hubiera animado a tener más hijos, pero ¿quién sabe? —dijo.

Por segunda vez, la atención que recibió se centró en las curas que necesitó después de la cirugía y en la prevención del cáncer, pero apenas le hablaron del inevitable impacto psicológico que tendría su decisión. En esta ocasión, buscó la ayuda de un psicólogo. También se apuntó a un grupo de apoyo a la menopausia. Roisin era la más joven, todas tenían veinte años más que ella. Aunque le dieron la bienvenida y se mostraron amables, no se sintió bien acogida. O quizá se sintiera fuera de lugar.

—Creo que a algunas de aquellas mujeres cuya menopausia había sido un proceso progresivo y natural les costaba muchísimo entenderme.

Una menopausia quirúrgica es mucho más abrupta que una menopausia normal. Después de una sola operación se produce un cambio físico que normalmente tiene lugar de forma gradual, a lo largo de varios años, lo que permite que la mujer se vaya adaptando. Roisin le dio a su cirujano un parche de HRT o terapia de reemplazo hormonal antes de entrar en el quirófano y le dijo que se lo pusiera en cuanto terminara la intervención, pero ese parche no evitó que sufriera todos y cada uno de los síntomas de la menopausia.

—¡Ahora soy un recipiente vacío! —Roisin se rio—. Me lo han quitado todo.

—Pero ¿crees que tomaste la elección correcta al someterte a las dos operaciones? —le pregunté.

Antes de contestar, Roisin se quedó un buen rato pensando su respuesta.

—Lo hice por miedo. Llevo toda la vida rodeada por el cáncer. Mi madre estuvo a punto de morirse más de una vez y le asustaba mucho lo mío. Sentí presión para someterme a las cirugías. Sigo sin estar segura de si fue una decisión mía, pero... ¿hice lo correcto? —Se recuesta en el asiento y reflexiona de nuevo—. Sí, me alegro de haberme operado porque el miedo constante a tener cáncer ha desaparecido... Bueno, no ha desaparecido por completo. —Sonríe—. No me quitaron todo el tejido mamario, así que todavía puedo tener cáncer de mama y hace poco leí que el BRCA puede causar cáncer pancreático y el páncreas no se puede extirpar, así que...

La mastectomía y la salpingo-ooforectomía (extirpación de los ovarios y las trompas de Falopio) reducen el riesgo de los respectivos cánceres en un 95 por ciento.[4] Si volviera al pasado y tuviera que decidirlo, Roisin sabe que se sometería a ambas operaciones. Ahora tiene menos miedo de contraer el cáncer y su vida ha mejorado mucho. Ha conocido a otro hombre con el que pronto se casará. A él le encanta su cuerpo, me dijo. Muchas veces Roisin hace chistes de sus operaciones, pero él sabe que con esas bromas ella solo trata de protegerse y la respeta y la comprende. Tiene dos hijas maravillosas. Quizá ellas también tengan la variante del cáncer, pero todavía son demasiado jóvenes para hacerse las pruebas. Roisin no está preocupada por ellas porque sabe que puede ayudarlas a que se decidan por la cirugía y, además, tiene la esperanza de que para entonces la medicina haya avanzado tanto que ya no sea necesario operarse. Su madre, que ahora tiene cincuenta y ocho años, ha sobrevivido a tres episodios de cáncer y las dos se siguen apoyando mutuamente. Su padre, un callado escocés que ha visto por todo lo que han pasado su mujer y su hija, siempre está ahí para respaldarla. El hermano de Roisin también heredó la variante de alto riesgo BRCA1. Eso ha aumentado su riesgo de contraer cáncer de pecho del 0,1 al 1 por ciento y también ha incrementado su riesgo de padecer cáncer de próstata y de páncreas. El gen anómalo puede también transmitírselo a sus hijos. La que pronto será su esposa está embarazada de su primer hijo. Algunos de los tíos y las tías de Roisin también son portadores de la variante del cáncer.

—Por todo lo que te he contado, creerás que somos una familia muy triste —comentó Roisin al despedirnos—, pero lo cierto es que somos muy felices.

Y esa es exactamente la impresión que me dio. Felices pese a todo.

La idea de que el cáncer de mama puede afectar a familias enteras fue descrita por primera vez en 1866 por el anatomista Paul Broca. Este médico, más conocido por haber localizado la función del lenguaje expresivo en el lóbulo frontal izquierdo del cerebro, también se dedicó a investigar el cáncer. Su mujer desarrolló cáncer de mama cuando era joven y él siguió el rastro de la enfermedad a lo largo de cuatro generaciones de su familia política. Con todos sus apuntes, escribió un informe donde afirmaba que la enfermedad era heredable, una hipótesis que en aquella época se recibió con escepticismo, tal vez porque la inmensa mayoría de las mujeres con cáncer de mama no tienen antecedentes familiares de la enfermedad.

Aunque raramente, la mastectomía y la salpingo-ooforectomía reductoras de riesgos comenzaron a practicarse a principios de la década de 1970. Como antes de que se desarrollaran las pruebas genéticas una persona no podía saber si había heredado la tendencia al cáncer de sus padres, la cirugía era una apuesta arriesgada. Es más, aquellas primeras mastectomías a menudo no eliminaban suficiente tejido mamario para proteger adecuadamente a una mujer del cáncer. El descubrimiento de los genes BRCA en la década de 1990, que coincidió con una gradual mejora de las técnicas quirúrgicas, abrió las puertas de la cirugía preventiva.

Someterse a la cirugía para reducir riesgos es dar un paso de gran trascendencia, pero, si pudieran retroceder en el tiempo, la mayoría de las mujeres, como me había comentado Roisin, decidirían operarse. Y lo decidirían así a pesar de todas las complicaciones que sufren tras la operación: el 50 por ciento de las mujeres se sienten poco atractivas física y sexualmente[5] y hasta el 56 por ciento necesitan someterse a más cirugías.[6] La mastectomía repercute en el bienestar psicológico y en las relaciones sexuales. La ooforectomía va asociada a la disfunción sexual y a los trastornos del estado de ánimo que solo se mitigan parcialmente por la terapia de reemplazo hormonal. La reducción del estrógeno también puede contribuir a la enfermedad cardiovascular, a la hiperlipidemia, a la hipertensión, a la osteoporosis y a la depresión.[7]

Las consecuencias negativas de la cirugía son especialmente tristes al saber que algunas mujeres operadas no habrían desarrollado cáncer en toda su vida. Como ninguna variante BRCA va asociada a un riesgo de cáncer del cien por cien y, por tanto, nadie puede saber quién será y quién no será la afortunada que se libre del cáncer, la operación se realiza basándose en unas estadísticas que asumen que una pequeña proporción de mujeres se someterá innecesariamente a dichas cirugías para salvar del cáncer a un número mayor de mujeres. Si solo se consideran algunas de las variantes de mayor riesgo, como las de Roisin, eso significa que del 10 al 15 por ciento de mujeres que se han hecho mastectomías profilácticas y el 40 por ciento que se han sometido a ooforectomías no habrían desarrollado cáncer aunque no se hubieran operado. La cirugía no se suele recomendar para variantes con más riesgos moderados, porque el índice de cirugías innecesarias sería bastante más alto: superior al 50 por ciento en algunos casos. Aun así, algunas mujeres con estas probabilidades se deciden por la cirugía porque, como le ocurría a Roisin, han visto a sus madres, abuelas, hermanas, tías y primas morir de cáncer. Son reacias a esperar para averiguar si estarán entre las destinadas a sufrir cáncer o no.

La mayor parte de las innovaciones de un tratamiento médico exigen ensayos en grupos pequeños de personas, esos primeros ensayos conducen a ensayos en grupos de personas más numerosos y, por último, a grandes ensayos doble ciego controlados con placebo. Pero la cirugía para reducir riesgos jamás podrá desarrollarse de ese modo. No hay manera de hacer un ensayo aleatorio que compare la cirugía reductora de riesgos con la ausencia de cirugía en mujeres con una variante BRCA de alto riesgo. Eso requeriría obligar a algunas mujeres a que se operaran y negárselo a otras. Como un ensayo de estas características resulta imposible por cuestiones prácticas y por razones éticas, la operación tenía que realizarse simplemente asumiendo que eso era lo correcto. Desde hace poco tiempo las mujeres cuentan con estadísticas cuyos datos pueden orientarlas para tomar esa decisión, pero hay que reconocer la valentía de las que decidieron someterse a la cirugía reductora de riesgos cuando aún no contaban con esas estadísticas pero estaban empezando a estar disponibles las pruebas de predisposición genética.

Treinta años de experiencia han permitido a los genetistas mejorar la precisión de sus evaluaciones del riesgo y a los cirujanos perfeccionar distintos abordajes quirúrgicos, pero treinta años no bastan en el seguimiento del cáncer y de la cirugía. Cualquier innovación que se introduzca sin ensayos clínicos aleatorizados inevitablemente estará plagada de incógnitas durante mucho tiempo más. La ciencia de la medicina predictiva es muy nueva y está inmersa en la incertidumbre. Sin duda, por lo que me había contado Roisin, su cirugía había sido traumática, pero le había merecido la pena porque estaba segura de que le había salvado la vida, pero ¿realmente aquella intervención le había salvado la vida? Determinar si la cirugía preventiva del cáncer alarga la vida es más difícil de lo que pueda parecer y precisamente ahí está la clave. Si se operan tantas personas como para que el cáncer ya no tenga oportunidad de desarrollarse, casi ninguna de ellas padecerá cáncer, pero una cuestión se cierne siempre sobre la supervivencia de esas personas: ¿cuántas habrían sobrevivido sin el tratamiento? Por definición, toda persona que hubiera sobrevivido sin el tratamiento estaría sobrediagnosticada.

La controversia que gira en torno a los programas de prevención temprana del cáncer ilustra el problema.

A cualquier persona de cierta edad que viva en un país con un buen sistema de salud se la convocará regularmente para participar en el programa de prevención temprana del cáncer. Con ese cribado, se identifica a las personas aparentemente sanas que puedan tener cierto riesgo de contraer una enfermedad concreta. El programa de prevención temprana del cáncer tiene por objetivo detectar el cáncer cuando todavía es presintomático, y la mayor parte de las veces comienza a una edad mediana. Como el programa de prevención temprana del cáncer de mama se extendió poco a poco por todo el mundo desde mediados de los setenta, hemos tenido muchos más años para comprender sus puntos fuertes y débiles que con la cirugía reductora del riesgo.

Al igual que ocurre con la cirugía preventiva para personas con la variante BRCA, los programas de prevención temprana se han generalizado sin haber tenido que superar ninguno de los rígidos requisitos reguladores que ha de afrontar el desarrollo de un nuevo medicamento. Se suele presumir que dichos programas son buenos para nosotros, que el programa de prevención temprana del cáncer reducirá muertes y que salvará vidas. A simple vista tiene mucho sentido, pero precisamente ahí está la trampa. Para muchos y diferentes programas de prevención temprana del cáncer, se ha comprobado que muchas veces esa presunción es falsa. Los programas de prevención temprana del cáncer no reducen necesariamente ni las muertes por cáncer ni la mortalidad en general. Algunos solo diagnostican a más gente con cáncer y tratan a más gente con cáncer, sin tener por ello la menor repercusión en el número de muertes.

Lo primero que hay que entender es que no todas las células cancerosas crecen hasta hacer enfermar o causar la muerte. Hay que hacer una distinción entre el cáncer detectado en un cribado y el cáncer detectado por ya estar causando síntomas o por haberlo notado en una autoexploración. Este último es un cáncer que ya ha mostrado signos de crecimiento, pero un cáncer detectado en un cribado quizá no sea más que una diminuta colección de células anómalas que solo se descubren aplicando la tecnología médica y que quizá no crezcan nunca tanto como para causar síntomas. Muchas personas viven toda su vida con cánceres que crecen a un ritmo excepcionalmente lento —se les llama cánceres indolentes—, sin saber de su existencia.

Lo segundo que hay que entender es que los científicos todavía no saben distinguir entre un cáncer de crecimiento lento y otro que causará problemas de salud. Apenas hace nada contamos con tecnología suficientemente sensible como para detectar las células cancerígenas en un estadio excepcionalmente inicial, de tal modo que no ha sido posible hacer un seguimiento de la evolución natural de las mismas. Como los programas de prevención temprana asumen que todos los cánceres crecerán y serán cánceres malignos y mortales, en cuanto se detectan, todos los cánceres terminan siendo tratados con la misma agresividad.

Un buen ejemplo de ello es un estudio hecho en Detroit. Las autopsias realizadas a hombres que murieron por otra razón que no fuera el cáncer de próstata revelaron un cáncer de próstata precoz en el 45 por ciento de aquellos que rondaban los cincuenta años y en casi el 70 por ciento de los que rondaban los sesenta.[8] El riesgo de morir por cáncer de próstata en Estados Unidos es del 13 por ciento, lo que significa que casi todos esos cánceres detectados en la autopsia fueron un descubrimiento fortuito y no habrían afectado de manera significativa a su salud en toda su vida. Sin embargo, si esos cánceres hubieran sido detectados en un programa de prevención temprana, como nadie podría haber dicho cuál era benigno ni cuál podría terminar siendo maligno, todos esos hombres habrían tenido que someterse a tratamientos invasivos e innecesarios. La prostatectomía es dar un paso de gran trascendencia. Aparte de otras cosas, provoca disfunción eréctil en uno de cada tres hombres.

La dificultad a la que se enfrenta todo programa de prevención temprana del cáncer es encontrar un equilibrio entre pasar por alto el menor número posible de cánceres de rápido crecimiento (subdiagnóstico) y evitar detectar demasiadas células cancerosas tempranas que jamás estuvieron destinadas a desarrollarse hasta causar problemas de salud si se hubieran dejado estar (sobrediagnóstico). Los resultados de numerosos programas de prevención temprana demuestran que la mayoría de estos programas yerran de manera significativa al tender al sobrediagnóstico. Para considerarse exitoso, un programa de prevención temprana debería prevenir los cánceres avanzados, las muertes por cáncer y la mortalidad en general, pero las cosas no funcionan de esa manera.

En cuanto se dispuso de la ecografía del cuello en la década de 1980 como una herramienta de cribado para el cáncer de tiroides, los índices de diagnósticos de cáncer de tiroides se dispararon en todo el mundo. Sin embargo, cuando se analizaron los índices de cánceres de tiroides avanzados y la mortalidad por cáncer de tiroides, no había ningún cambio. En Estados Unidos, casi se cuadriplicó el número de personas que estaban recibiendo tratamiento contra el cáncer de tiroides, pero no se salvó y ni siquiera se prolongó una vida.[9, 10] Este resultado indica que la mayoría de los cánceres hallados en el programa de prevención temprana no necesitaban ser tratados. Este es un ejemplo de sobrediagnóstico por sobredetección.

Los programas de prevención temprana del cáncer de mama, de próstata y de piel se han topado con este problema: más gente tratada por cáncer temprano, pero ninguna reducción en el cáncer avanzado ni en el número de muertes. Un ensayo reciente ha mostrado que aproximadamente uno de cada seis cánceres detectados en un programa de prevención temprana se debían al sobrediagnóstico.[11] Ahora se dice que el sobrediagnóstico de cáncer de piel en Australia alcanza la alarmante proporción del 76 por ciento.[12, 13] Las estimaciones más realistas de sobrediagnóstico en el cáncer de mama se sitúan entre el 10 y el 30 por ciento. De todos modos, un estudio de 2023 realizado en Estados Unidos señalaba que el sobrediagnóstico de cáncer de mama en mujeres mayores de setenta años podía ser superior al 30 y, posiblemente, llegar al 54 por ciento en mujeres mayores de ochenta años.[14] En la práctica, esas cifras supondrían un porcentaje de sobrediagnóstico del 30 por ciento y, según lo estimado por una revisión Cochrane, por cada 2.000 mujeres que han participado en un programa de detección del cáncer, se salvará una vida... y diez mujeres serán sometidas a un tratamiento contra el cáncer que posiblemente no necesitaran.[15] Eso supone mastectomías, radioterapia y quimioterapia innecesarias.

Por supuesto, hay quienes discuten que el porcentaje del sobrediagnóstico de cáncer sea tan elevado. Si aceptaran que hay sobrediagnóstico, los programas de prevención temprana no serían tan populares entre los sistemas de salud. Un estudio de 2022 de pacientes del NHS en Inglaterra indicaba que solo 3 de cada 1.000 cánceres detectados por cribado estaban sobrediagnosticados.[16] Como resulta sumamente difícil medir el éxito de los programas de prevención temprana del cáncer, las estimaciones del sobrediagnóstico difieren unas de otras. La única manera segura de obtener una medida precisa para determinar el sobrediagnóstico sería evitar tratar todos los cánceres detectados tempranamente y, en su lugar, monitorizarlos, pero como eso no constituye una posibilidad, el problema del sobrediagnóstico causado por el cribado es difícil de resolver.

En general, para evaluar el éxito de un programa de prevención temprana del cáncer se manejan dos resultados principales: la mortalidad específica por cáncer y la mortalidad por todas las causas. La mortalidad específica por cáncer solamente considera las muertes por el cáncer que ha sido cribado, mientras que la mortalidad por todas las causas considera las muertes debidas a cualquier razón. El valor aparente, o su ausencia, de los programas de prevención temprana del cáncer depende muchísimo de cuál de estas dos medidas se utilice.

La mayoría de los estudios de seguimiento de los programas de prevención temprana solo tienen en cuenta la mortalidad específica por cáncer. Esto constituye un problema porque esta medida puede producir unos resultados demasiado optimistas si no se examinan a fondo. Un programa de prevención temprana hipersensible detectará muchos cánceres que no estaban destinados a desarrollarse. Eso significa que muchas personas serán sometidas a un tratamiento de cáncer innecesario. Tratar del cáncer a muchas personas que en realidad no necesitan tratamiento infla artificialmente los índices de supervivencia y los mismos hacen que parezca que las personas con cáncer viven ahora más tiempo que nunca. Las medidas basadas en la mortalidad específica por cáncer no pueden de ninguna manera detectar a las personas sobrediagnosticadas de cáncer que de todas formas habrían sobrevivido. Es más, como todas esas personas sobrediagnosticadas de cáncer no pueden saber que ese era su caso, es decir, que de todas formas habrían sobrevivido, cuando les informan de que les han erradicado su cáncer, creerán que han tenido mucha suerte. Por consiguiente, los programas de prevención temprana del cáncer que sobrediagnostican suelen ir acompañados de elevados niveles de satisfacción por parte del paciente, así como de engañosos altos índices de supervivencia del cáncer, lo que solo sirve para perpetuar el mito de la presunción inicial que sostiene que un diagnóstico temprano siempre es lo mejor. Como se considera que el cribado es todo un éxito, el programa de prevención temprana se va ampliando. Al aplicar esta medida basada en la mortalidad específica por cáncer, las consecuencias de la quimioterapia, la radioterapia, la cirugía y las cargas psicológicas y económicas de un diagnóstico de cáncer se pasan por alto.

Cuando la mortalidad por todas las causas, las muertes por cualquier razón, se aplica al programa de prevención temprana del cáncer, los resultados suelen ser menos optimistas e incluso un poco deprimentes. En 2023, la revista *Journal of American Medical Association* publicó un metaanálisis de los programas de prevención temprana del cáncer. Más que tener en cuenta las muertes específicas por cáncer, se preguntaba si la mortalidad en general mejoraba con el cribado. El estudio se había realizado a dos millones de personas a quienes les habían hecho pruebas de cribado de varios cánceres, entre otros, el cáncer prostático, el mamario y el intestinal. En el caso del cáncer de intestino grueso, el cribado ampliaba o alargaba la vida total en ciento diez días, pero para todos los otros cánceres no había ninguna prueba de que detectar cánceres tempranos en un programa de prevención prolongara la vida.[17]

Por decirlo de manera más sencilla, en este grupo de dos millones de personas, algunas de ellas con cáncer detectado en el cribado habrían vivido más por haber recibido tratamiento de cáncer temprano. Así pues, se habían salvado. Sin embargo, las tasas de supervivencia generales (la mortalidad por todas las causas) para todo el grupo no mejoraron porque otras personas recibieran un tratamiento que no necesitaban. Algunas de estas otras personas habrían vivido de todas formas si no les hubieran detectado el cáncer, de manera que su supervivencia no afecta a la mortalidad por todas las causas. Pero a algunas de ellas quizá se les acortara la vida por haber sido sometidas a ese tratamiento innecesario, compensando así las vidas que pudieron salvarse. Por cada vida que mejora gracias al programa de prevención temprana, otras tantas, si no más, pueden empeorar. Por cada vida que se salva, se puede perder otra. Lo que refleja la estadística de la mortalidad por todas las causas es que no hemos conseguido el equilibrio entre el subdiagnóstico y el sobrediagnóstico.

Por supuesto, los partidarios de realizar más cribados esgrimen otro argumento: los ensayos de la mortalidad por todas las causas simplemente no incluyen a suficientes personas y, por esa razón, no muestran una mayor supervivencia. Pero eso nos obliga a confiar en ensayos que no se han realizado y a ignorar las pruebas que sí existen y muestran que muchos programas de prevención temprana no tienen efecto alguno en la mortalidad general. Como la comunidad médica es consciente del problema, los profesionales revisan constantemente para tratar de mejorar los programas de prevención temprana a fin de evitar demasiados sobrediagnósticos, pero hasta el programa ajustado con mayor precisión termina sometiendo a tratamiento a algunas personas que nunca han necesitado tratamiento alguno para salvar las vidas de otras.

Las mujeres con la variante BRCA de alto riesgo que están considerando la mastectomía se enfrentan exactamente a la misma pregunta: ¿operarse les salvará realmente la vida o no? La mastectomía reduce el riesgo de cáncer de mama, pero hay pocas pruebas de que eso realmente alargue la vida como muchas mujeres creen.

Sin duda, la salpingo-ooforectomía reductora de riesgos para prevenir el cáncer de ovarios ha demostrado mejorar la mortalidad por todas las causas, de modo que se puede considerar que sí salva vidas. El cáncer de ovarios se extiende rápidamente. Como el cribado suele detectar cánceres avanzados que ya se han extendido y por ello apenas hay esperanzas de curar un cáncer descubierto en un programa de prevención temprana, se recomienda encarecidamente la cirugía: aquí la cuestión principal es realizarla en el momento oportuno. En mujeres posmenopáusicas la decisión de operarse no es tan complicada porque los ovarios ya han dejado de funcionar. El trauma psicológico y las complicaciones físicas de la cirugía están, para la mayoría de ellas, compensados por los beneficios de la cirugía. Las mujeres premenopáusicas se enfrentan a una decisión mucho más difícil. En un plato de la balanza tienen que poner la elevada probabilidad de contraer cáncer y, en el otro, las abruptas consecuencias de la menopausia quirúrgica y la imposibilidad de tener hijos biológicos. Cuánto tiempo retrasar la cirugía para poder tener hijos es una decisión muy personal que toda mujer debe tomar por sí sola. La recomendación médica es que una mujer con la variante BRCA1 se haga una salpingo-ooforectomía a los treinta y cinco años y una mujer con la variante BRCA2, de menor riesgo, se opere cuando cumpla cuarenta y cinco.

Por su parte, la decisión de practicarse una mastectomía reductora de riesgos es en muchos aspectos más difícil. El cribado del cáncer de mama funciona sobre todo para encontrar cánceres detectados en sus estados iniciales y localizados, de manera que, a diferencia del cáncer de ovarios, los cánceres de mama detectados en un programa de prevención temprana suelen ser muy tratables. Esta es la razón por la que la decisión de hacerse una mastectomía reductora de riesgos no está necesariamente vinculada con salvar la vida.

A diferencia del cáncer de ovarios, una mujer con alto riesgo de cáncer de mama tiene opciones. En lugar de cirugía, puede decidirse por la vigilancia, es decir, por someterse a una evaluación intensiva utilizando técnicas imagenológicas y a realizarse exploraciones periódicas para detectar el cáncer en su primerísimo estadio. Desde los veinticinco años, o desde que dé positivo en el gen de la variante, se hará anualmente una resonancia magnética de pecho y, entre los cuarenta y los cincuenta años, también una mamografía. (El programa de prevención temprana del cáncer de mama estándar en el Reino Unido incluye entre dos y tres mamografías al año desde los cincuenta años.)

Dicho de un modo más realista, una mujer que está decidiendo cómo responder a una variante BRCA de alto riesgo tendrá que elegir entre soportar la carga que supone la vigilancia del cáncer y el vivir con el miedo a tenerlo, o someterse y aceptar las consecuencias de la solución definitiva inmediata que ofrece una cirugía mayor. Estará eligiendo entre esperar el desarrollo del cáncer, someterse a escáneres anuales y un 64 por ciento de probabilidades de necesitar quimioterapia si le detectan un cáncer o extirparse los pechos sanos para prevenir todo eso. Es una cuestión de qué estrés cree ella que es capaz de tolerar. Si opta por la vigilancia quizá jamás le detecten ese cáncer y, por lo tanto, jamás tendrá que hacerse una mastectomía, pero no se debe subestimar el estrés que conlleva pasarse la vida haciéndose cribados. Dicho estrés puede afectar a una mujer tanto como el miedo atroz a ser portadora del gen de la enfermedad de Huntington que sentía Valentina. A eso se añade que una de cada diez resonancias magnéticas presenta cambios marginales que pueden resultar no ser nada, pero que conllevan más pruebas e inevitablemente provocan ansiedad. Una mujer que empiece con la vigilancia a los veinte o treinta años puede esperar, al menos, un par de falsas alarmas de sus resonancias anuales.

Para mí este es el aspecto más llamativo de la historia del gen del cáncer: lo nueva que es esta ciencia y la escasa información fidedigna que han tenido las mujeres al tomar estas decisiones tan importantes. También me ha llamado la atención la agresividad con que ha sido abordado este problema mientras esperábamos que la ciencia proporcionara respuestas más definitivas. Para saber el riesgo de cáncer que corre una mujer se utilizan modelos estadísticos, pero los modelos estadísticos de riesgo más precisos solo están disponibles desde 2017. Hace quince años, la mayoría de las mujeres con variantes BRCA1 eran automáticamente informadas de que tenían un riesgo de padecer cáncer de mama del 85 por ciento, una de las peores probabilidades. Desde entonces, la realización de más pruebas a muchas más mujeres ha hecho posible que los modelos de predicción hayan mejorado tanto que hoy en día se pueden calcular unas probabilidades individualizadas más precisas. El aumento constante en la cirugía reductora de riesgos comenzó a finales de la década de 1990, mucho antes de que se elaboraran estos perfiles del riesgo individual. Muchas de las mujeres a las que informaron de aquel 85 por ciento de probabilidades de contraer cáncer hace quince años, obtendrían un riesgo más bajo gracias a los modelos actuales.

Tampoco disponemos de datos que permitan comparar las tasas de supervivencia por la mastectomía reductora de riesgo con las tasas de supervivencia por vigilancia y, además, hasta 2024 no se realizaron estudios de comparación directa que indiquen cuán satisfechas se sentían las pacientes con la decisión que habían tomado. Siendo así, muchas mujeres debieron de sentirse forzadas a elegir entre esas dos opciones, sin tener claro a quién le había ido mejor, si a las mujeres que habían decidido operarse o aquellas que habían optado por la vigilancia.

Hay pruebas que indican que algunas mujeres están tomando la decisión de operarse por miedo y quizá también se esté siguiendo una moda o tendencia social. Desde 2013, a raíz de la revelación de la actriz Angelina Jolie de que era portadora de la variante BRCA1 y se había sometido a una operación reductora de riesgos, se produjo en todo el mundo un aumento en la aceptación de las pruebas genéticas y de la cirugía.[18, 19] Aunque las directrices nacionales estadounidenses no recomiendan la mastectomía para mujeres con un riesgo moderado de cáncer (del doble al cuádruple del riesgo medio), las tasas de la cirugía para esas mujeres han demostrado ser similares a las de quienes tienen un alto riesgo, lo que indica que está habiendo más operaciones de las recomendadas o las estrictamente necesarias. Crece la preocupación de que el aumento en la cirugía reductora de riesgos sea innecesario y se base más en el miedo que en hechos probados.[20, 21]

Estados Unidos y el Reino Unido tienen las tasas más elevadas de aceptación de la cirugía: en torno al 50 y al 40 por ciento respectivamente. En el otro extremo, un estudio alemán mostró que solo el 11 por ciento de las mujeres que deben enfrentarse a esa elección optaron por la cirugía,[22] mientras que la aceptación en Francia y en Polonia, según los informes, es de tan solo el 5 por ciento.[23] Si bien la práctica médica varía en muchos aspectos entre unos países y otros y entre unas culturas y otras, se trata de una diferencia muy llamativa y plantea algunas cuestiones importantes. ¿Acaso están el Reino Unido y Estados Unidos abusando de la cirugía o acaso Francia, Alemania y Polonia están realizando demasiado pocas operaciones? Los datos deberían darnos la respuesta. ¿La manera menos agresiva de tratar los cánceres hereditarios en Francia, Alemania y Polonia supone que en esos tres países más mujeres contraen cánceres avanzados y mueren de cáncer o, alternativamente, en esos tres países, al ser la vigilancia mejor, las mujeres no necesitan la cirugía preventiva? ¿Cómo les afecta a esas mujeres la incertidumbre que conlleva la vigilancia? No puedo responder a estas preguntas porque son cuestiones que no han sido objeto de investigación, pero si tuviera que enfrentarme a esa decisión, me gustaría saber las respuestas. Este es un campo de la medicina en que la intervención tiende a preceder a las pruebas.

También resulta interesante comparar los diagnósticos de predisposición genética a los cánceres de mama y ginecológicos con los diagnósticos de predisposición genética de otros cánceres hereditarios. El síndrome de Lynch causa un cáncer colorrectal hereditario. Como ocurre con la variante BRCA1 y el cáncer de mama, el riesgo de desarrollar cáncer de colon asciende al 85 por ciento con algunas variantes. Sin embargo, nadie parece indicar una colectomía profiláctica para quienes están en alto riesgo, ni tampoco da la impresión de que la población esté ansiosa por ella. La operación para prevenir el cáncer de colon no es más complicada que las múltiples cirugías a las que se ha sometido Roisin. El cribado para detectar el cáncer de mama es menos invasivo y desagradable que el cribado que se realiza para detectar el cáncer de colon, pero, aun así, en este caso, parece que los médicos y los pacientes han decidido que la vigilancia es preferible a la cirugía. ¿Por qué?

Todas estas dudas son doblemente importantes porque, dentro de muy poco, puede que muchos de nosotros tengamos que enfrentarnos a la decisión que tomó Roisin. La tendencia en la medicina es que, en cuanto se dispone de una técnica nueva, se aplica primero a un grupo pequeño y, más tarde, poco a poco, a grupos de población más amplios. La premisa es que algo que tiene un valor comprobado para uno, tendrá igual valor para todos. Pero nuestro entusiasmo por las nuevas tecnologías de diagnóstico a veces nos impide reconocer que debemos trazar una curva de aprendizaje que refleje nuestro desempeño a medida que aprendemos a manejar y dominar cada nueva técnica.

Tal y como están las cosas, las directrices del CDC y del NICE para hacer las pruebas BRCA a personas sanas son muy similares. En la actualidad, cada una restringe las pruebas a quienes tengan claros antecedentes familiares de cánceres de alto riesgo en parientes cercanos. Pero eso está cambiando. Dentro de poco, personas sin antecedentes familiares de cáncer podrán ser sometidas a una prueba de los genes del cáncer. En algunas poblaciones ya está pasando. En breve será crucial entender que los modelos de predicción del riesgo de cáncer utilizados por los genetistas no se generaron únicamente al examinar qué cáncer se asociaba a cada variante del BRCA. El algoritmo se nutre también de los antecedentes familiares de cáncer de cada persona. Evaluar el riesgo de una persona sin antecedentes familiares de cáncer probablemente dará lugar a un conjunto muy diferente de predicciones. Ampliar las pruebas genéticas a nuevos grupos de población hará que nos veamos inmersos en aguas más turbias.

Se sabe desde hace tiempo que ciertas poblaciones son más propensas al cáncer hereditario que otras. Uno de cada cuarenta judíos asquenazíes tiene una variante patológica del BRCA. Por esa razón, siempre ha habido un umbral más bajo para las pruebas BRCA que se realiza una persona de ascendencia judía. A los judíos les pueden ofrecer las pruebas aunque no cumplan con todos los criterios exigidos por las directrices del CDC y del NICE para la realización de las mismas. Más recientemente, teniendo en cuenta ese riesgo, en Inglaterra, el NHS ha empezado a ofrecer pruebas genéticas gratuitas para las variantes del BRCA a cualquier persona mayor de dieciocho años que tenga uno o más abuelos judíos... aunque no tenga antecedentes familiares de cáncer.

A simple vista, esto puede parecer sencillo. Aparentemente, si yo tuviera la misma variante BRCA que Roisin, también tendría un 85 por ciento de probabilidades de contraer un cáncer de mama y un 60 por ciento de probabilidades de tener cáncer de ovarios. Pero la verdad no es tan simple. Recordemos que las pruebas para detectar la enfermedad de Lyme y las valoraciones del autismo deben contemplarse en su propio contexto y, traslademos esa lección al tema que ahora nos ocupa: no debemos dejar deslumbrarnos por el brillo de la alta tecnología propia del diagnóstico genético. Todos los resultados de las pruebas, también de las pruebas genéticas, precisan de interpretación clínica.

La profesora Anneke Lucassen es catedrática de medicina genómica en el NHS. Le pregunté por la opinión que le merecía ampliar el programa de prevención temprana del BRCA a mujeres sin antecedentes familiares de cáncer y me resumió el problema de un modo bastante conciso.

—Contéstame a esto —dijo sonriendo—: ¿tú recomendarías una resonancia magnética de cuerpo entero como prueba de prevención temprana para alguno de tus pacientes?

No, no lo haría. Convertir una prueba diagnóstica en una herramienta de cribado rara vez es prudente ni sensato. Los hallazgos que se producen en una resonancia magnética han de ser interpretados a la luz de los síntomas del paciente. Si un paciente acudiera a mi consulta quejándose de cefaleas insoportables y le mandara hacerse una resonancia magnética y la misma mostrara un aneurisma (una pequeña protuberancia en un vaso sanguíneo), yo podría suponer razonablemente que la causa de sus dolores de cabeza era ese aneurisma. Como los aneurismas provocan cefaleas explosivas, los resultados del escáner y los síntomas coincidirían. Yo podría elevar el resultado de esa resonancia magnética a diagnóstico y derivar a esa persona a especialistas que la sometieran a un tratamiento radiológico o quirúrgico del aneurisma.

En cambio, si se detectara un aneurisma cerebral en un escáner que formara parte de un reconocimiento médico, en mi caso reaccionaría ante él de una manera completamente distinta. A no ser que sean muy grandes o que haya síntomas que indiquen un derrame, los aneurismas no necesariamente precisan tratamiento. Un aneurisma asintomático hallado en un escáner que se ha realizado como parte de un reconocimiento médico lo consideraría un hallazgo fortuito. Los aneurismas son un hallazgo fortuito bastante común en las resonancias magnéticas y, al parecer, pueden verse en un 3 por ciento de la población sana. Los procedimientos para tratar los aneurismas son de muy alto riesgo, razón por la que el tratamiento no se ofrece automáticamente para los aneurismas que nunca han causado problemas. Todos somos tan distintos por dentro como lo somos por fuera. Muchos tenemos bultos, protuberancias y quistes en nuestros órganos que nunca nos causarán problemas y que no requieren tratamiento alguno.

De igual modo, un genetista necesita un marco clínico completo para dar sentido al resultado de una prueba genética. Para los genetistas, los antecedentes familiares son fundamentales para configurar el contexto. Numerosos estudios nos permiten saber que ciertas variantes transmiten un alto riesgo de cáncer a personas con antecedentes familiares de cáncer, pero sigue habiendo poca información sobre el impacto de las mismas variantes en las personas sin antecedentes familiares de cáncer. Es posible que las variantes del BRCA afecten a cada persona de una manera distinta. De hecho, hay algunas pruebas que indican que las variantes asociadas al cáncer no son igual de potentes en todas las personas.

—Si consideras una cohorte poblacional como el UK Biobank, entenderás el problema —explicaba la catedrática Lucassen—. Hay más personas de sesenta y setenta años con una variante BRCA de alto riesgo que personas que han contraído ese cáncer. Eso significa que la probabilidad del 60 al 85 por ciento de desarrollar cáncer detectada en quienes tienen antecedentes familiares del mismo no tiene por qué aplicarse necesariamente a la población general. Entonces es cuando te das cuenta de que el código genético no es tan predictivo como esperábamos.

El UK Biobank es una base de datos que contiene la información genética y clínica de medio millón de participantes del Reino Unido. Es la base de datos biomédica más completa y más utilizada en el mundo y se emplea en muchísimas investigaciones sobre la salud mundial. No es un conjunto de datos perfecto porque casi todos los participantes son blancos y lo suficientemente sanos y adinerados como para haberse permitido presentarse voluntariamente a la investigación. Aun así, sigue siendo una base de datos muy valiosa porque ha secuenciado más genomas que ningún otro estudio y tiene acceso a las historias clínicas de todos los participantes. Entre los participantes en ese grupo Biobank, como apuntaba la profesora Lucassen, se ha encontrado que muchas personas sanas tienen variantes conocidas por predisponerlas a enfermedades específicas, pero, por alguna razón, esas personas no han contraído esas enfermedades. Este hallazgo confirma la sospecha, sostenida desde hace tiempo por los genetistas, de que para desarrollar una enfermedad hace falta algo más que el gen de esa enfermedad.

Se sabe mucho sobre los genes de las enfermedades, pero no tanto sobre los factores que evitan que algunas personas contraigan cáncer. El genoma humano es el conjunto completo del ADN humano. Hasta el momento, solo se ha descodificado un pequeño porcentaje del genoma humano. Por cada variante genética que causa esta enfermedad podría haber otra que protege de ella. La misma variante no transmite los mismos riesgos en todas las personas porque intervienen otros factores genéticos y no genéticos, y de muchos de ellos aún desconocemos su funcionamiento.

Un buen ejemplo de ello también es la diabetes familiar. Existe una variante genética que pone a las personas en alto riesgo de tener diabetes. Cuando se detecta esa variante en alguien con claros antecedentes familiares de diabetes, esa persona tiene un riesgo del 75 por ciento de desarrollar diabetes. Sin embargo, exactamente la misma variante genética se encuentra en el 10 por ciento de la población general y, cuando se detecta en personas sin antecedentes familiares de diabetes, no corren más riesgo.[24]

Si se comprueba que lo que es cierto para el gen de la diabetes también lo es para el del cáncer, ampliar la realización de las pruebas BRCA a personas sin antecedentes familiares de cáncer podría producir resultados muy difíciles de interpretar. Nadie sabe cuántas personas de la población general podrían tener una variante BRCA de alto riesgo, porque nunca se han hecho semejantes pruebas poblacionales. Podría ocurrir que mucha más gente de la que imaginamos, sin cáncer y sin antecedentes familiares de cáncer, fuera portadora de la variante BRCA. Realizar esas pruebas a mujeres sin antecedentes familiares de cáncer podría conducir a que a muchísimas les ofrecieran una cirugía radical del todo innecesaria para esas mujeres. Hasta 2017, antes de que los modelos de riesgo fueran tan precisos como son hoy en día, a la mayoría de las mujeres con una variante BRCA se les decía automáticamente que tenían un riesgo de en torno al 85 por ciento de desarrollar un cáncer, un porcentaje mucho mayor que el que habrían obtenido con los modelos de riesgo posteriores. Algo parecido a esto puede estar a punto de volver a pasar. Y podría ser un fenómeno que se autoperpetuara. Que todas esas mujeres que se operan innecesariamente no contraigan ese cáncer podría presentarse como un éxito del programa de prevención temprana del BRCA, pese a que la mayor parte de ellas, desde un principio, no estuvieran destinadas a enfermar de cáncer. Eso podría dar lugar a un efecto dominó: se fomentarían más programas de prevención temprana y más cirugía. Y así ninguna mujer podría saber que probablemente había sido sobretratada.

—Cuando me comunicaron por correo electrónico que tenía el gen BRCA, sentí que alguien había tirado de la alfombra que había bajo mis pies para que me diera un buen batacazo —me contó Judith—. Aquel fue el peor día de mi vida. Me hice la prueba porque estaba segura de no tenerlo. Como soy bastante paranoica con todo lo relacionado con la salud, pensé que la prueba me daría seguridad.

Hoy en día, por 148 euros, la prueba del BRCA puede adquirirse libremente. Las pruebas genéticas directas al consumidor (DCT, por sus siglas en inglés), como se las conoce, ofrecen pruebas de genealogía genética y pruebas clínicas a mayores de edad a través de empresas privadas como 23andMe, Randox Health y otras. Estas pruebas a veces se comercializan como regalos de Navidad o de cumpleaños. Diversión para toda la familia. Los anuncios utilizan personajes graciosos de dibujos animados para explicar cuestiones científicas. Y el fenómeno se ha hecho muy popular. En 2023, se calculó que más de 26 millones de personas se habían hecho las pruebas genéticas que se comercializan en el mercado.[25] Me siento bastante ridícula por estar preocupada por el excesivamente rápido despliegue de las pruebas genéticas en el sector sanitario, cuando las pruebas genéticas para las enfermedades médicas ya se pueden adquirir libremente sin ninguno de los requisitos de un consentimiento ni una orientación formal y presencial.

Judith, una periodista afincada en Los Ángeles, por recomendación de su fisioterapeuta, decidió hacerse una prueba de genealogía genética y clínica. Este profesional la animó a realizarla comercializada por una empresa concreta porque le dijo que con los resultados de la misma él podría diseñarle su plan de entrenamiento. Judith marcó las casillas del formulario de la prueba de BRCA sin pensárselo dos veces. Si bien una tía materna había muerto de cáncer de mama, Judith no tenía conocimiento de que en su familia hubiera la variante BRCA. Recibió los resultados por email.

—Abrí el correo sin preocuparme —me contó—. Y pensé: «¡Vaya, todos mis antepasados proceden del mismo lugar!». Y también: «¡Mira tú por dónde, me encanta el cilantro!». Cuando seguí leyendo, di la misma importancia a todos los resultados, sin pensármelo mucho. Y, al llegar al final, vi que ponía: «Tienes la mutación del BRCA. Concretamente, el BRCA1».

Las pruebas genéticas directas al consumidor o DCT no constituyen un diagnóstico, sino más bien una evaluación de los riesgos genéticos para la salud. Ello permite a las empresas comercializar esas pruebas prescindiendo tanto de las sesiones de orientación como de la entrega presencial de los resultados, dos requisitos normalmente exigidos por los sistemas de salud para la realización de las pruebas genéticas. La información online la dan por escrito y también en forma de vídeo, donde solo de vez en cuando recuerdan que los factores del estilo de vida son tan importantes para la salud como los factores genéticos. Casi todas las empresas advierten de que los resultados genéticos tienen también implicaciones para otros miembros de la familia. Algunas aconsejan que la persona consulte a un orientador genético antes de hacerse una revisión médica. Pero, por supuesto, si consultar a un orientador genético fuera tan barato y tan accesible como las pruebas genéticas directas al consumidor, la gente no necesitaría la versión barata.

Cuando una persona envía una muestra de saliva para que la analicen, se da por supuesto que ha leído, escuchado y entendido toda la información proporcionada.

—Yo me limité a hacer clic, clic, clic —admitió Judith.

—Algunas páginas web aconsejan a la gente que antes busquen asesoramiento. ¿Recuerdas haber visto eso? —le pregunto.

—Es posible que dijeran: «Ve a ver a tu médico, por favor», pero la verdad es que no presté atención —dijo—. Recuerdo que había unos dibujitos monísimos que hablaban sobre genética. Y todo parecía ser de última tecnología. No recuerdo que insistieran en la importancia de la naturaleza médica de la prueba.

Judith es una mujer instruida, está bien informada y, como periodista, está acostumbrada a hacer trabajo de investigación, pero en este caso hizo lo que hacemos casi todos cuando nos preguntan si estamos de acuerdo con los términos y las condiciones: marcar las casillas sin prestar atención a la letra pequeña. Cuando recibió el resultado positivo del BRCA, no se lo esperaba ni estaba preparada. Y no es la única. Un estudio ha demostrado que el 38 por ciento de las personas que enviaron muestras para el examen médico que forma parte de la DCT, no contemplaba siquiera la posibilidad de obtener un resultado que indicara tener algún problema de salud.[26]

Se sintió tan sola y tan perdida que solo se le ocurrió llamar a su ginecóloga en busca de consejo.

—Mi ginecóloga me dijo: «¡Es una magnífica noticia!» —dijo Judith riéndose—. Sí, sin duda era la peor noticia que me habían dado en toda mi vida, pero ella reaccionó así. Tardé un buen rato en entender por qué había dicho eso. Como médico, debía de haber visto a un montón de pacientes que tenían cáncer, se sometían a quimio y se morían. Yo, en cambio, era una paciente que le estaba diciendo: «Aquí están mis resultados y no tiene por qué pasarme a mí».

Las técnicas de secuenciación utilizadas por las empresas que comercializan estas pruebas no alcanzan el grado clínico y se ha demostrado que dan el asombroso índice del 96 por ciento de falsos positivos.[27] Como este tipo de prueba no constituye una «prueba diagnóstica», un resultado positivo para una variante significativa del BRCA no debería interpretarse como si sí lo fuera. Un resultado positivo solo debe obtenerse en una consulta médica tras haber realizado pruebas genéticas más precisas. Pero uno tendría que leerse la letra pequeña para saber eso.

Afortunadamente, Judith estaba bien respaldada tanto por sus médicos como por sus aseguradoras. Fue a ver a un genetista que la asesoró y le realizó la prueba. Esta prueba de grado clínico también dio positivo en una variante patológica de BRCA1. Judith es de ascendencia judía asquenazí y su tía materna era muy joven cuando desarrolló cáncer de mama, de modo que la variante de Judith determinaba un riesgo de cáncer verdaderamente alto. Como le había sucedido a Roisin, Judith se sintió obligada a actuar.

—Soy una persona muy ansiosa. No valgo para soportar un estrecho seguimiento —dijo Judith—. Había cumplido cuarenta y ocho años, tenía dos hijos y no tardaría en empezar con la menopausia, así que operarme no fue una decisión muy difícil. Ya me habían extirpado los ovarios y aquella intervención no me había parecido nada complicada. Me la habían hecho por laparoscopia. Sentía que para mí había sido como un calentamiento, pero operarme de los pechos me aterrorizaba. En el preoperatorio lloré como una magdalena. Me calmó pensar que, aunque para mí era un asunto de vital importancia, para mi cirujano aquel era un día como otro cualquiera.

Enterarse de que tenía una variante BRCA tuvo también muchas consecuencias para la familia de Judith. Sus hermanos, padres, sobrinas, sobrinos, tías, tíos y primos podían tener el gen y todos los mayores de edad debían ser avisados del resultado de la prueba de Judith. Desde entonces, algunos de sus familiares se han hecho la prueba y otros no. Judith tiene un hijo y una hija adolescentes que tendrán que pensar en ello en un futuro, aún tienen tiempo.

Una DCT arruina con demasiada facilidad el derecho a no saber tu futuro genético. Una canadiense con la que hablé, cuyos padres se sometieron a la DCT, se enteró de que su madre tenía dos copias de la variante del gen APOE e4, que incrementa el riesgo de demencia, y de que su padre tenía una copia. Esos resultados significaban que ella inevitablemente heredaría, al menos, una copia del gen de alto riesgo y que podría heredar dos, lo que le garantizaba un riesgo de desarrollar demencia más alto que la población general. Ella jamás se habría hecho la prueba, pero, sin pretenderlo, sus padres ya habían decidido por ella.

La comercialización de estas pruebas también plantea problemas de privacidad y confidencialidad. Dicen que 8 de los 26 millones de personas que se hicieron la DCT han consentido que sus datos anónimos sean utilizados para otros propósitos, pero nadie sabe realmente lo que eso significa. ¿Qué es lo que han consentido? Han regalado una parte de sí mismos sin saber dónde va a acabar. Nadie sabe cómo van a ser utilizados los datos ni cómo se podrán evitar filtraciones de los mismos.

Pero Judith se siente agradecida por haberse hecho esa prueba y por haberse sometido a la operación. De una extraña manera, la cirugía resolvió una inquietud suya anterior a la decisión que tomó de hacerse una prueba genética. Desde hacía años, Judith había vivido con el temor de que moriría joven. A su madre le diagnosticaron esclerosis múltiple cuando Judith tenía catorce años. Una tía materna había muerto como consecuencia de la enfermedad de Crohn y una tía paterna de cáncer de mama. Judith temía que ese fuera su destino. Tener la oportunidad de actuar para prevenir el cáncer fue para ella como un insólito regalo. Judith también es consciente de ser afortunada en otros aspectos. Disponía de los recursos necesarios para afrontar aquel inesperado resultado. Su seguro médico privado cubrió todos los costes, incluidas las citas con un psicólogo. Asimismo, como periodista, pudo investigar acerca de su situación. Judith habló con cerca de treinta mujeres que se habían hecho la cirugía reductora de riesgos antes de que ella decidiera dar ese mismo paso. Había escuchado las historias buenas y las historias malas y, antes de tomar una decisión, era conocedora de todo cuanto podía suceder. Hoy por hoy, a Judith le preocupa qué será de las otras mujeres con menos recursos y cómo serán las pruebas médicas que se puedan adquirir en el mercado en un futuro.

—Me preocupa que las mujeres que no tienen acceso a la atención médica ni cuentan con la opinión de un ginecólogo oculten el resultado. Debería haber alguien a quien pudieran llamar. Yo estaba sola en la oficina cuando recibí mi resultado y recuerdo que pensé: «¿Qué acaba de pasar?», pero yo al menos tenía alguien a quien poder llamar.

Es poco probable que la DCT también ofrezca asesoramiento por el mismo precio. El coste haría que la prueba saliera demasiado cara como para resultar atractiva a los potenciales clientes. No existen estudios de seguimiento que muestren cómo han reaccionado quienes han recibido resultados positivos. Hay iniciativas en marcha para regular en alguna medida el sector, pero por el momento es un área de las pruebas genéticas que elude las normas. La DCT no solo tiene un índice de falsos positivos en las pruebas BRCA potencialmente muy elevado, sino que también es muy alto su índice de falsos negativos. Existen miles de variantes asociadas con el cáncer en los genes BRCA, pero la DCT solo busca un rango muy limitado de ellas. Las variantes que a menudo presentan los judíos asquenazíes sí se examinan, pero otras muchas no.

—Me he dado cuenta —dijo Judith— de que la mutación BRCA es como un diccionario y de que la prueba que se puede adquirir en el mercado solo consta de tres páginas de ese diccionario y de que esas tres páginas tratan de los judíos asquenazíes. Yo tuve mucha suerte. Si fuera una mujer negra o una persona desamparada por la comunidad médica, la cosa podría haber sido muy distinta.

Como en tantas áreas de la investigación médica, los europeos blancos están mucho mejor representados por los actuales conocimientos genéticos que las personas de otras etnias y culturas. Del mismo modo que una persona, al recibir el resultado positivo de una prueba del BRCA adquirida en el mercado, no debería fiarse del resultado, una persona que reciba un resultado negativo tampoco tiene ningún motivo para sentirse aliviada, lo cual plantea la siguiente pregunta: ¿por qué hacerse entonces la prueba?

Más que por averiguar si se tiene el gen del cáncer, el atractivo comercial de la prueba genética directa al consumidor, la DCT, reside en que sus resultados pueden constituir un aviso de que una persona tiene un alto riesgo de contraer enfermedades comunes que, al menos en parte, podrían mitigarse con algunos cambios en su estilo de vida siempre que sea capaz de reaccionar ajustándose a las recomendaciones que le indiquen.

Y eso lo hace evaluando la puntuación de riesgo poligénico, es decir, la PRS (*Polygenic Risk Scores*).

En los últimos años, estudios de bastante envergadura han utilizado el código genético completo de muchas personas para adquirir más conocimientos sobre cómo contribuyen las combinaciones de variantes a los problemas médicos más comunes. Se comparan las variantes genéticas de personas con una enfermedad con las variantes genéticas de personas que no tienen esa enfermedad, de tal manera que se puedan identificar los patrones genéticos de alto riesgo. Con esta información se calcula la puntuación de riesgo poligénico para con la misma hacer una estimación del riesgo de una persona de desarrollar problemas médicos tan comunes como la cardiopatía y la diabetes. La PRS es una evaluación del riesgo de enfermedad mucho menos fiable que los modelos estadísticos para las variantes del BRCA, debido a la gran cantidad de genes que están involucrados.

Los partidarios de utilizar la PRS para fomentar la salud ensalzan su potencial para identificar a las personas con un alto índice de susceptibilidad a una enfermedad concreta, y de ese modo poder tomar medidas para protegerse de ella. La idea es que una persona que se entera de que tiene, por ejemplo, un riesgo de cardiopatía superior a la media, cambiará de estilo de vida para minimizar los otros factores que agravan ese riesgo. Los que critican la PRS dicen que la puntuación no es ni mucho menos tan predictiva como promete serlo. Sobreestiman el componente genético de las enfermedades al no tener en cuenta la contribución, mucho más significativa, del entorno y del estilo de vida, por no mencionar todas las demás variables que aún no alcanzamos a comprender.

—El componente genético es solo una mínima parte del riesgo de susceptibilidad con respecto a la mayoría de las enfermedades —me confió la catedrática Lucassen—. La puntuación de riesgo poligénico está ahora muy de moda, pero el código postal del lugar donde nació una persona puede predecir si esta va a contraer o no el cáncer o una cardiopatía, mejor que su código genético.

No somos esclavos de nuestro perfil genético. La conducta y el entorno pueden cambiar la manera de expresarse nuestros genes, lo que significa que tenemos cierto dominio sobre nuestra susceptibilidad genética a una enfermedad. Factores como la dieta, el ejercicio y el sueño pueden activar y desactivar los genes. El código genético por sí solo no cambia, pero sí cambia la manera en que el cuerpo lee ese código. Esto se conoce como epigenética. Por ejemplo, fumar puede alterar la función de un gen que es importante en la regulación del crecimiento celular que aumenta el riesgo de cáncer, pero dejar de fumar, a su vez, puede revertir ese cambio, de modo que el gen vuelve a comportarse como si estuviera en un no fumador. Por la epigenética, las células con un ADN idéntico pueden comportarse de un modo diferente alterando así la regulación del gen. Esto significa que el código genético por sí solo, el orden de las letras en el ADN, no ejerce un control absoluto sobre nuestro futuro.

La mayoría de los genes son factores de susceptibilidad. No son causa de enfermedad. La contribución poligénica a una enfermedad no suele ser tan significativa como otros factores no genéticos. La base técnica y la novedad de las pruebas genéticas pueden confundir a la gente y hacer que dé más importancia a la puntuación de lo que las mismas merecen. Numerosos estudios han demostrado que solo del 10 al 15 por ciento de las personas que, según la puntuación de riesgo poligénico, corre peligro de contraer una enfermedad, ha terminado desarrollándola y eso solo puede significar que, como mínimo, el 85 por ciento de las personas han sido etiquetadas innecesariamente de alto riesgo.[28] Hacer eso puede ser inofensivo si el único resultado es animar a la persona a que lleve una vida saludable, pero puede ser dañino si da lugar a pruebas innecesarias y a una obsesión con la salud.

La puntuación de riesgo poligénico promete advertir del riesgo de contraer enfermedades graves como asma, depresión, cardiopatía coronaria, hipertensión arterial, ataques de pánico, cáncer de piel, fibromas, glaucoma y otras muchas. Se supone que advierte a la gente de futuros problemas médicos, para que puedan tomar medidas preventivas, pero ¿qué utilidad tiene eso en realidad? La mayoría de nosotros sabemos que deberíamos ponernos protección solar, que no deberíamos fumar y que deberíamos seguir una dieta saludable. ¿Acaso es necesaria una prueba genética para reforzar ese mensaje? ¿Nos hace falta la PRS para obligarnos a hacer lo que ya nos aconsejan los médicos? Mejores programas de salud pública subrayando la importancia de un estilo de vida saludable pueden ser una manera de invertir los limitados recursos más eficaz que gastar esos recursos en las pruebas genéticas cuyo objetivo es individual y cuyos resultados son difíciles de interpretar. Es más, la literatura médica actual corrobora que existen pruebas de que la mayoría de las personas que reciben de la DCT una información complicada sobre el riesgo genético no cambian sus costumbres.[29, 30] También está la preocupación de que las personas que han sido informadas de que su riesgo de enfermedad es bajo se crean tan invencibles que terminen descuidando el estilo de vida saludable que con otro resultado sí habrían llevado.

A un nivel poblacional, la PRS que examina grandes grupos de personas genera unos resultados muy interesantes. La puntuación de riesgo poligénico es valiosa en la investigación y puede tener alguna aplicación en el desarrollo de políticas de salud destinadas a grupos grandes, pero tratar de extender en un entorno clínico la PRS como una prueba diagnóstica en individuos sería potencialmente otro caso en el que la ciencia se apropia de algo útil y reduce su utilidad por aplicarla en un contexto inadecuado y por esperar demasiado de ella. La tecnología de la secuenciación genética avanza a una velocidad mucho mayor que nuestra habilidad para comprender el significado del código.

En cuanto a la herencia genética, un aspecto de la prueba directa al consumidor que constituye la razón por la que mucha gente compra el kit, resulta tan problemática como los test de la salud. Tanto es así que una persona que envíe su muestra a varios laboratorios probablemente recibirá varios resultados diferentes. Una investigación llevada a cabo por la Canadian

Broadcasting Corporation halló que cuando dos gemelos idénticos enviaron su ADN para hacer la prueba de ascendencia genética a una sola empresa, cada gemelo recibió un resultado diferente.

Los partidarios de la DCT dirían que mantengo una postura paternalista al afirmar que la gente puede no apreciar las limitaciones de sus propios resultados, pero lo cierto es que estos resultados son tan complejos y están sujetos a tantas salvedades que interpretarlos es dificilísimo hasta para los profesionales de la medicina.

Matt Hancock, ex secretario de Estado para la Salud del Reino Unido, explicó muy bien esa posible malinterpretación de los resultados. En 2019, cuando aún ocupaba ese puesto, Hancock reveló que se había hecho una prueba genética directa al consumidor.[31] El resultado señaló que tenía un 15 por ciento de riesgo de contraer cáncer de próstata. Hancock anunció su resultado en la prensa como si fuera un cuento con final feliz. Mostró su gratitud por el resultado, pues el mismo le había brindado la oportunidad de hablar del cáncer de próstata con su médico y le había recordado la importancia que tienen los cribados periódicos. Creía que la prueba le había podido salvar la vida. Se sirvió de aquella experiencia para investirse de autoridad y, desde su elevada posición, explicar su punto de vista: para él, las pruebas genéticas deberían estar disponibles en el NHS para cualquier persona por su capacidad para predecir la enfermedad y salvar vidas.

—Yo nunca habría descubierto esto de no haber sido por la prueba genómica —anunció a la prensa.

Pero Hancock había sobrevalorado y malinterpretado su resultado. El riesgo medio de morir de cáncer de próstata en los hombres de su edad era, en aquella época, tan solo del 12 por ciento, de manera que su riesgo personal de morir era solo muy ligeramente superior. Es más, su riesgo de desarrollar cáncer de próstata en los diez años siguientes era prácticamente nulo.[32]

Las nuevas tecnologías siempre han cautivado a los científicos y a la sociedad en general. Los grandes saltos hacia adelante sugieren modernidad y la medicina moderna tiende a ser percibida como superior a la precedente. Pero la nueva tecnología va siempre acompañada de una curva de aprendizaje. En 1895, en cierto modo por accidente, Wilhelm Conrad Roentgen descubrió los rayos X. Al año siguiente, los rayos X se pusieron de moda en todo el mundo moderno y se convirtieron en una divertida novedad. Como los elementos necesarios para crear los rayos X eran fáciles de obtener, la gente creaba imágenes en su casa y miraba por rayos X cualquier cosa que fuera lo suficientemente pequeña como para caber en el aparato. Se creía que los rayos X tenían tan gran y tan milagroso potencial que podrían usarse para muchas más cosas que hacer diagnósticos. Se les atribuían propiedades germicidas y embellecedoras. Los médicos incluso los empleaban como método de depilación del vello. En 1897, sin embargo, la gente empezó a notar quemaduras en la piel debidas a los rayos X. En 1910, los médicos que habían desarrollado la tecnología de los rayos X empezaron a morir de cáncer. Hasta que logramos dominarla por completo, el arranque de toda nueva tecnología trae consigo bastantes problemas. Eso ha ocurrido y ocurre hasta con la tecnología más revolucionaria y más valiosa en la historia de la medicina. Los rayos X cambiaron la atención médica y hoy en día continúan siendo valiosos... porque hemos aprendido a utilizarlos con seguridad.

Me pregunto si no estaremos ahora en nuestro propio 1896 con las pruebas genéticas. Su uso se ha disparado tanto dentro como fuera de los sistemas de salud. Sin duda alguna, por una parte, la posibilidad de hacer pruebas genéticas fáciles y baratas revolucionará la medicina y, por otra, las pruebas genéticas y el diagnóstico genético serán valiosos hasta bien entrado el futuro. Cuantas más pruebas se realicen, más fiables serán los resultados, pero aunque nos comportemos como si ya hubiéramos alcanzado ese punto, ni de lejos hemos llegado aún ahí. Entre nuestra habilidad para secuenciar todo el genoma y nuestra capacidad para interpretar los resultados hay una laguna mucho más grande de lo que la gente imagina.

También me preocupa que estamos tan contentos con nuestra habilidad para detectar anomalías biológicas y tan impresionados por la tecnología que parecemos niños en una tienda de caramelos. Algunas cosas de la medicina son relativamente fáciles de hacer y otras son muy difíciles. Encontrar un cáncer es mucho más fácil que entender por qué avanza de un modo diferente en cada persona. Encontrar enfermedades genéticas es mucho más fácil que tratarlas. Encontrar variantes genéticas es mucho más fácil que entender qué significan. Resulta muy tentador hacer una y otra vez las cosas que ya dominamos, mientras esperamos a que las cosas más lentas lleguen a buen término. Pero es un hecho que más pruebas y más diagnósticos no suponen necesariamente que haya más personas más sanas y que el diagnóstico tiene un poder por sí solo que puede hacernos enfermar.

Más personas que nunca están muriendo de cáncer y más jóvenes están siendo diagnosticados de cáncer. Se trata de cánceres auténticos, no detectados en una prueba de detección temprana, sino por los síntomas. Así las cosas, el cáncer debería ser una gran preocupación para la sociedad. Desde luego, constituye todo un desafío para los científicos y los médicos. Aunque el tratamiento del cáncer es mucho mejor de lo que era en el pasado, muchas vidas han de ser salvadas. A nivel global, casi 700.000 mujeres mueren de cáncer de mama todos los años.[33] Pero necesitamos saber distinguir mejor entre las células cancerosas que sí avanzarán y aquellas que no avanzarán. Necesitamos entender mejor qué factores hacen que las células terminen desarrollando un cáncer y qué factores protectores impiden que eso ocurra. Hasta que dominemos ambas cuestiones, un número indeterminado de personas estarán expuestas a un tratamiento tóxico que no necesitan.

El miedo es un poderoso impulsor del sobrediagnóstico. El cáncer nos asusta a todos y nos obliga a actuar tanto a los profesionales de la medicina como a toda la población. Pero a veces conviene pararse a pensar un rato. Existen programas de espera atenta o vigilancia activa para algunos cánceres detectados en una prueba de detección temprana.[34, 35] Esta estrategia implica hacerse chequeos regulares y disponer de tiempo para pensar, pero, para permitirnos ese lujo, es necesario que se explique de manera clara y abierta a toda la sociedad el desafío que supone el sobrediagnóstico de cáncer asociado a los programas de prevención temprana. También necesitamos un médico en quien confiar para que nos guíe en ese juego de dejar pasar el tiempo. Nadie debería afrontar estando solo ni falto de atención la probabilidad de padecer cáncer.

Hay quienes sostienen que tenemos un problema con el lenguaje.[36] A las pequeñas células errantes detectadas en un cribado que no dan muestras definitivas de crecimiento se les ha puesto exactamente el mismo nombre que a los tumores sintomáticos de rápido crecimiento: cáncer. Hay quienes defienden nombrar de un modo distinto las células anómalas muy localizadas para así evitar que la gente se asuste. Los médicos también están asustados, tan asustados que tienden mucho a tomar la dirección del sobretratamiento. En palabras del periodista especializado en la salud Edward Davies: «A veces el miedo, tanto del paciente como del médico, puede invalidar la mejor investigación, la mejor información y los mejores conocimientos conocidos por el hombre».[37] El antídoto del miedo es el conocimiento, la confianza y el apoyo.

Yo asisto a los cribados siempre que me invitan y recomiendo esta experiencia a quien tenga la oportunidad de hacerlo. Si algún día soy la desafortunada que tiene un resultado positivo, tengo planeado permitirme un tiempo para considerar mis opciones. Pero también me recuerdo a mí misma que la prueba de detección temprana es una de las últimas cosas que puedo hacer para protegerme del cáncer. Fumar, la obesidad, el alcohol, la dieta y la exposición al sol son factores que aumentan la probabilidad de contraer un cáncer más que el riesgo genético. Las cosas que hago para limitar estos factores de riesgo son las que me darán la mejor oportunidad de vivir una vida más larga y saludable.

5

Trastorno por déficit de atención con hiperactividad (TDAH), depresión y neurodiversidad

La etapa escolar fue una época difícil para Anna. Todavía la atormenta. Recuerda ser una niña sociable, no le costaba nada hacer amistades, pero también recuerda que se obsesionaba con una amiga, luego con otra y, a renglón seguido, con otra. La acusaban de usar a la gente. Tendía a ser impulsiva y, por querer gustar a los demás, se dejaba llevar fácilmente. Nunca olvidará un desagradable incidente en concreto. Cambió de colegio a mitad de curso. El primer día en su nuevo colegio, se sintió aliviada al ser bien acogida por dos chicas. A la hora de comer, entre risas, las chicas se animaron mutuamente a hacer travesuras. Entonces Anna escupió zumo de naranja a los chicos. Aunque en ese momento le pareció divertido, no tardó en arrepentirse. Cree que ese episodio marcó toda su experiencia escolar.

—¿Qué pensarían todos de mí al verme hacer eso el primer día de clase? —me contó llorando.

Como niña y como adulta, Anna se ha sentido sancionada, juzgada y malinterpretada. Se considera un camaleón por ser capaz de adaptarse a cualquier entorno y sobrevive siendo divertida, pero muchas veces se arrepiente de cosas que ha dicho o ha hecho. Tiene una baja autoestima. Después del colegio, fue a la Escuela de Bellas Artes, pero en algún momento se dijo a sí misma que no era lo suficientemente buena como para llegar a ser artista. Para continuar por ese camino, Anna necesitaba ver que tenía éxito y, pese a haber recibido varios encargos y a haber expuesto algunas de sus obras, abandonó. Entonces quiso hacerse enfermera. Como su madre era enfermera, contaba con un modelo para saber cómo era aquella profesión. La atraían las reglas y las directrices claras propias de ese trabajo.

—De hecho, era el trabajo perfecto para mí —me contó—. Cada día es diferente. Me encanta estar con la gente. Me gusta hacer que la gente se sienta mejor.

Aunque a Anna le encanta su trabajo y se le da bien, a veces se siente bastante incompetente.

—La gente no cree que sea tan lista como yo me siento. Es que no me salen las palabras con la suficiente rapidez —dijo.

Cuando tenía poco más de veinte años, recuerda que estaba siempre agotada. El trabajo la desbordaba. Cometía errores que no reconocía haber cometido ante los demás.

—Trabajaba hasta muy tarde por la noche para ocultar el rastro de mis errores —me contó.

Estaba cansada, pero no podía dormir. Era incapaz de controlar sus emociones. Se quejaba amargamente de tener mala memoria. Dejaba las llaves en lugares inverosímiles, como, por ejemplo, dentro de la nevera. Se olvidaba de apagar el fuego y de desenchufar la plancha.

—Nunca me acuerdo de las cosas que me cuenta la gente, como, por ejemplo, cuántos hijos tienen. Lo odio porque parece que no me importa nada, pero sí me importa.

Anna ha buscado consejo médico muchas veces a lo largo de su vida. Cuando tenía veintitantos años, su médico de familia le diagnosticó depresión y le dio antidepresivos. Como le hacían sentirse atontada, dejó de tomárselos. Fue a ver a un nutricionista, que le dijo que tenía candidiasis y le puso una dieta restringida. La ayudó, pero solo unos meses. Durante diez años acudió semanalmente a un terapeuta y, sí, le sentaba bien, pero su estado de ánimo aún seguía fluctuando. Tenía episodios de depresión severa interrumpida por épocas más felices, durante una de las cuales conoció a su marido, Malachy.

Ya con cuarenta y tantos años, Anna se preguntó si era neurodivergente a raíz de una conversación con una amiga que había sido diagnosticada de TDAH (trastorno por déficit de atención con hiperactividad).

—Siempre se han burlado cariñosamente de mí por tropezarme hasta con mi sombra —dijo sonriendo—. Yo era bastante peculiar. Así que cuando mi amiga me mandó un artículo del periódico que hablaba sobre la neurodivergencia, la descripción me impresionó muchísimo. Parecía que lo habían escrito de mí.

Después de investigar un poco, Anna pagó para que le hicieran online una valoración del TDAH. Eso fue durante el confinamiento del covid, cuando no era posible una valoración presencial. El proceso diagnóstico requería que Anna, Malachy y la madre de Anna hubieran cumplimentado unos cuestionarios antes de la consulta. La entrevista de diagnóstico duró noventa minutos. A Anna le pareció una evaluación muy minuciosa. El terapeuta, que Anna creía que era un psiquiatra pero no estaba segura, le hizo fijarse en gestos suyos de los que ella no había sido consciente hasta ese momento. Cuando le preguntó si era excesivamente nerviosa, Anna le contestó que no, pero el asesor le señaló que durante toda la consulta no había parado de toquetearse el pelo. Anna cayó en la cuenta de que sí era nerviosa al recordar que durante un encuentro o una reunión no paraba de mover y hacer garabatos con el bolígrafo.

—Me preguntó si me daban ganas de levantarme y largarme en plena reunión. También le dije que no a eso, pero, después de pensarlo mejor, caí en la cuenta de que me costaba un gran esfuerzo no levantarme y marcharme. Suprimo el impulso tanto que es como si no existiera. Disimulo.

Ahora Anna es consciente de que lleva toda la vida restando importancia a sus rasgos TDAH. El diagnóstico le hizo ver muchas cosas. La velocidad de procesamiento neurológico lenta explicaba por qué tenía tan mala memoria y por qué era incapaz de comunicar sus ideas a los demás con tanta claridad como deseaba. No era nada extraño que estuviera agotada por todo el esfuerzo que requería camuflar sus dificultades y ocultar sus errores.

Ahora Anna está tomando el medicamento estimulante del sistema nervioso central metilfenidato (Ritalín).

—La primera vez que lo tomé, no podía creerme la claridad con la que pensaba.

Tras algunos ajustes con la dosis, Anna notó una gran mejoría. Era capaz de tomar decisiones más aprisa y de establecer prioridades. Tenía más energía.

Le pregunté cómo había afectado eso a los aspectos prácticos de su vida, al trabajo y a sus relaciones.

—¿Ha mejorado mi vida? Sí y no —me dijo.

En el trabajo la han ayudado. Han hecho ciertos ajustes, como ponerle un despacho privado de techo bajo que reduce la reverberación del ruido y le proporciona tranquilidad cuando la necesita. También le está permitido ponerse unos auriculares con cancelación de ruido si hay mucho bullicio a su alrededor. A sus compañeros les han enseñado a no irrumpir en su despacho sin llamar antes a la puerta. Si está concentrada en su trabajo, le molestan las interrupciones. Cuenta con un certificado de discapacidad que la ayuda a comunicar sus dificultades y sus necesidades especiales a los demás. A pesar de todo, a Anna el trabajo le sigue pareciendo un desafío y siente que tiene que recordarle continuamente a la gente que tiene una discapacidad. Tanto es así que ahora está de baja laboral y no tiene previsto volver a trabajar en toda su vida. El problema es que ni Anna ni su empleador saben lo que realmente necesita.

—Si alguien me pregunta si necesito ayuda, no sé qué pedirle —me contó.

En realidad, tomarse un tiempo, aunque sea como baja por enfermedad, es una señal de que Anna está siendo más amable consigo misma. Ahora es más capaz de reconocer lo que no puede hacer y de permitirse no hacerlo. Así como antes se veía forzada a ir a fiestas multitudinarias que sabía que detestaría, ahora no va y les pide a sus amigos que se reúnan en algún sitio que le resulte más agradable.

Le pregunté cómo habían acogido sus amigos y su familia el diagnóstico. Cuando les describe sus síntomas, le suelen responder lo siguiente: «Todo el mundo tiene eso». Eso me contó. Todo el mundo es un poco caótico. A todo el mundo le cuesta trabajar.

—La diferencia es que yo me siento así todo el día todos los días —me explicó Anna—. Nunca me siento bien.

El TDAH se abrió paso como una afección médica definida en 1968 en el DSM-2, donde se refiere a ella como una reacción hipercinética que se da en los niños y donde se la describe en un solo renglón como distracción e inquietud que desaparecen en la adolescencia. En 1980, el DSM-3 introdujo el término «trastorno de déficit de la atención» (TDA) y, en 1994, el DSM-4 añadió a la descripción la hiperactividad, lo que dio lugar al TDAH. El DSM-5 describe el TDAH como un patrón de falta de atención o hiperactividad que interfiere en el funcionamiento social o en el desarrollo. El diagnóstico requiere que las dificultades estén presentes antes de cumplir los doce años, que se den en muchos ámbitos y que reduzcan la calidad del desempeño social, académico o profesional. La distinción entre un TDAH leve, moderado y severo es muy difusa. El diagnóstico de TDAH severo requiere un acusado deterioro. El TDAH leve va acompañado de tan solo pequeñas deficiencias. El DSM describe el TDAH moderado como causante de una deficiencia entre leve y severa. No hay un consenso sobre qué se considera una deficiencia.

El TDAH o trastorno por déficit de atención con hiperactividad es un diagnóstico que se suele dar a los niños. Ser diagnosticado con TDAH por primera vez siendo adulto solo es posible desde hace unos años. Como todos los problemas médicos, el TDAH tiene distintos grados de gravedad. Uno de los encuentros que más vívidamente recuerdo no fue con un paciente mío, sino con Kendra, la hija menor de una amiga mía. A los ocho años, Kendra, que tenía TDAH severo, poseía tal nivel de energía y tal falta de concentración que resultaba imposible seguirle el ritmo. Cuando estaba en grupo, iba de una persona a otra, hablaba muy deprisa y saltaba de un tema a otro. Era una niña muy cariñosa y a mí me daba la impresión de que también tenía que ser muy inteligente, pero era muy difícil comprobar esa teoría porque no podía prestar atención a nada durante mucho tiempo. En una ocasión, fui con ella y con su madre de compras. Tenía tanta energía que ninguna pudimos relajarnos. Todo le interesaba, pero por poco tiempo. No sé cómo sus padres se las arreglaban para seguirla. Yo estaba segura de que se nos escaparía y la perderíamos. Pero no se escapó. Se crio sana y bien cuidada hasta convertirse en una adulta creativa. Aún sigue teniendo problemas con la falta de concentración. Aunque le costó estudiar, acabó por encontrar su lugar en el mundo. Es artista, lo que le permite trabajar a su manera y a su propio ritmo, así como poner en práctica la flexibilidad de su pensamiento.

Los índices diagnósticos del TDAH severo, como el que tenía Kendra, son bastante estables. Hoy en día, las personas con TDAH leve superan ampliamente el número de personas con TDAH severo. Tal y como sucede con el autismo, en los últimos treinta años el número de personas diagnosticadas con TDAH ha aumentado asombrosamente, pero ese incremento se concentra en el extremo más leve del espectro. La prevalencia mundial media del TDAH en los niños es del 7 por ciento.[1] En Estados Unidos, los diagnósticos de TDAH en los niños aumentaron del 6 al 10 por ciento entre la década de 1990 y 2016.[2] En el Reino Unido, entre 2000 y 2018, los diagnósticos de TDAH se duplicaron en los adolescentes.[3] Alemania, un país que generalmente tiene unos índices bajos, vio un incremento del 77 por ciento en los diagnósticos de TDAH, del 2,2 al 3,8 por ciento entre 2004 y 2013.[4] Un metaanálisis ha mostrado una prevalencia del 14 por ciento en Túnez y del 22 por ciento en Irán.[5] Más del 85 por ciento de los niños con TDAH del mundo entero pertenecen al grupo leve o moderado. La inflación diagnóstica se produce a menudo en esa zona gris del diagnóstico en la que cuesta trazar la línea entre lo normal y lo anómalo.

Sin embargo, el mayor aumento relativo de los diagnósticos de TDAH no afecta a los niños, sino a los adultos. El nuevo diagnóstico en la edad adulta ha pasado de ser muy raro a ascender a uno de cada veinte adultos en algunos lugares.[6, 7] Casi todos estos se clasifican en el espectro leve. El Reino Unido ha registrado un aumento del 400 por ciento en adultos que han buscado un diagnóstico de TDAH entre 2020 y 2023.[8] Los ajustes graduales de los criterios diagnósticos del DSM han hecho que cada vez haya más adultos diagnosticados. La reacción hipercinética de los niños que desaparecía en la adolescencia ha pasado por muchas iteraciones hasta convertirse en TDAH, diagnosticable a cualquier edad, tal y como está ahora.

Muchas de las cuestiones y las controversias que eran aplicables al autismo lo son también al TDAH. Existe una *creep* o fluencia diagnóstica con síntomas cada vez más sutiles que constituyen un diagnóstico. El diagnóstico de TDAH es algo menos formalizado que el del autismo. Implica una evaluación clínica pormenorizada hecha por un profesional cualificado. Además, varias escalas de calificación ayudan a cuantificar el número de síntomas presentes que pueden indicar falta de atención o hiperactividad. Muchos son síntomas autoevaluados, y esto hace que el diagnóstico sea intrínsecamente subjetivo. Asimismo, diferentes profesionales tenderán a diagnosticarlo de distintas maneras, ya que los síntomas son tan cualitativos que resulta difícil medirlos. En un escenario ideal, la evaluación debería realizarse en varias sesiones y en las mismas debería participar más de un diagnosticador. El DSM expone una lista de ejemplos sobre el tipo de dificultades que cabe esperar, como «a menudo pierde cosas», «a menudo no escucha cuando se le habla directamente», «a menudo elude tareas», «a menudo habla demasiado» o bien «a menudo se pone nervioso». La apreciación «a menudo» está abierta a interpretaciones. Un diagnóstico requiere que los síntomas interfieran en la calidad del desempeño social, académico o profesional. Se trata, pues, de algo muy difícil de medir. Cabe presumir que todas las personas que busquen una evaluación del TDAH solo lo estarán haciendo porque están luchando en algún aspecto de su vida y, a su vez, por ello, que todas ellas sufren alguna deficiencia.

Determinadas tendencias sociales resultan interesantes en relación con los diagnósticos de TDAH por revelar algunos de los problemas relacionados con el diagnóstico y el potencial riesgo de sobrediagnóstico. Se ha comprobado que los niños más pequeños de una clase son más propensos a tener un diagnóstico de TDAH que sus compañeros de clase más mayores,[9] lo que sugiere que para algunos la inmadurez puede combinarse con un problema neuroevolutivo. Hay también diferencias sustanciales en los índices diagnósticos dentro de algunos países que no son fácilmente explicables por las diferencias culturales ni por el distinto acceso a la atención sanitaria. En Noruega, donde la atención sanitaria es gratuita y está a disposición de todos, los índices diagnósticos varían desde menos del 1 hasta más del 8 por ciento en diferentes regiones.[10] En Estados Unidos se dice que el 14 por ciento de los niños de Misisipi tienen TDAH, pero solo el 5 por ciento en California.[11] Esto indica que algunos facultativos están haciendo muchos más diagnósticos que otros.

Muchas personas con TDAH también tienen uno o más diagnósticos relacionados con el TDAH, como autismo, ansiedad y depresión. Un estudio ha encontrado que el 87 por ciento de los adultos con TDAH tenía un segundo diagnóstico psiquiátrico, y el 56 por ciento un tercero.[12] El DSM-5 permitió un diagnóstico de TDAH y autismo en la misma persona por primera vez en 2013. Hasta entonces, estos diagnósticos se excluían mutuamente. Desde el DSM-5, el número de personas con ambos diagnósticos está ascendiendo constantemente. Poppy, a quien conocimos en el capítulo tres, fue diagnosticada de autismo a los veinte años, y también tiene TDAH, depresión y un trastorno alimentario. Anna ha sufrido episodios de depresión y, en la actualidad, se está planteando solicitar una evaluación de autismo.

El TDAH y el autismo a veces se solapan. Ambos conducen a sufrir dificultades sociales, irritabilidad, ira, un lento procesamiento de la información, preocupaciones e intereses intensos, tendencia a interrumpir conversaciones y fracaso en trabajos de tipo social. Que estos diagnósticos ocurran simultáneamente se puede explicar de diferentes maneras. Hay quienes sostienen que se debe al riesgo que corren todos los cerebros neuroevolutivamente divergentes de tener múltiples y diferentes estados de ánimo y problemas conductuales, pero lo más probable quizá sea que estos trastornos están tan mal definidos que las mismas personas obtienen múltiples diagnósticos para explicar las mismas dificultades.

El DSM lista el TDAH entre los trastornos neuroevolutivos. Algo curioso le ocurre a un problema médico cuando entra en el DSM. Aunque haya surgido solo por el consenso de un comité y no por un avance científico, al aparecer en ese listado hace que de repente parezca algo científicamente concreto. Una mención en el DSM inmediatamente conlleva que un trastorno se erija como una entidad diferenciada. Aparecer en el DSM lo convierte en campo de estudio para los investigadores y entonces da comienzo una intensa búsqueda de los mecanismos biológicos. Una vez que ha sido identificada una asociación genética en algunas familias y se han encontrado diferencias cerebrales en un subgrupo de afectados, la enfermedad se considera ratificada y su lugar como categoría propia en el DSM queda avalada. A continuación, se desarrollan diagnósticos y tratamientos especializados, surgen grupos de apoyo y el trastorno adquiere longevidad.

Cuando el DSM llamó al TDAH «trastorno neuroevolutivo», fuera o no esa su intención, creó la impresión de que se trataba de un trastorno singular de causa biológica y basado en el cerebro. Esa impresión se refleja en la conversación pública. La revista online *ADDitude* se refiere al TDAH como «un trastorno neurológico que repercute en las partes del cerebro que nos ayudan a planificar, a concentrarnos y a ejecutar tareas».[13] La organización benéfica TDAH Ireland se refiere al TDAH como «una afección médica/neurobiológica en la que las sustancias químicas neurotransmisoras del cerebro, la noradrenalina y la dopamina, no funcionan como deberían».[14] Pero ¿cuál es la prueba de que el TDAH sea realmente «una afección médica/neurobiológica» o «un trastorno neurológico»?

Los estudios sí han mostrado diferencias cerebrales estructurales, como cerebros o regiones cerebrales ligeramente más pequeños en los niños con TDAH comparados con los niños sanos del grupo de control. Lo que es importante saber es que no se trata de anomalías, sino de diferencias que solo se ven al comparar ambos grupos. Los radiólogos no pueden diagnosticar TDAH mediante un escáner porque las personas con TDAH tienen escáneres cerebrales normales. Semejantes diferencias en el escáner cerebral se suelen considerar una prueba que refuerza la idea de que el TDAH es un problema intrínseco en el desarrollo del cerebro, pero no debería ser así. Casi todos los hallazgos positivos en ese sentido se refieren a muy pocas personas, se han realizado solo en niños y no son reproducibles. Aunque proporcionan una información interesante que ayuda a señalar regiones que merecen ser estudiadas en el futuro, no demuestran que el TDAH sea un trastorno cerebral ni una patología específica. Las diferencias cerebrales tampoco causan necesariamente TDAH. Se trata tan solo de una asociación. Así, por ejemplo, los sucesos traumáticos y las carencias soportadas al nacer y en la primera infancia pueden afectar al desarrollo cerebral y dar lugar a conductas que podrían ser diagnosticadas como TDAH. En ese caso, los cambios cerebrales estructurales estarían asociados con el TDAH, pero no serían su causa.

Algunos estudios también muestran diferentes patrones de activación cerebral, medidos por el flujo sanguíneo cerebral o la absorción de oxígeno, en personas con TDAH en comparación con las de los grupos de control. Una vez más, esto se da principalmente en los niños y no constituye una anomalía, sino una diferencia. Todas las diferencias que hay entre las personas tienen algún correlato biológico. Los estudios sobre la activación cerebral pueden también detectar diferencias entre personas por su manera de razonar y por determinados rasgos de la personalidad... y, por ejemplo, entre las personas que son noctámbulas y las madrugadoras. Lo que en realidad revelan las diferencias en la función cerebral entre una persona con TDAH y otra sin TDAH es que la falta de atención o hiperactividad es real, pero no que se deba a una enfermedad cerebral ni que sea anómala ni que tenga una sola causa.

Los estudios genéticos también se utilizan como prueba de que el TDAH es un trastorno biológico específico. Gran parte de dichos estudios se han realizado con gemelos y los mismos han demostrado que el TDAH es heredable del 76 al 88 por ciento de los casos. Sin embargo, en contra de lo que cabía esperar, esto no se ha traducido en el descubrimiento de un conjunto de variantes genéticas capaces de explicar el TDAH. De hecho, un metaanálisis de los estudios de asociación del genoma completo llevados a cabo en grandes grupos poblacionales ha mostrado solo el 22 por ciento de heredabilidad.[15] La brecha entre este hallazgo y lo observado en los estudios con gemelos indica que, en algún momento, se pierde la heredabilidad, pero ¿cómo? Es probable que para que se desarrolle el TDAH sea necesaria la interacción entre múltiples variantes genéticas y muchos otros factores no genéticos. La contribución genética de cada variante puede ser casi inapreciable, pues los factores ambientales son muchísimo más importantes. Esas variantes genéticas que han sido asociadas con el TDAH tampoco son específicas del TDAH, pues también han sido observadas en gente que no tiene TDAH y en otros trastornos, y eso implica que la variante por sí sola no puede causar el trastorno. Probablemente, el TDAH sea poligénico, lo que significa que, como ocurre con la cardiopatía y la diabetes, el componente genético ocupe un lugar mínimo, mientras que las circunstancias de los primeros años de la vida de una persona sean un indicativo mejor que cualquier prueba genética de quién va a contraer TDAH.

Otra teoría muy popular es que el TDAH está provocado por unos niveles bajos de dopamina, pero, una vez más, no hay suficientes pruebas que indiquen que esa sea la verdadera causa. Las investigaciones que sostienen esta teoría a menudo se han realizado con pocas personas, y hay estudios que sostienen exactamente lo contrario, es decir, que no se observa ninguna desregulación de la dopamina en las personas que tienen TDAH. Muchas veces, cuando un estudio encuentra algún punto de interés biológico asociado con las patologías neurodivergentes, ese hallazgo se cuela en el debate incluso antes de que haya una prueba definitiva.

Nada de esto significa que el TDAH no sea biológico y que no hagan falta más investigaciones biomédicas. Por supuesto que es biológico y por supuesto que requiere más investigaciones. Pero lo biológico no equivale automáticamente a enfermedad o trastorno. Todo trastorno de la salud mental, pero también todo sentimiento, todo rasgo de la personalidad, toda reflexión pasajera y todo cambio físico, esté considerado normal o anómalo, es biológico. Todas las experiencias humanas cotidianas se reflejan en algún cambio en el cerebro. Se han hallado correlatos neuronales en la preferencia de las personas por ciertas marcas de chocolate. Tampoco se pone en duda que el TDAH tenga determinantes genéticos. Una persona que tenga un familiar de primer grado con TDAH tiene entre cinco y diez veces más posibilidades de tener TDAH que otras personas. Pero las asociaciones genéticas y la heredabilidad no implican que necesariamente sea un trastorno. Los estudios de asociación del genoma completo también pueden usarse para predecir si a una persona le gustará o no le gustará el cilantro. La investigación biomédica resulta útil para comprender una patología y también para determinar cómo el cerebro genera rasgos humanos como la personalidad y la disposición. Pero no marca necesariamente el TDAH como un problema neurológico, un trastorno único o un trastorno principalmente cerebral, como se suele afirmar.

La investigación del TDAH también está sujeta a los mismos problemas que la investigación del autismo. Como se han identificado versiones de TDAH mucho más leves, el grupo de personas con la etiqueta termina siendo tan heterogéneo que resulta más difícil encontrar similitudes biológicas. Puede ser que los niños con un TDAH severo —aquellos que desde la edad preescolar tienen unos problemas tan graves y tan manifiestos que les imposibilitan un desempeño normal en el colegio— sí tengan una enfermedad específica para la que exista una única y fuerte asociación genética. Pero eso resultará difícil de comprobar mientras continúen sumándose nuevos afectados de TDAH.

La verdad es que, pese a las décadas dedicadas al trabajo, ningún proyecto de investigación biomédica ha logrado encontrar ninguna anomalía común a los afectados de TDAH. No existen biomarcadores que permitan distinguir las conductas que muestran las personas con TDAH de otros trastornos o incluso de la experiencia humana normal. Hasta los investigadores que intentan hallar la causa biológica del TDAH admiten que se trata de una afección que se manifiesta de muchas maneras en muchísimas y muy distintas personas y que, a largo plazo, arroja muchísimos resultados diferentes. Aun así, seguimos agrupando a las personas que tienen los rasgos considerados coherentes con TDAH bajo una única categoría médica, estudiándolos y tratándolos como si fueran un grupo único y todos sus miembros tuvieran inequívocamente un trastorno del desarrollo cerebral.

Hoy en día, la biologización —o, para ser más precisos, la patologización— de los problemas de salud mental y de los trastornos conductuales se ha convertido en una moda tanto en el mundo de la medicina como en toda la sociedad. No es raro oír hablar de la depresión describiéndola como una deficiencia de serotonina, en lugar de como una reacción ante las circunstancias de la vida. Poppy explicaba su incapacidad para forzarse a sí misma a hacer las tareas básicas del día a día como un déficit en el neurotransmisor de la dopamina. La aliviaba muchísimo conceptualizar sus dificultades de este modo.

Se ha extendido la búsqueda de biomarcadores, como, por ejemplo, correlatos genéticos o anomalías en un escáner, que demuestren que los problemas de salud mental y el sufrimiento psicológico son reales porque validan y justifican las dificultades de la gente. En este ambiente, centrarse demasiado en los aspectos sociales o psicológicos de una enfermedad se tacha cada vez más de «luz de gas»* médica por parte de algunos pacientes, es decir, se considera negar la verdad de otra persona. Hay una gran diferencia entre las palabras que empleamos para describir nuestro sufrimiento y cómo se percibe

* Del inglés *gaslighting*, hace referencia a un tipo de maltrato psicológico y emocional en el que se pretende hacer dudar a la persona manipulada de su propia percepción, sus creencias y sus vivencias. *(N. de la T.)*

el mismo. Esa puede ser la razón por la que el TDAH, el autismo y la depresión se suelen llamar hoy en día afecciones neurodivergentes.

El término «neurodiversidad» fue acuñado en 1998 por la socióloga australiana Judy Singer. En realidad, no es un término médico, pero, ya que suena como si lo fuera, surte un efecto biologizante o patologizante. Singer describió cómo se le ocurrió este término en una entrevista:

—Lo extraje de una combinación de la biodiversidad, que es un término político que viene a decir que es bueno tener diversidad en nuestro entorno. Noté que la psicoterapia estaba empezando a considerarse como una especie de burla y que los neurocientíficos eran los nuevos sacerdotes, así que pensé: «Juntemos los dos términos». La neurodiversidad suena a algo tan importante que legitima nuestra reivindicación de ser tomados en serio.[16]

En mi propio campo de trabajo, también se advierte una acusada tendencia a buscar una causa biológica para el sufrimiento humano. Hoy en día, los trastornos psicosomáticos que se manifiestan con síntomas neurológicos se denominan trastornos neurológicos funcionales (FND, por sus siglas en inglés). Las convulsiones, que antes se llamaban psicógenas o psicosomáticas (y, hace décadas, histeria), ahora se denominan convulsiones funcionales. Muchos prefieren los nuevos términos porque nos recuerdan que la discapacidad psicosomática es una función de los procesos cerebrales. Palabras como «psicológico» están cada vez peor vistas en algunos círculos médicos porque, aunque no se utilicen con esa intención, pueden llevar a la confusión de considerar que esos síntomas son puramente psiquiátricos y ello dar lugar a un rechazo o subestimación de la muy real discapacidad física. Referirse a un problema médico como psicológico inmediatamente rebaja su importancia a la vista de muchos.

Como médica, tiendo a ser psicologizadora, como dirían algunos. Soy de las que prefieren preguntar «¿Qué es lo que te ha pasado?» en lugar de «¿Qué te pasa?». Muchos trastornos psicosomáticos empiezan en el contexto de un importante estrés vital. Los síntomas físicos son la consecuencia de unos cambios físicos biológicos reales, pero no se deben a una enfermedad y no se producirían sin un desencadenante del estrés. A veces, cuando la vida nos abruma con demasiadas dificultades, las vías fisiológicas de lucha y huida son tan activas, que producen una serie de cambios que la gente confunde con una enfermedad principalmente física. Cuando les hablo a mis pacientes de los trastornos psicosomáticos, me centro más en el suceso externo que pone el tren en marcha que en el proceso fisiológico interno que lo mantiene en su raíl. Algunos de mis colegas hacen lo contrario y tienden más a biologizar. Quizá entiendan los síntomas del paciente exactamente igual que yo, pero prefieren enmarcar su explicación en torno a los cambios biológicos del cerebro y del cuerpo, en lugar de conceder un papel central en la enfermedad a los factores estresantes externos.

Como psicologizadora, espero que ayudar a las personas a entender que algo de su entorno social las ha hecho enfermar hará que en el futuro tengan cierto control sobre cómo lidiar con los factores estresantes externos. Me temo que hablar demasiado sobre los procesos biológicos internos hace que las personas se sientan víctimas pasivas de su trastorno médico que les quita el control. Los biologizadores dirían que poner demasiado énfasis en los desencadenantes sociales y psicológicos tiene el peligro de que los pacientes se sientan acusados y culpables de estar enfermos. Ninguno de los dos enfoques es incorrecto. Simplemente son distintos. La mejor solución es adaptar cada conversación al paciente concreto.

Por supuesto, creo que conocer la biología de todas las enfermedades es absolutamente necesario, pero me preocupa que centrarse demasiado en la investigación biomédica distraiga la atención de los numerosos factores psicosociales que invariablemente van asociados con los trastornos de la salud mental y de la conducta. La biología innata, la que crea vulnerabilidad ante los problemas de salud mental, no siempre se puede cambiar, pero los factores sociales y del entorno sí. En el caso del TDAH, el abuso infantil, la falta de cuidados, el pasar una y otra vez de un hogar de acogida a otro, el presenciar escenas violentas y la exposición al alcohol en el útero han demostrado que aumentan el riesgo de desarrollar TDAH. Estos aspectos de la vida están fácilmente disponibles para ser objeto de intervención social y psicológica, pero actualmente no ocupan el primer plano en el debate sobre el TDAH. El DSM-5 señala expresamente que los signos de TDAH pueden estar completamente ausentes «cuando el individuo está recibiendo frecuentes recompensas por una conducta apropiada, cuando está bajo estrecha supervisión, cuando se encuentra en un ambiente novedoso, cuando se compromete con actividades especialmente interesantes y cuando tiene una adecuada estimulación externa». Esto indica que una vida mejor para los niños hará que tengan menos problemas neuroevolutivos tanto en la infancia como ya en la edad adulta. Sin embargo, este aspecto del TDAH tiende a ser desatendido por el debate público, tal vez porque es un asunto mucho más difícil y delicado de abordar que la química cerebral.

Contemplar el TDAH como un trastorno neuroquímico también ha beneficiado a la industria farmacéutica y este es un dato que no se puede ni se debe ignorar. Si el TDAH se debe a un desequilibrio químico, el tratamiento será químico. La inflación del diagnóstico de TDAH se debe en parte a la disponibilidad de tratamientos estimulantes como el metilfenidato (Ritalín) y la dextroanfetamina (Adderall). En los diez últimos años, las prescripciones para tratar el TDAH se han multiplicado por siete en el Reino Unido[17] y por diez para el TDAH en adultos en Nueva Zelanda entre 2006 y 2022.[18] Las prescripciones estimulantes aumentaron en un 250 por ciento en Estados Unidos de 2006 a 2016.[19] Se ha visto un crecimiento similar en las prescripciones en todo el mundo. El TDAH es un negocio y también un trastorno médico. Los medicamentos estimulantes nunca se recomendarían para neutralizar el efecto de las adversidades padecidas en la infancia, pero sí se pueden prescribir si el TDAH se considera un desequilibrio neurotransmisor del cerebro.

Los estimulantes son un tratamiento de primera línea para los adultos, mientras que en los niños están reservados para cuando ha fallado el apoyo educativo y conductual. Entre los asesores del grupo de trabajo que se encargó del desarrollo de la categoría del TDAH en el DSM-5, el 78 por ciento revelaron posibles conflictos de intereses por sus vínculos financieros con determinadas empresas farmacéuticas.[20] Las farmacéuticas también suelen costear todos o parte de los gastos de las páginas web educativas, profesionales y de consumidores que proporcionan información sobre el TDAH. Estas compañías también financian a los grupos de defensa del paciente y a las organizaciones benéficas para las personas afectadas de TDAH.

La ironía de todo esto es que aún está por ver si realmente funciona lo de medicar a los adultos con TDAH. Algunos estudios señalan que los estimulantes sí son efectivos, pero la duración de casi todos ellos ha sido corta, inferior a las catorce semanas, y muchos los ha llevado a cabo un único grupo de investigación, de manera que todavía no han sido replicados por otros grupos de estudio para confirmar los hallazgos. Entretanto, una revisión de Cochrane de 2022 no encontró pruebas de que el metilfenidato fuera superior al placebo en los adultos. Se revisaron 24 ensayos en los que habían participado 5.066 personas con TDAH y se concluyó que la mayoría de las investigaciones que indicaban que el medicamento era beneficioso eran de escasa calidad.[21] Los medicamentos sí pueden funcionar para ayudar a que la gente se concentre en tareas repetitivas y cotidianas, pero eso no se traduce necesariamente en una mejoría de la creatividad o en el tipo de habilidades mentales complejas más importantes para las relaciones, el trabajo y el éxito.

Los olvidos, la falta de motivación, la intolerancia al ruido, la ansiedad social, un bajo estado anímico, la distracción y las dificultades para concentrarse forman, todos ellos, parte de la experiencia humana. Si todos se han patologizado cada vez más es, en parte, por su inclusión en las categorías del DSM. Resulta muy fácil criticar al DSM por su papel en la patologización de lo normal y por animar a la medicalización de todo sufrimiento humano, pero en realidad creo que sin ese manual estaríamos perdidos. Los sistemas que clasifican la enfermedad y la patología son esenciales y no soy siquiera capaz de imaginar cómo podrían funcionar en su ausencia los sistemas de salud y los centros de investigación. Por ejemplo, los científicos no podrían estudiar a las personas con síntomas coherentes con la esquizofrenia si las afectadas estuvieran tan diversamente etiquetadas que no pudieran ser reunidas en un solo grupo. Se necesita que los profesionales usen un lenguaje común para hablar entre ellos de los pacientes y desarrollar su trabajo. Las compañías de seguros exigen categorías diagnósticas como estas para comprobar que realmente estamos enfermos.

El problema del DSM no es que exista, sino que se toma más al pie de la letra de lo debido. Aunque esté claro que se ha ido demasiado lejos, también parece muy difícil reducir categorías del DSM. Cuando un reajuste de los criterios diagnósticos amenaza con eliminar el diagnóstico que recibieron algunas personas, se suele crear otra etiqueta diagnóstica nueva para que nadie se quede sin diagnóstico. Eso es lo que ocurrió en el DSM-5 cuando se desarrolló la categoría de «trastorno de la comunicación social (pragmática)», para abarcar a las personas que ya no podían calificarse como autistas según los más recientes criterios. Cada nueva edición del manual incluso señala problemas que merecen ser considerados como futuras afecciones. El comité del DSM-5 sugirió el «trastorno del uso de la cafeína» como una posible categoría para incluirlo como tal en la siguiente edición. Dicho trastorno se define como uso problemático de la cafeína que da lugar a deterioro y sufrimiento. Y la biologización ya está en marcha: estudios con gemelos muestran que el abuso de la cafeína es heredable y ya se han asociado con él unas variantes en el gen ADORA2A.

En medicina, aunque el patrón original no haya funcionado demasiado, los patrones se repiten. La depresión también se inscribe bajo el estandarte de la neurodiversidad. Antes del TDAH, la depresión leve siguió una trayectoria en cierto modo similar, pues pasó a considerarse un trastorno químico del cerebro que justificaba un tratamiento farmacológico. Cuando se obtuvo el primer antidepresivo, la imipramina, en los años cincuenta, a la empresa farmacéutica que lo desarrolló le preocupaba que no tuviera mercado. Se preocuparon en balde: con este fármaco lograron uno de los mayores ingresos de la industria.

Como lo que ocurrió con el TDAH, el éxito del tratamiento químico para la depresión dependía de atribuir un bajo estado de ánimo a un desequilibrio químico en el cerebro. En 1967, el psiquiatra británico Alec Coppen propuso el descenso de los niveles de serotonina como causa de depresión. La idea cuajó y, décadas más tarde, la mayor parte de los antidepresivos siguen centrados en elevar los niveles de serotonina. Y, sin embargo, un metaanálisis de 2023, publicado en *Nature,* concluyó que la teoría de la serotonina quizá fuera errónea desde el principio.[22] Ese análisis no halló pruebas de ninguna asociación entre la serotonina baja y la depresión. Hay algunos estudios que sí muestran esa asociación, pero ni siquera estos demuestran que el desequilibrio químico cause depresión. Hoy en día se acepta que, aunque unos bajos niveles de serotonina pueden desencadenar la depresión en algunas personas, en la mayor parte de los casos no son la causa de esta.

Pero si la baja serotonina no es la causa de la depresión, ¿por qué los medicamentos que aumentan los niveles de serotonina han hecho que la gente se sintiera mejor durante tantas décadas? Lo cierto es que esta pregunta no tiene una respuesta firme, pero para muchas de esas personas, posiblemente para la mayoría, la mejoría puede deberse al efecto placebo. Cada vez más profesionales sostienen que los antidepresivos no tienen un beneficio superior al placebo en quienes padecen una depresión leve.[23, 24] No es que la mejoría a través del efecto placebo sea desdeñable. Lo que importa es sentirse mejor, independientemente del mecanismo, y posiblemente deberíamos intentar aprovechar mejor el poder de los placebos, de una manera más formal, en la medicina, pero... no necesariamente con tratamientos químicos.

A pesar de que haya quienes también lo han puesto en duda,[25] el uso de antidepresivos en la depresión severa está más amparado por las pruebas. La ciencia de la depresión, como la del autismo y la del TDAH, se ha visto muy enturbiada por la gradual homogeneización del trastorno, que trata la depresión severa y la leve como si fueran lo mismo, lo que dificulta determinar qué tratamiento funciona. La depresión ha captado formas más leves de tristeza y por eso cada vez resulta más factible referirse a cualquier estado de ánimo bajo con términos médicos. La tristeza propia de la naturaleza humana está siendo progresivamente biologizada. El DSM-5 aplicó los cambios necesarios para permitir un diagnóstico de depresión pasadas dos semanas del fallecimiento de un ser querido. Se trata de cambios bienintencionados destinados a asegurar que nadie que realmente lo necesite quede excluido de la atención médica, pero también pueden patologizar las reacciones propiamente humanas ante unas circunstancias adversas.

Todos atravesamos períodos de un bajo estado anímico. La depresión que dura menos de dos meses y no va asociada a un intento de suicidio no necesita tratamiento médico. La mayoría de los casos de depresión y aflicción de leves a moderadas se resuelven espontáneamente sin ayuda médica. Medicalizando estos casos se corre el riesgo de una medicación innecesaria o incluso de ralentizar la recuperación por centrarse demasiado en los síntomas y por interferir en las estrategias normales de afrontamiento. Asimismo, amenaza la calidad de los hallazgos de la investigación al tratar a muchas personas con unos niveles de sufrimiento muy diversos bajo una única etiqueta médica, como si todos los casos fueran iguales, cuando en realidad no lo son.

Se dice ahora que uno de cada cinco jóvenes en el Reino Unido tiene un problema de salud mental, lo cual supone un dato estadístico asombroso.[26] Pero el súbito aumento de personas con un diagnóstico de salud mental ¿significa que todos nos estamos volviendo más tristes y preocupados, significa que se nos da mejor diagnosticar las enfermedades de la salud mental o simplemente se debe a que tendemos más a patologizar las emociones humanas normales?

Un reciente estudio de cohorte que ha durado veinte años, de 2000 a 2020, ha intentado abordar estas mismas cuestiones.

Ha estudiado las historias clínicas electrónicas de 29 millones de habitantes del Reino Unido mayores de dieciséis años. Los resultados parecen apoyar el relato según el cual los problemas de salud mental están efectivamente aumentando, sobre todo, entre los jóvenes de dieciséis a veinticuatro años.[27] Sin duda, este estudio confirma que cada vez está yendo más gente al médico quejándose de su salud mental. Sin embargo, aún sigue abierta la cuestión de si estamos o no estamos más ansiosos y deprimidos, de si somos o no somos más propensos a ir al médico con este tipo de síntomas o a considerar un bajo estado anímico y la ansiedad como problemas médicos. Quizá los médicos también sean más propensos a registrar muchos síntomas —que antes se llamaban de otra manera— como problemas de salud mental.

El estudio encontró pruebas de que, con el paso del tiempo, ha habido un aumento de los síntomas reales de la depresión y la ansiedad, lo que significa que las personas están más sintomáticas, no que llamen depresión a un simple bajo estado de ánimo. Pero esto también hay que interpretarlo con cautela, ya que vivimos en unos tiempos en los que nos animan a prestar atención a nuestros sentimientos y cada vez utilizamos un lenguaje más medicalizado para referirnos a ellos. Las campañas de concienciación pueden hacer que la gente se preocupe de unos síntomas que antes habrían minimizado y pueden animarlas a que acudan a la consulta con unos problemas que hasta ahora no habían considerado síntomas médicos. Por ejemplo, el miedo a hablar en público ahora es diagnosticable como trastorno de ansiedad social.

Lo que está claro es que no deberíamos extraer conclusiones precipitadas. Todavía se están discutiendo estas cuestiones, también otras relativas a aspectos sobre los que suele haber consenso público, como la suposición de que una de las principales razones por la que los jóvenes están siendo diagnosticados con problemas de salud mental es el uso de las redes sociales. La interacción entre la salud mental y el uso de las redes sociales es mucho más compleja de como se nos suele presentar, pues las suposiciones suelen omitir las cosas positivas que las redes sociales aportan a la vida de los jóvenes, como entretenimiento, información educativa y conectividad. De hecho, un estudio señalaba que las redes sociales mejoraban la autoestima porque ese apoyo entre colegas que se da en las mismas estrecha las relaciones.[28] Otro mostró que el humor en las redes sociales alivió el estrés durante la pandemia.[29] Es más, un reciente estudio realizado en el Reino Unido de 3.000 niños y adolescentes de entre diez y quince años reveló que no había ningún vínculo entre los problemas de salud mental y el uso de las redes sociales.[30]

Que se haya encontrado alguna asociación entre el uso de las redes sociales y la depresión también pueda deberse a que las personas con problemas de salud mental preexistentes son más propensas a utilizar las redes sociales, de modo que la relación entre las dos puede ser justo la contraria de la que esperábamos.[31] Es posible que determinados aspectos del uso de las redes sociales tengan un efecto negativo y otros tengan un efecto positivo. El ciberacoso y la dependencia del número de *likes*, comentarios y seguidores o *followers* pueden efectivamente ejercer un efecto perjudicial en el bienestar.[32] Pasar demasiado tiempo en las redes sociales puede interferir en otros aspectos de la vida. Los jóvenes que pasan mucho tiempo en las redes son menos aficionados a practicar deporte. Ciertos tipos de uso de las redes sociales podrían también afectar a la imagen corporal de uno y provocar que la gente sufra por comparación. Pero algunos expertos han estimado que en realidad el uso de las redes sociales solo supone el 10 por ciento del aumento de los problemas de salud mental en la gente joven y el 5 por ciento se puede atribuir a la falta de ejercicio. Otro 5 por ciento se puede explicar por el deterioro en la salud mental de los padres. Eso deja el restante 80 por ciento sin explicación,[33] lo que da mucho espacio para permitir la patologización de las experiencias humanas corrientes como gran factor coadyuvante.

La pregunta de si hay o no hay una crisis de salud mental entre los jóvenes está abierta a muchas respuestas diferentes. No debemos dar por hecho que las redes sociales son el principal problema, pero sí hemos de aceptar que una persona debe de estar sufriendo si se encuentra tan mal como para pedir ayuda a un médico. La cuestión que retomo es si medicalizar ese sufrimiento dándole una etiqueta diagnóstica y biologizarlo refiriéndonos a él con explicaciones genéticas y relacionadas con el cerebro es la mejor estrategia para hacer que la gente se sienta mejor. Antaño se restaba toda importancia al sufrimiento psicológico, así que deberíamos celebrar por ser una buenísima noticia que hoy en día las personas que lo están pasando mal cuentan tanto con un mayor reconocimiento como con apoyo. Sin embargo, como pasa siempre que el diagnóstico incluye casos más leves, inevitablemente se ignoran el impacto negativo de la medicalización y el efecto de esa etiqueta. La medicalización basada en las teorías biológicas y el tratamiento con sustancias químicas también tienden muchísimo a no considerar todos los cambios sociales que estamos viviendo. Muchas pruebas apuntan a las circunstancias de la vida como el principal factor de riesgo para sufrir problemas de la salud mental. Los acontecimientos adversos en los primeros años de la vida, antecedentes familiares de problemas relacionados con la salud mental, un entorno familiar negativo, el acoso escolar, la pobreza, el racismo, el aislamiento social y la desigualdad son, todos ellos, factores de riesgo para los problemas de la salud mental. Como sí es posible cambiar esos factores, deberíamos prestarles más atención.

La disponibilidad de las explicaciones médicas y las soluciones químicas para la tristeza han sido muy tentadoras para todos los afectados. Terminar una consulta con una prescripción es relativamente fácil para un médico. Así gestiona su propia ansiedad y se siente útil. También lo es para el paciente. Las soluciones rápidas siempre son bienvenidas; el efecto placebo de los antidepresivos abrevia una conversación difícil. Pero los tratamientos químicos tienen efectos secundarios como somnolencia, nerviosismo, insomnio y disfunción sexual, incluso hay un índice mayor de suicidios entre los jóvenes que toman determinados fármacos antidepresivos. Y aunque las explicaciones de la angustia basadas en la biología interna pueden ofrecer alivio, también suponen un gran riesgo porque arrebatan a las personas el control de su propio futuro y las distraen de la necesidad de iniciar un cambio social.

El enfoque del DSM no es la única manera de abordar este problema. De hecho, muchos temen, yo también, que biologizar la angustia o el sufrimiento mental y los problemas de conducta impida un examen de la vida y la sociedad que podría generar una percepción personal que a su vez podría contribuir a lograr una mejora más duradera. Entre algunos profesionales de la medicina crece la sensación de que habría que alejarse de ese enfoque centrado en la biología y recurrir a la psicología y a la psiquiatría. Entre esos profesionales destaca la voz de la psicóloga Lucy Johnstone, que contempla el diagnóstico de las enfermedades de la salud mental como algo que oculta el sentido de la vida de cada uno, erosiona la identidad personal y elimina la capacidad de acción. Johnstone prefiere conceptualizar los problemas de la salud mental más como estrategias de supervivencia que como trastornos cerebrales. Según su teoría, las experiencias descritas como síntomas son en realidad una reacción ante las amenazas y una manifestación de lo que una persona necesita hacer para superar o lidiar con esa amenaza. Los humanos somos seres esencialmente sociales. El comportamiento problemático y la falta de ánimo son inseparables de nuestro entorno y nuestras relaciones sociales. Como dice Johnstone, lo que se califica de enfermedad mental puede ser un intento de la persona de sentirse protegida, de ser valorada o de encontrar su lugar en el mundo.[34]

—Nuestra conducta es una respuesta inteligible a nuestras circunstancias, nuestra historia, nuestros sistemas de creencias y nuestras capacidades físicas —dice.

Johnstone hace campaña para prescindir de las etiquetas diagnósticas y, como alternativa, propone describir el problema de una persona en términos de síntomas (por ejemplo, un bajo estado anímico) y, luego, formular ciertas preguntas. ¿Qué te ha sucedido? ¿Cómo te ha afectado eso? ¿Qué has hecho para sobrevivir? En lugar de buscar una píldora, una persona debería estar empoderada para buscar la razón por la que se siente como se siente. Su perspectiva coincide con mi propia impresión que se ha ido configurando a lo largo de los años y ahora resumo así: se entienden mejor los problemas psicosomáticos de mis pacientes como una respuesta inadaptada a las circunstancias, de manera que explorar esas circunstancias ofrece la mejor oportunidad tanto para recuperarse como para evitar recaídas. En la depresión y en las patologías psicosomáticas, la conexión entre el sufrimiento y los acontecimientos de la vida suele ser muy compleja y difícil de esclarecer, pero entender la conexión entre tu propia trayectoria, cómo vives tu vida y cómo te sientes es una manera más segura de responder a los acontecimientos adversos que pueda traerte la vida que cualquier pastilla.

Las etiquetas médicas también tienen el efecto de afectar a la identidad de maneras imprevisibles, consecuencia que no debería ser subestimada. Que un trastorno acabe llamándose trastorno del desarrollo cerebral genéticamente determinado o que se afirme que se debe a la falta de serotonina amenaza con el riesgo de convertirlo en una parte indisociable de la persona. No podemos cambiar nuestra estructura genética esencial y, así como un cerebro puede ser adiestrado, una anomalía evolutiva asociada a cambios cerebrales estructurales no puede ser reparada. Es permanente.

Los sociólogos llevan mucho tiempo estudiando el efecto del etiquetado en la identidad. Unos estudios muestran que, cuando una persona es etiquetada como diferente o distinta, a veces se identifica con la etiqueta y se comporta de otra manera para adaptarse a ella. Tendemos a mostrar los rasgos de las etiquetas que nos han puesto. Trastornos como la neurodiversidad van acompañados de un conjunto de estereotipos a los que las personas así etiquetadas pueden fácilmente ajustarse. De ello no se puede concluir sin más que todas las personas adoptarán los rasgos de su etiqueta. Por supuesto, una persona puede resistirse, pero, cuando un diagnóstico es la única llave que te abrirá la puerta de la ayuda, cuando este diagnóstico reconoce tu sufrimiento y te ofrece un grupo de apoyo, ¿por qué habría que resistirse?

La identidad con la enfermedad se define como el conjunto de roles y actitudes que los seres humanos adoptan para sí mismos en relación con su enfermedad. Se ha demostrado que identificarse demasiado con un diagnóstico conduce a un estado de salud peor. Incluso las personas con una enfermedad física que no tenga nada que ver con la salud mental ni con la conducta están peor de salud si su identidad con la enfermedad ocupa demasiado espacio en su vida. Un estudio realizado a personas con cardiopatías congénitas mostró que aquellas cuya enfermedad dominaba su identidad tenían más hospitalizaciones y hacían más visitas al médico que otras con problemas del corazón igualmente complejos y severos.[35] En otras palabras, la severidad de sus síntomas y la necesidad de tratamiento hospitalario guardaban más relación con su fuerte identificación con la etiqueta diagnóstica que con la gravedad de la cardiopatía. Asimismo, en ese grupo, una fuerte identidad con la enfermedad predecía las mayores necesidades médicas aún mejor que una depresión y una ansiedad manifiestas.

Formar parte de un grupo cuya razón de ser es una enfermedad puede también repercutir en el resultado.[36] Grupos de personas que se definen por un diagnóstico de salud mental desarrollan normas de conducta que pueden dar lugar a que se exageren sus síntomas y sus necesidades. Esto ocurre de manera inconsciente. La población neurodiversa muestra un elevado nivel de identificación grupal. He hablado con muchas personas que cuentan que, cuando se enteraron de que eran neurodiversas, encontraron a su tribu. Esto es maravilloso en ciertos aspectos, pues sentir que no están solas les da muchísima tranquilidad, pero erigir un problema médico como centro de la identidad personal y grupal puede también amenazar el bienestar. Y en todo esto hay numerosas capas. Las personas que no pertenecen a esa tribu, pueden percibir a aquellas que se sienten profundamente identificadas con la enfermedad como menos capacitadas y eso contribuye a que las personas afectadas tengan un concepto negativo de sí mismas. Una persona que no se siente capaz se comporta como si estuviera incapacitada y ello hace que otros la traten como si estuviera incapacitada y, así, se crea un círculo vicioso que se retroalimenta. Tampoco hay que olvidar que formar parte del grupo puede estar condicionado a estar enfermo y mejorar podría afectar a esas relaciones.

Hay una manera de romper ese ciclo. Para recuperarse, lo principal es identificarse con la recuperación. Para mejorar, un individuo tiene que renunciar a su identidad con la enfermedad y desarrollar una nueva e igualmente significativa identidad con la recuperación. La periodista Hadley Freeman expone un buen ejemplo de cómo funciona esto en su libro *Good Girls,* en el que narra su experiencia personal con la anorexia. Freeman pasó diez de sus años de etapa escolar entrando y saliendo del hospital con un trastorno alimentario que ponía en riesgo su vida. En las salas de los hospitales, rodeada de otras personas con anorexia, aprendió sin darse cuenta cómo ser mejor anoréxica, cómo mantener el peso y cómo ofrecer resistencia al sistema hospitalario. Continuó estando gravemente enferma hasta que se dio cuenta de que la única manera de avanzar hacia un estado saludable era visualizar una vida cuyo centro no lo ocupara la anorexia. La mejoría solo dio comienzo cuando vislumbró cómo podía ser la recuperación. Obviamente, que una identidad con la enfermedad exacerba los síntomas ocurre a un nivel inconsciente. Nadie quiere estar enfermo y la recuperación puede ser durísima.

Aunque los grupos de apoyo a las enfermedades son muy beneficiosos en algunos aspectos, también pueden ser perjudiciales si no muestran una fuerte identidad con la recuperación. En marzo de 2020, el profesor Paul Garner, médico e investigador residente en el Reino Unido, contrajo el covid-19 y se asustó al verse tan sumamente fatigado semanas después de que la infección aguda pareciera haber remitido.[37] La infección inicial había sido leve, pero las secuelas le hicieron sentirse como «si le hubieran golpeado en la cabeza con un palo de críquet». A veces sentía que se estaba muriendo. Se encontraba exhausto y le costaba muchísimo explicar todos sus síntomas. Todos los días aparecía un síntoma nuevo: pesadez de cabeza, malestar estomacal, acúfenos, parestesia, disnea, mareos. En un blog que escribió para la revista *British Medical Journal,* describía su enfermedad como «un calendario de adviento, con una sorpresa cada día, con algo nuevo todos los días».[38]

Garner es especialista en enfermedades infecciosas. Él mismo confiaba en que él, precisamente él, fuera capaz de explicar lo que le estaba pasando a su propio cuerpo, pero le resultaba imposible. Cuando lo intentó y no logró recuperarse, Garner llegó a pensar que sufría una enfermedad sin precedentes. Se preguntaba si el virus habría desencadenado algún trastorno inmunológico nuevo que no aparecía en los manuales de medicina. Recurrió entonces a internet para buscar respuestas y vio que no estaba solo. En los grupos de apoyo al covid persistente muchas personas compartían su misma experiencia. Corredores maratonianos que ya no podían ni andar después de un covid leve. A través de los grupos de covid persistente, encontró personas que habían desarrollado síndromes de fatiga crónica después de haber sufrido otras infecciones. Muchas de esas personas llevaban décadas enfermas. Sus experiencias también coincidían con la de Garner. Su previsión inicial, basada en sus conocimientos médicos, era ir mejorando poco a poco con el paso tiempo y recuperarse haciendo cada día algo más de ejercicio. Aprovechando uno de esos días en que se sentía un poco mejor, dio una vuelta de diez minutos en bici y ese paseo le provocó una recaída de tres días, así que decidió aprender de todo cuanto contaban quienes llevaban mucho más tiempo que él intentando recuperarse, sin conseguirlo. Le recomendaron pasear y moverse ajustándose a la energía que tuviera cada día, en lugar de tratar de cumplir con los ejercicios que hubiera planeado. Un amigo le aconsejó lo siguiente: «Deja de intentar dominar al virus, acomódate a él». Garner aprendió a hacer menos... y así alcanzó un punto de referencia propio y observó que no empeoraba... pero que tampoco mejoraba.

Y ahí podría haber terminado la historia de Garner. En septiembre de 2020 había mejorado algo, pero ya no lograba recuperarse del todo. Entonces Garner dejó de buscar las historias de quienes no lograban recuperarse y buscó aquellas otras de quienes habían tenido unos resultados más positivos. Así fue como dio con Recovery Norway, un grupo de personas que habían padecido el síndrome de fatiga crónica y lo habían superado. El grupo le ofreció otra perspectiva y, lo más importante, una identidad con la recuperación. Garner se dio cuenta de que, si bien pasear le había ayudado al principio, luego se había obsesionado con ese ejercicio. Como describía en su blog, inconscientemente había empezado a hacer un seguimiento constante de cualquier señal procedente de su cuerpo hasta quedarse paralizado por el miedo.[39] Llegó a creer que el covid persistente era una enfermedad metabólica que había dañado sus mitocondrias, pero aquel grupo noruego le hizo pensar en su situación de una manera diferente. Él no dudaba de que el virus había desencadenado la fatiga al principio, pero le daba la impresión de que más tarde, llevado por el miedo, había sido atrapado en el círculo vicioso de la enfermedad. Los virus causan fatiga para obligar a que la persona infectada descanse, lo que favorece la recuperación. Quienes tienen una infección viral deberían descansar hasta que haya remitido la infección aguda, lo que normalmente ocurre a los pocos días o al cabo de dos semanas. Pero en el caso de Garner, su recuperación había salido mal porque, involuntariamente, forzaba su cuerpo a estar cansado. Garner fue consciente entonces de que si lo que quería era curarse, tenía que volver a entrenar a su cerebro para que reaccionara ante la fatiga de otra manera. Al respecto, recuerda que empezó a tener fe en su recuperación, «dejé de hacer un seguimiento constante de todos y cada uno de mis síntomas. Abandoné los grupos de Facebook integrados por otros pacientes y así dejé de leer las historias que contaban sobre sus enfermedades y dejé de discutir de síntomas, investigaciones y tratamientos. Y, entonces sí, me puse a buscar la alegría, la felicidad, el humor, las risas, y así superé mi miedo al ejercicio».

A finales de 2020 ya se había recuperado por completo.

El TDAH solía tener una identidad con la recuperación. En las décadas de 1960 y 1970, el DSM lo describió como una enfermedad que desaparecía con la adolescencia. En la década de 1990, se reconoció que los síntomas no siempre desaparecían del todo, pero iban reduciéndose con la edad. Algunos estudios hallaron una remisión que alcanzaba hasta el 60 por ciento de las personas afectadas.[40, 41] El TDAH severo se atenuaba pero persistía y, por su parte, las personas con TDAH leve podían esperar la completa recuperación. Y, aun así, hoy en día, el TDAH está siendo lentamente integrado en la identidad de muchos jóvenes. Algunos grupos de apoyo desalientan cualquier intento de superar los rasgos propios del TDAH. A las personas con TDAH se les dice que se quiten la máscara, dejen de fingir y simular y compartan su TDAH con otros. Pero con la edad aprendemos a controlar nuestro estado de ánimo, nuestra conducta y nuestros impulsos, tengamos o no tengamos TDAH. Todos nos volvemos socialmente más competentes, nos concentramos más y somos más capaces de afrontar los problemas que vayan surgiendo por la experiencia adquirida con los años. Animar a los jóvenes a que actúen de otra manera puede ser bienintencionado, pero así quizá se les está iniciando en la no recuperación. El aumento de manifestaciones más sutiles de TDAH en los adultos puede asimismo socavar la expectativa de un joven que confíe en que sus dificultades desaparecerán con el tiempo. Cada vez más adultos han integrado el TDAH como parte del concepto que tienen de sí mismos. Cuando un problema médico forma parte de la identidad de una persona, se vuelve ineludible.

Tanto el discurso científico como el discurso público en torno a estas enfermedades denominadas neurodivergentes se han vuelto confusos. Los médicos y los científicos están medicalizando y biologizando exactamente al mismo tiempo que los grupos de apoyo y algunos afectados, los que se hallan en el extremo leve de los diversos espectros, están pidiendo que se les permita ser los más auténticamente neurodivergentes. La comunidad médica tiene mucho interés por respetar el punto de vista de los neurodivergentes y, por lo tanto, está cambiando poco a poco el lenguaje de los problemas neuroevolutivos para eliminar palabras como «trastorno». Algunos subgrupos de neurodivergentes dan la bienvenida a esos cambios, pero aún dependen perversamente de la comunidad médica para poder recibir el apoyo psicológico y la medicación, así como de la sociedad para aceptar las posibles adaptaciones curriculares y otras medidas especiales.

Las contradicciones se deben, en cierta medida, a la manera en que se ha llegado a utilizar el término «neurodiverso». Se trata de un vocablo no médico que abarca un conjunto de enfermedades, como la depresión, el TDAH, el autismo, la dislexia, la dispraxia y el síndrome de Tourette. Sin duda, el uso del término resulta en algunos aspectos positivo por recordarnos que todos nuestros cerebros son diferentes y que, por consiguiente, percibimos el mundo y funcionamos de manera diferente. Nuestros estados de ánimo, niveles de concentración, habilidades sociales, nuestra creatividad, todos los rasgos y todas las características de nuestra personalidad forman un *continuum* que nos proporciona diferentes fuerzas y debilidades. No hay ninguna manera correcta o errónea de comportarse ni de sentir, todas las maneras de ser deberían ser aceptadas.

El problema es que el término no se emplea en ese sentido, sino que se utiliza como contrapunto del término «neurotípico». De una persona neurotípica se dice que organiza sus pensamientos y se comporta de una manera típica. Al explicar esto, una página web de una organización para las personas afectadas del TDAH dice que la gente neurotípica puede adentrarse en situaciones socialmente complejas con facilidad. Otra página web de una organización benéfica que apoya a la gente neurodiversa reconoce que los neurotípicos tienen dificultades sociales, pero añade que ellos pueden superarlos con bastante facilidad. Una explicación muy común sobre la diferencia entre los neurodivergentes y los neurotípicos es que los neurotípicos nacen con un manual incorporado para la vida que los dota de un sentido innato de las reglas sociales. Los neurodivergentes no reciben ese manual y, por lo tanto, les cuesta mucho más aprender a adaptarse. La división de la gente entre los típicos y los diversos choca de plano con la razonable afirmación de que todos somos diferentes. Esto recuerda al libro de George Orwell

Rebelión en la granja, donde los cerdos deciden que «todos los animales son iguales, pero algunos animales son más iguales que otros».

Las patologías neurodivergentes aún están buscando su sitio, pero es evidente que las personas con esa etiqueta están sufriendo. Sus dificultades son reales, pues si no fuera así, no habrían acudido en busca de un diagnóstico. Anna ha luchado tanto en su entorno social como en el laboral durante muchísimo tiempo. Ha padecido mucho dolor interno y necesita ayuda. Pero inevitablemente surge la cuestión de si los beneficios de los diagnosticados con TDAH compensan todos sus inconvenientes. Si no los compensan, este sería otro ejemplo de sobrediagnóstico: el diagnóstico puede ser correcto, pero no es beneficioso.

Por desgracia, el TDAH no soporta bien una prueba de sobrediagnóstico. A pesar de haber una preocupante falta de estudios experimentales al respecto, se ha convertido en una práctica bastante normal para acoger a alumnos con TDAH en colegios y universidades. La preocupación radica, como siempre, en el extremo leve del espectro. Las personas con TDAH y autismo severos han necesitado y siempre necesitarán una ayuda especial. Las adaptaciones y otras medidas especiales, así como el apoyo individualizado en el colegio, que permiten acceder a los afectados con TDAH y autismo severos a la educación, son esenciales. No solo benefician a los individuos neurodivergentes, sino también a la población escolar en general, que necesita aprender que existe la diversidad. Elijah, el niño con un autismo severo, a quien conocimos en el capítulo tres, no hablaba, era no verbal, cuando asistió a un colegio convencional. Su familia agradece el apoyo que recibió para facilitarle esa escolarización. Se acostumbró a estar rodeado de grupos de niños y sus compañeros se habituaron a él. No le interesaba mucho hacer amistades, pero se mezclaba con gente que, en otras circunstancias, no habría conocido. Gracias a un tutor personal, Elijah aprendía a su ritmo, pero, eso sí, en la misma aula que sus compañeros de clase.

El problema del sobrediagnóstico gira siempre en torno al beneficio del diagnóstico y al valor de las adaptaciones y otras medidas especiales para los levemente afectados. La investigación que se ha ocupado de este problema no ha arrojado unos resultados muy optimistas. Un estudio canadiense comparaba a alumnos universitarios con TDAH, algunos de los cuales no disfrutaron de las adaptaciones curriculares y otras medidas especiales, con otros que sí recibieron ayuda como, por ejemplo, aulas separadas para examinarse y más tiempo para hacer los exámenes.[42] Los alumnos que se beneficiaron de las adaptaciones curriculares y otras medidas especiales percibieron esa ayuda extraordinaria como útil y provechosa, pero eso no se reflejó en su rendimiento académico. Varios estudios han examinado a niños en edad escolar y a alumnos de educación superior a los que habían concedido varias adaptaciones, como un ambiente con menos distracciones, el uso de calculadora, descansos más frecuentes y presentación oral de la información escrita.[43, 44, 45] Una vez más, las personas con TDAH que habían recibido apoyo extraordinario no sacaron mejores notas que los alumnos con TDAH que no lo habían recibido. Un estudio advirtió que los niños que habían sido examinados de TDAH en el colegio no solo no se beneficiaron de ello, sino que haber sido etiquetados a una edad tan temprana les causó daños.[46] Todavía está por demostrar que similares adaptaciones o medidas especiales para apoyar a adultos con TDAH hayan cambiado provechosamente sus vidas.[47]

Un gran problema con esta clase de adaptaciones y otras medidas especiales es que prometen un mejor rendimiento escolar o laboral, pero ni de lejos cumplen esa promesa. Cometen el riesgo de crear la expectativa de que el apoyo extraordinario es esencial. Si un alumno cree que necesita ese apoyo para hacer las cosas bien, seguirá creyendo que lo necesitará a lo largo de toda su vida, cuando en realidad podría haber hecho lo mismo sin ese apoyo. En algún momento, se encontrará en una situación en la que no contará con adaptaciones ni con medida especial alguna y, cuando eso ocurra, después de haber dado por hecho durante años que requiere esa ayuda especial, puede predisponerlo al fracaso.

Los estimulantes no son el tratamiento de primera línea para los niños con TDAH. Se presciben solamente cuando el apoyo y los tratamientos conductuales no son suficientes. A corto plazo, se considera que los estimulantes en niños son eficaces para reducir síntomas como la hiperactividad, pues mejoran la concentración y los profesores perciben un mejor comportamiento en niños que sí los toman. Hay que advertir que casi todos los estudios han hecho un seguimiento muy breve de esos niños. Lo que está menos claro es si la reducción de síntomas se traduce o no en algo más significativo a largo plazo, como, por ejemplo, una mayor calidad de vida o un mejor rendimiento académico.[48, 49, 50, 51]Los medicamentos estimulantes solo reducen los síntomas mientras los estás tomando. Para que el efecto del tratamiento sea más duradero hacen falta intervenciones en la conducta. Una vez más, los niños con TDAH severo son quienes salen ganando con la medicación estimulante, pues su discapacidad es de tal magnitud que esa medicación tiene un efecto más palpable en su capacidad para concentrarse en tareas como leer y estudiar. Los estimulantes los ayudan a continuar con su formación académica. Sin embargo, en el extremo leve, es dudoso que el uso de estimulantes tenga suficiente repercusión como para compensar los efectos negativos del etiquetado o la baja expectativa que puede deducirse de un diagnóstico por enfermedad mental.[52]

A modo de anécdota, cuando entrevistaba a las personas cuyos casos aparecen en este libro, me preocupaba que no hubiera mejoras palpables en la vida de las diagnosticadas con TDAH o autismo. De las decenas de individuos adultos con quienes hablé, todos percibían que su vida había mejorado gracias al diagnóstico, pero lo cierto es que casi todos habían dejado su trabajo, habían abandonado sus estudios o habían perdido a muchos viejos amigos. Algunos vivían recluidos en casa. Lo mismo cabe decir de las personas que sufren la enfermedad de Lyme crónica y covid persistente, con quienes también hablé. Observé una brecha preocupante entre el beneficio percibido por haber sido diagnosticado y las mejoras reales en su calidad de vida. En todos y cada uno de los casos, me pregunté cuánto les duraría esa sensación positiva consecuencia de la validación.

De todas formas, aun habiendo dicho eso, soy consciente de que estoy midiendo la mejora en su calidad de vida por la idea que yo tengo personalmente de lo que debería ser un tratamiento exitoso. Yo espero que la mayoría de las etiquetas médicas conduzcan a una mejor salud con menos síntomas y, después, gracias a eso, vayan abriéndoseles puertas y disfruten de esas oportunidades y avancen con menos dificultades tanto en su vida social como, a poder ser también, en su vida laboral. Todas las personas con las que hablé habían sentido un gran alivio al recibir su diagnóstico y todas decían estar convencidas de que contar con ese diagnóstico había mejorado su vida. Así que debieron de ver la mejoría usando su propia vara de medir, no la mía. Quizá lo que realmente necesitaban del diagnóstico era el permiso para hacer menos en un mundo que solamente valora determinados tipos muy concretos de éxito. Para algunos, el diagnóstico médico es un medio para librarse de tanta presión y así dejar de verse forzados a luchar tanto por tener una vida social y laboral ideales.

Pero todos ellos eran adultos. Habían tenido tiempo para averiguar qué se les daba bien, qué eran capaces de superar y qué modo de vida deseaban. Contarle a un niño con dificultades leves que tiene un cerebro neuroevolutivamente anómalo es muy diferente, porque asignarles esa identidad puede hacer que nunca tengan la oportunidad de descubrir puntos fuertes ni de afrontar aquello que perciban como sus debilidades.

6

Síndrome sin nombre

Cuando nació Hana, la niña parecía sana, pero su madre, Uma, no estaba segura. Hana era la cuarta de sus cuatro hijos y ella notaba que era diferente de los otros. No parecía desarrollarse al mismo ritmo que sus hermanos. Los visitadores médicos trataban de tranquilizar a la familia diciéndole que con el tiempo alcanzaría a sus hermanos y, por más que esperaron, solo veían que Hana no gateaba, no se sostenía sentada y no balbuceaba como otros niños.

A los padres de Hana les costó un año convencer a los profesionales médicos de que se preocuparan por observar lo que veían ellos. Para entonces, Hana iba ya tan retrasada con respecto a los niños de su edad que ya nadie podía negar que tenía un problema. A Hana le habían hecho todas las pruebas metabólicas y genéticas que se usan para intentar explicar el desarrollo lento de un niño. Todo cuanto las pruebas medían en 2012, ella lo tenía. Era más bajita que los niños de su edad. Aprendió a andar y a hablar tarde. Le costó aprender a ir al baño. Iba retrasada en todos los aspectos relativos al desarrollo. Los médicos coincidieron en que Hana tenía un problema, pero no supieron dar una explicación inmediata del porqué.

—Lo llamaron «retraso global del desarrollo»... o «síndrome sin nombre» —explicó Uma.

Durante mucho tiempo, muchísimos niños que no se desarrollaban a un ritmo normal no recibían necesariamente un diagnóstico específico, ya que no se tenían suficientes conocimientos como para explicar todos y cada uno de los problemas de desarrollo. Por esa razón, en lugar de recibir un diagnóstico, les ponían etiquetas descriptivas. En el caso de Hana, retraso global del desarrollo o SWAN (síndrome sin nombre). Fue duro para la familia vivir con semejante no diagnóstico. Los nombres de las enfermedades reconocibles facilitan el diálogo con profesionales de la medicina, servicios sociales y colegios. No tener una etiqueta que resumiera las dificultades específicas de Hana obligaba a Uma a describir una y otra vez las limitaciones que tenía su hija a los demás para que entendieran sus necesidades.

Más tarde, en 2016, cuando Hana cumplió cuatro años y ya parecía que no iba a llegar ninguna respuesta a todas sus dudas, el pediatra de la niña le planteó a la familia participar en el Proyecto 100.000 Genomas y aceptaron la propuesta. Lanzada en 2012, esta iniciativa británica emprendió la tarea de secuenciar 100.000 genomas humanos completos, toda la serie del ADN humano, con la esperanza de poder ofrecer un diagnóstico a las personas con ciertas enfermedades raras.[1] En este proyecto, a quienes tenían determinados problemas médicos para los que aún no había explicación alguna, como el retraso en el desarrollo, los cánceres y la epilepsia, se les brindó la oportunidad de participar. Para entender mejor los hallazgos que resultaran del estudio, los padres también se sometieron a pruebas. El proyecto tuvo un éxito enorme. Dio con un diagnóstico para el 18,5 por ciento de los inscritos.

—No nos dijeron nada hasta tres años después —explicó Uma—. Había pasado tanto tiempo desde que entregamos las muestras que ya había perdido toda esperanza. Me había olvidado por completo del asunto.

Cuando la llamaron para citarla en el hospital para comentar los resultados, Uma sintió tanta emoción como terror. Su mayor temor era que no se hubiera encontrado nada y que volvieran a estar como al principio, pero la familia recibió buenas noticias, digámoslo así. Habían identificado una anomalía genética que explicaba las dificultades de Hana, pero dicha variante era excepcionalmente inusual: el síndrome del neurodesarrollo Okur-Chung (OCNS, por sus siglas en inglés). Esta enfermedad neurodegenerativa está causada por una variante del gen CSNK2A1 en el cromosoma 20. Cuando está sano, este gen es responsable de la producción de la proteína caseína cinasa 2, esencial para un desarrollo normal. Los afectados con el OCNS tienen retrasos en el habla y la motricidad, así como dificultades para alimentarse. Asimismo, tienen una apariencia facial característica, con la nariz respingona y el puente nasal ancho. Muchos tienen problemas de sueño y algunos sufren convulsiones. En la época en la que Hana fue diagnosticada, en todo el mundo solo había sesenta personas con ese diagnóstico, razón por la que a ningún médico se le pasó por la cabeza antes de contar con las pruebas genéticas. Hasta la fecha, no hay ningún tratamiento para el OCNS.

Una vez más, el propósito de un diagnóstico es proporcionar una explicación, indicar el mejor tratamiento, hacer un pronóstico, señalar con qué atención se puede contar y ayudar a contactar con grupos de apoyo y con otros afectados con el mismo problema. Un diagnóstico con tan solo sesenta afectados en todo el mundo, para el cual no hay ningún tratamiento, no cumple esa promesa.

—Nos alegró recibir por fin un diagnóstico, pero al instante nos hundimos al descubrir que era tan raro —me contó Uma—. Queríamos saber qué le deparaba el futuro a Hana, pero el diagnóstico no decía ni eso siquiera.

Inmediatamente Uma empezó a investigar por su cuenta y descubrió un grupo de apoyo en Estados Unidos para personas con esa enfermedad. Ante todo, quería saber cómo vivía una persona adulta con OCNS. La respuesta fue de todo menos clara porque el trastorno tiene un amplio espectro. Algunos afectados se sentían lo bastante bien como para trabajar, aunque en empleos poco cualificados. Algunos de esos afectados tenían hijos, pero todos ellos necesitaban ayuda para llevar esa vida medianamente normal. Uma se enteró de que otros estaban severamente discapacitados, incapaces de hacer nada por sí solos.

—Fue un alivio mirar a Hana y ver que las cosas podrían haberle ido mucho peor —dijo Uma.

Aunque el desarrollo de Hana ha sido lento, ha hecho progresos a su propio ritmo. A los trece años, asiste a un colegio convencional. Necesita mucho apoyo para seguir las clases y su aprendizaje va muy por detrás del de sus compañeros de curso. Lee y escribe como una niña de seis años. Aún le cuesta coger bien el lápiz y comer con cuchillo y tenedor. Pero hay un montón de cosas que le encanta hacer. Le entusiasma saltar en una cama elástica, disfruta haciendo *taekwondo* y le gustan las Barbies, los columpios y los mimos. También le chiflan los chupetes y es capaz de meterse en la boca cuatro a la vez.

—En el colegio la tratan como si fuera una *celebrity* —me contó Uma—. Cuando recorre el pasillo, todo el mundo la saluda.

Hana lleva toda su vida en el mismo colegio y sus compañeros de clase se muestran muy comprensivos con sus dificultades. Ella sabe que es distinta de ellos, pero no en el mal sentido.

Su familia no está segura de cómo le irán las cosas a Hana, pero valora poder compartir con gente su día a día. El diagnóstico explica todas las dificultades a las que se enfrenta Hana. Aunque el pronóstico sigue sin estar claro, a la familia le ha venido bien ver que normalmente la gente con el mismo trastorno no muestra con el tiempo ningún deterioro y parece ser que tiene una esperanza de vida normal. Hana y su familia tienen claro que, pese a todas sus limitaciones, la vida con un diagnóstico tan raro gana por goleada a la vida sin diagnóstico.

Tardaron trece años en secuenciar el primer genoma humano completo gracias a la iniciativa Proyecto Genoma Humano, un esfuerzo científico mundial que comenzó en 1990 y terminó en 2003, con un coste de miles de millones de dólares. Tan solo dos años después, en 2005, la secuenciación de nueva generación (NGS, por sus siglas en inglés) estuvo ampliamente disponible. Se trata de una técnica que permite una rápida secuenciación de múltiples cadenas de ADN simultáneamente. Gracias a la NGS, ahora se puede hacer en un día un análisis del genoma humano completo por menos de 999 dólares. En 2012, el

Proyecto 100.000 Genomas empleó la NGS para su uso clínico, convirtiéndola así en una herramienta clínica para diagnósticos individuales. Como neuróloga, trabajo con mucha gente con problemas neuroevolutivos difíciles de explicar y el proyecto dio a varios de mis pacientes un diagnóstico después de haber pasado décadas sin él. Para muchas familias supuso un gran consuelo psicológico y para algunos fue también una guía práctica para el tratamiento que debían seguir.

Antes de estas innovaciones, un laboratorio genético solo podía analizar pequeñas secciones del ADN y, como los procesos eran muy lentos, solamente hacía un número limitado de análisis por semana, lo que significa que las pruebas genéticas a menudo estaban racionadas. Se hacían principalmente a personas con mucha probabilidad de tener alguna de las enfermedades genéticas conocidas. La secuenciación rápida del genoma completo supone que ahora las pruebas genéticas integrales están ampliamente disponibles y pueden ser llevadas a cabo con finalidades más teóricas que las pruebas genéticas anteriores. Se les puede hacer a los niños cuyo diagnóstico no está claro. El problema es que un tiro al aire de esta índole puede producir resultados confusos.

Henry es el único hijo de Jenna. El pequeño fue toda una sorpresa. Ella acababa de romper con su pareja cuando se enteró de que estaba embarazada. No lo tenía ni mucho menos planeado, pero, superado el impacto de la noticia, Jenna sintió muchísima alegría porque iba a tener un bebé. Henry llegó a su debido tiempo sin problemas de salud aparentes.

—Yo no advertí que tenía un problema... —me contó Jenna—. No sabía qué esperar de un bebé y, como no pasaba nada que fuera muy llamativo, no supe verlo. Eran cosas pequeñas que otras personas sí notaban. No engordaba lo suficiente, por ejemplo. Un día, el visitador médico me aconsejó que lo llevara al especialista, pero este no hizo nada. Además, muchas mamás contaban historias parecidas.

Al principio, todas las preguntas sobre el desarrollo de Henry se las hacía un visitador médico. Más tarde, Jenna, en parte por aquellas preguntas que le hacía el visitador médico, empezó también a inquietarse. Le preocupaban sus movimientos espasmódicos, pero su madre le aseguró que eso era normal en un niño pequeño. Lo cierto es que los primeros meses Henry no era muy distinto de otros niños de su edad, salvo en cosas muy sutiles. Era lento en reaccionar a los sonidos, era un niño muy silencioso que no lloraba mucho ni reía ni gritaba de alegría. Cuando le hicieron una prueba de audición, ya había empezado a atender a la voz de Jenna y a balbucear.

—Casi siempre tenía la boca abierta... Un día una de las mamás del grupo de madres y bebés lo comentó y regresé a casa muy preocupada. Mi hermana cayó en la cuenta de que yo apenas sabía nada de la familia de su padre y dijo que quizá Henry se pareciera a ellos. Sé que en aquel momento lo dijo para tranquilizarme, pero lo único que consiguió fue que me preocupara de que Henry hubiera heredado alguna enfermedad espantosa y yo no hubiera hecho nada por saber más sobre los antecedentes familiares de mi hijo.

Cuando cumplió seis meses, Henry todavía no podía sostener la cabeza y parecía inusualmente flácido. Jenna no sabía si debía o no preocuparse y, por fin, fue a ver a un pediatra. Más que nada, esperaba que la tranquilizara.

—El pediatra señaló cosas que yo no había notado. Las orejas de Henry, al parecer, están demasiado aplastadas... Fue entonces cuando me propusieron hacerle una prueba genética y yo, por supuesto, acepté: en el peor de los casos, tendría un diagnóstico y ya sabría a qué atenerme y, en el mejor, bien, me darían el visto bueno y podría dejar de preocuparme. Yo no sabía que existía un término medio.

La prueba de Henry reveló una nueva variante genética. Todas las demás pruebas eran normales.

—Me dijeron que esa prueba genética revelaba una posible anomalía, pero el pediatra no parecía saber qué significaba eso —me dijo Jenna.

A Henry le encontraron en un gen una variante a veces asociada con retraso en el desarrollo y dificultades de aprendizaje, pero la variante específica de Henry no había sido registrada hasta entonces. Los médicos pensaron que esa podía ser la causa del lento desarrollo de Henry, pero, como la variante era nueva, no podían asegurarlo.

A Henry y Jenna los derivaron a un genetista para hablar de lo que ese hallazgo podría suponer para Henry.

—Me prometí a mí misma no buscarlo en Google hasta después de haberme reunido con el genetista, pero, por supuesto, incumplí mi promesa y lo busqué... Como no sabía qué estaba buscando, lo único que conseguí fue preocuparme más todavía.

Cuando por fin habló con el genetista, Jenna se sintió algo esperanzada, pero salió de la consulta bastante confusa. Le explicaron que si bien la variante de Henry quizá indicara la existencia de un problema médico, quizá también no fuera nada. El lento desarrollo de Henry se alejaba tanto de la normalidad que al pequeño le costaría mucho tiempo alcanzar a los niños de su edad. Sus orejas aplanadas podían ser normales, pero también le advirtieron de que la variante podría causar dificultades de aprendizaje y trastornos en el desarrollo que irían siendo más obvios a medida que Henry fuera cumpliendo años. Que eso solo se sabría con el tiempo.

El genetista se refirió al resultado como «una variante de significado incierto». Se trata de una variante genética para la que no hay suficientes pruebas que demuestren si es benigna o patógena. En otras palabras, la variante de Henry, al no tener precedentes, no servía para predecir el estado de salud que tendría en el futuro.

No todas las variantes causan una enfermedad. Ni mucho menos. Más de 72.000 variantes únicas han sido halladas en los genes BRCA, pero solo unas 4.900 de ellas llevan asociadas un elevado riesgo de cáncer.[2] Se tardó bastante tiempo en encontrar el gen de Henry en otras personas con quienes poder medir el significado de dicha variante. Si esas personas mostraban trastornos del desarrollo, la variante se consideraría patógena y podría explicar el lento desarrollo de Henry, pero si esas personas estaban sanas, la variante podría ser calificada de benigna, lo que significaría que había sido una pista falsa desde el principio. Nadie sabía cuánto podría durar ese proceso de clasificación. A Jenna y Henry no les quedaba otra que ser pacientes y esperar hasta que se revelara toda la historia de su variante. Lo que podría llevar décadas.

Cuando a un adulto le ofrecen hacerse una prueba genética, él mismo da su consentimiento y ya ha vivido lo suficiente como para saber cuánto le afectará un resultado anómalo. Las pruebas predictivas para la enfermedad de Huntington o el BRCA van acompañadas de muchos estudios e investigaciones gracias a los cuales son comprensibles los resultados, al menos para la mayoría de la gente. Pero una variante de significado incierto es una especie de no resultado y, en el caso de este niño, cuya infancia puede verse muy afectada por el mismo, posiblemente el diagnóstico no esté justificado.

—Estaba muy preocupada —me contó Jenna—. Fui al genetista esperando una respuesta y todo lo que me dijo fue que nadie sabía nada. Comprendía las razones por las que el pediatra me había mandado hacer la prueba, pero estaba bastante cabreada por sus falsas promesas.

Jenna no se arrepintió de haber accedido a la prueba. Adoptó la actitud de «a lo hecho, pecho». Solo habría deseado haber sabido de la existencia de ese tipo de resultados equívocos para que todo aquello la hubiera pillado algo más preparada.

Más tarde, Jenna y su expareja, el padre de Henry, se hicieron las pruebas genéticas para determinar si el niño había heredado la variante de significado incierto de uno de los dos. Que uno de los dos también la tuviera significaría que Henry podría estar perfectamente sano y ellos ya podrían vivir tranquilos. Pero como en sus pruebas no salió nada, esa variante tenía que haberse creado *de novo*, es decir, había aparecido por primera vez en Henry, no la había heredado de un progenitor.

—He tenido que esforzarme por olvidar el resultado de la prueba genética —me contó Jenna—. Eso me aconsejó la genetista. Dijo que no perdiera el tiempo preocupándome por eso, pero es más fácil decirlo que hacerlo. Cada vez que Henry se da un trompazo o llora sin ninguna razón, cada vez que coge un bicho, me viene a la cabeza.

Henry tiene ahora dos años.

—¿Va igualándose con los niños de su edad? —le pregunto.

—Henry lo hace todo un poquito tarde. Andar, hablar... Cuando crees que nunca hará lo que tú quieres que haga, entonces, va y lo hace. Cuando estoy preocupada, recuerdo que mi hermana ya andaba con once meses, pero yo no empecé a andar hasta los catorce. Cada niño se desarrolla según sus posibilidades. Y Henry es un niño encantador y divertido. Eso es más importante que el escaso vocabulario que hoy por hoy pueda manejar.

—¿Le está haciendo un seguimiento el genetista o el pediatra? —le pregunto.

—¡Qué va! —dice Jenna riéndose—. Soltaron el resultado, vieron a Henry un par de veces, me dijeron que observara y que esperara, eso es todo. Sé que volverían a examinar a Henry si yo se lo pidiera, pero sería toda una pérdida de tiempo, para ellos y para mí... No hay nada más que puedan decir o hacer.

El genoma es una lista de letras que parece que se puede leer como un libro, pero es un libro con un lenguaje tan nuevo que apenas han sido descifradas unas pocas palabras. Y, como cualquier otro lenguaje, incluso las palabras descifradas podrían tener múltiples significados. La impresionante tecnología implicada en una prueba genética hace que olvidemos que solamente hemos conseguido leer el genoma completo pero apenas hemos emprendido el camino de descodificarlo por entero. Los resultados genéticos pueden parecer unas fórmulas precisas, pero la articulación de los mismos en algo que tenga un significado clínico para el paciente es mucho menos precisa.

Aunque hemos hablado mucho acerca de las variantes raras, las variantes por sí mismas no lo son. Tu genoma, como el mío, contiene millones de variantes. Afortunadamente, solo un pequeñísimo porcentaje de variantes pueden asociarse con enfermedades. Como ocurría con la enfermedad de Lyme, el autismo y los genes del cáncer, otra vez debemos pensar en la importancia que tiene el contexto clínico a la hora de hacer un diagnóstico. Una vez más, los resultados de las pruebas no significan nada sin la historia clínica del paciente que las acompaña. En el caso de las pruebas genéticas, el médico que atiende al paciente le da al genetista una descripción detallada del problema del paciente (fenotipo). Aunque todo el genoma esté secuenciado, el genoma completo no está analizado porque eso daría por resultado un vertiginoso número de variantes ininterpretables. En lugar de ello, el genetista estudia la historia clínica del paciente para centrar su búsqueda en un rango específico de genes previamente asociados con ese fenotipo. La calidad del resultado al que llegue el genetista dependerá muchísimo de la calidad de la historia clínica facilitada por el médico de referencia.

Veamos el ejemplo de un niño objeto de investigación por una dificultad de aprendizaje inexplicable. Su genoma se analizará mirando los genes ya conocidos por ir asociados a las dificultades de aprendizaje. Tal búsqueda hará que aparezcan miles de variantes en primera instancia. Después, comienza un proceso de filtrado. Se pueden filtrar variantes comunes vistas en mucha gente sana de las que no se sabe que causen problemas de aprendizaje. Este proceso de filtrado es muy subjetivo y aplica unos algoritmos imperfectos. Un cribado genético no da un resultado positivo o negativo, sino un rango de potenciales anomalías que luego son sometidas a la interpretación tanto informática como humana.

Si existe un fenotipo muy específico e incluso raro, el diagnóstico genético es más fiable. Imaginemos que derivo para que le hagan una prueba genética a un niño que tiene retraso en el desarrollo, convulsiones, movimientos de aleteo con las manos, una lengua grande, ojos muy separados, movimientos rígidos y espasmódicos y diabetes. Con esa descripción he dotado al genetista de la clase de fenotipo detallado que le permite filtrar las variantes irrelevantes más fácilmente y centrarse en los genes que, cuando enferman, pueden producir esa concreta constelación de características, pero si el único fenotipo que le facilito es uno de retraso leve en el desarrollo, sería muy difícil saber qué variantes incidentales desechar de los miles que hay. El retraso en el desarrollo es demasiado impreciso y demasiado común, lo que dificulta la realización de un análisis genético valioso y significativo.

Estos principios son aplicables a casi todas las pruebas y a muchos diagnósticos, razón por la que precisamente el diagnóstico que se le hace a una persona puede variar en función de cuántas piezas del rompecabezas se hayan reunido y de lo bien encajadas que estén las mismas. Volviendo al ejemplo de las resonancias magnéticas que hemos estudiado en el capítulo anterior, imaginemos que una persona con fatiga ha sido derivada para que le hagan una resonancia magnética de todo el cuerpo. Con una historia clínica tan imprecisa como esa, ¿cómo iba a saber el radiólogo en qué debe centrar su atención en el escáner para dar una explicación? ¿Cómo iba a saber si algún pequeño quiste de aspecto inofensivo en el pulmón era algo o no era nada, si no tiene más síntomas específicos con los que trabajar? La calidad de la mayoría de los resultados de las pruebas refleja la calidad de la información que el médico facilita al profesional que realizará la prueba.

Los resultados genéticos son impresionantes por su novedad y por su complejidad. La gente espera más del resultado de un análisis genético que de un escáner o de un simple análisis de sangre. Pero las pruebas genéticas están sujetas a los mismos errores y dificultades que casi todas las demás pruebas. Interpretar su significado no se puede hacer solo con un ordenador. La tecnología puede ser puntera, pero el diagnóstico sigue basándose, como siempre, en el ojo clínico del médico.

Jenna no sabe qué contar a la gente cuando le preguntan qué tal se encuentra Henry. No sabe qué escribir en los formularios de las compañías aseguradoras. No sabe si advertir a los futuros colegios de que su hijo quizá vaya a tener dificultades de aprendizaje, porque... también quizá no vaya a tenerlos. La historia clínica de Henry que su médico de familia tiene archivada apunta que su variante del gen está catalogada como un diagnóstico con tal rotundidad que da la sensación de que Jenna debe declararla y de que afectará a su hijo el resto de su vida.

Qué fácil es olvidar que el genetista no sabía qué significaba. En mi práctica clínica, a menudo veo variantes de significado incierto catalogadas como diagnóstico en las historias clínicas. Esas variantes se infiltran en el expediente de un paciente y allí echan raíces. Aunque más tarde resulten ser irrelevantes, nunca desaparecerán de la lista de diagnósticos.

Pensando en Henry, le pregunté a la catedrática Anneke Lucassen si creía que los médicos harían bien en dejar de informar sobre variantes de significado incierto a los pacientes y a la familia cuando en realidad nadie sabe qué significan. Cuando el pediatra le dio a Jenna el resultado de Henry, ¿acaso no le hizo más mal que bien?

—Creo que la pregunta que haría la mayoría de la gente sería la siguiente: ¿quién eres tú para ocultar esa información a una persona? —dijo, riéndose con sarcasmo—. La gente tiene derecho a acceder a sus datos.

Como médico, reconozco mi tendencia a tratar de proteger a mis pacientes de una información incierta que, en mi opinión, no haría más que preocuparles. He visto todo el daño que hacen las etiquetas médicas, cómo pueden asignar el papel de enfermo, cómo pueden limitar los sueños de las personas, y eso me preocupa. Si ya las personas adultas, angustiadas por la enfermedad cuya etiqueta les ha caído, buscan y encuentran cuantos síntomas recorran todo su cuerpo y se ajusten al diagnóstico, para interpretar su papel de enfermos desplegando los rasgos propios de su enfermedad, ¿qué efecto puede tener un diagnóstico genético en la identidad de un niño, en su conducta y en la visión de sí mismo en el futuro? ¿Jenna podrá resistir sin transmitirle su preocupación a Henry para así evitar socavar sin querer su confianza en sí mismo?

Henry me recordó que los enfermos de Huntington prefieren no saber nada de un futuro que no se puede cambiar. También recordé que Stephanie, mi paciente epiléptica, agradecía no haberse enterado de que tenía la variante KCNA1 hasta la madurez, pues así había podido disfrutar de una vida sintiéndose libre. Ocultar información al paciente porque es imprecisa se tacha de condescendiente. Sí, lo sé, pero sigo esforzándome por encontrar un equilibrio y tratar de saber cuáles de mis pacientes serán capaces de vivir con suficiente normalidad tras recibir los resultados inciertos de las pruebas y qué otros se los tomarán como una soga al cuello.[3]

Me alegré de que la catedrática Lucassen no discrepara por completo de mí, porque añadió:

—Aunque yo personalmente creo que la actitud paternalista deriva de una perspectiva muy determinista: la gente cree que un código genético dice algo con mucha claridad, cuando en realidad no es así.

El determinismo genético es la creencia en que la codificación genética es mucho más importante para la salud y el desarrollo de una persona que los factores externos. El determinismo genético no cree que la conducta y el entorno afecten a la expresión del gen. No cree en la epigenética. Como ya me había dicho antes la profesora Lucassen, el código postal del lugar donde nació una persona puede predecir el riesgo de una futura enfermedad mejor que el código genético.

Pregunté a la catedrática Lucassen si creía que había alguna manera de informar a los pacientes y a los padres sobre las variantes de significado incierto de un modo que no los dejara tan en el limbo.

—Sigues haciéndome la pregunta errónea... —me advirtió—. La pregunta más pertinente debería ser la siguiente: ¿acaso hay algo de lo que informar?

Por supuesto, si los médicos encuentran en una prueba genética una información que parezca explicar los síntomas específicos de una persona, aunque no vaya acompañada de un tratamiento o un pronóstico, esa información se debe transmitir al paciente o a la familia, aun cuando su significado sea en cierto modo ambiguo, pero, quizá, si en un gen se encuentra una variante que puede ser o no ser relevante porque nadie sabe realmente qué significa, la reacción adecuada es buscar primero maneras y sistemas para entender ese resultado, no preocupar automáticamente a la familia. Cuando la ciencia avance en ese sentido y se conozca más de dicha variante, el paciente podrá entrar en contacto con ese hallazgo. En muchos sentidos, las pruebas genéticas que arrojan resultados ininterpretables son esencialmente pruebas negativas que no han encontrado una respuesta, pero se corre el riesgo real de que esos no resultados se confundan con algo más relevante de lo que son en realidad.

En mi trato cotidiano con trastornos cerebrales raros y difíciles de explicar, cuando se descubre una variante de significado incierto, no se le informa automáticamente al paciente si se considera que dicha variante es ininterpretable. En ese caso, es responsabilidad mía tener siempre esa variante en la cabeza para ir revisando periódicamente la base de datos de las variantes hasta dar, antes o después, con la información que me permita clasificarla en la categoría de clínicamente significante o de irrelevante. No necesito transmitir los resultados inciertos a mis pacientes hasta tener la suficiente información como para poder ayudarlos. Nuestras habilidades genéticas saltaron de los laboratorios a las vidas de los pacientes antes de que tuviéramos la oportunidad de aprender el significado de todo cuanto encontramos. Es posible, incluso probable, que a muchas personas les estén dando una no información como un hecho probado.

Se necesitan más investigaciones científicas sobre el significado del código genético antes de que los hallazgos ininterpretables afecten a nuestras vidas. No se pierde nada por poner el descubrimiento en el montón de cosas que esperan a ser descifradas y, cuando lo hayan sido, en caso de que resulte ser útil, decírselo más tarde al paciente. El principal argumento a favor de la revelación de todos los resultados es el de respetar la autonomía personal, pero ¿acaso se respeta y se honra la autonomía personal transmitiendo unos resultados que no entiende ni un solo científico ni un solo médico a unas familias que no están en absoluto preparadas para ello?

La pregunta de si las pruebas genéticas son o no un beneficio o un inconveniente para la vida de un niño cada vez es más y más pertinente. A Henry le hicieron la prueba porque tenía un posible, aunque impreciso, problema médico. Pero las pruebas genéticas se están extendiendo ya a niños sanos en forma de cribado.

Se trata de una tendencia mundial. El Programa de Genomas de Recién Nacidos, desplegado en el Reino Unido y lanzado en 2022, tiene por objetivo utilizar la rápida secuenciación del genoma completo (WGS, *Whole Genoma Sequencing*) para «evaluar la utilidad y la viabilidad de cribar a los recién nacidos de un gran número de enfermedades genéticas infantiles raras».[4] El Proyecto Guardian, ya en marcha en el estado de Nueva York, tiene el mismo objetivo.[5] Ambos proyectos esperan secuenciar los genomas de 100.000 recién nacidos en busca de un conjunto concreto de enfermedades genéticas raras. Mientras tanto, en Victoria, Australia, los investigadores están preparados para lanzar un nuevo proyecto llamado BabyScreen+, que planea llevar a cabo WGS en 1.000 recién nacidos.[6] Estos proyectos someterán a pruebas a bebés aparentemente sanos en un intento de predecir futuras enfermedades graves con el objetivo de que puedan ser tratados en el primer estadio o incluso antes de que comiencen los síntomas. Por supuesto, al nacer, a los bebés ya les han hecho varios cribados de múltiples enfermedades específicas, pero la WGS es un cribado mucho más exhaustivo.

Nadie puede saber que ampliar el cribado a los recién nacidos sea el procedimiento más adecuado. Eso precisamente forma parte de lo que los proyectos que están en marcha esperan evaluar. Y da la impresión de que hay un público sediento de ellos. Por el momento, el Proyecto Guardian, desplegado en Nueva York, tiene una aceptación del 75 por ciento de los padres a los que se les ha pedido participar.

Evidentemente, cuando se trata de cribar genéticamente a bebés, se plantean muchísimas cuestiones éticas. Todos y cada uno de estos proyectos han sido configurados por genetistas teniendo en cuenta ese aspecto. Nadie quiere cargar a un niño con un diagnóstico de una afección intratable como la enfermedad de Huntington, ni contarle que tiene un alto riesgo de contraer demencia o cáncer en un futuro muy lejano, de manera que estos programas de prevención temprana no buscarán enfermedades intratables ni enfermedades que se desarrollan ya de adultos. Tampoco informarán sobre variantes de significado incierto. Los grupos del proyecto han reducido las patologías que van a ser cribadas a aquellas enfermedades genéticas infantiles de genética previsible cuyo tratamiento temprano o presintomático cambiará el desenlace de la enfermedad. El objetivo es que la gente tenga acceso a una temprana intervención para proteger la salud futura de su hijo, no cargar a un niño con la certeza de un destino ineludible.

No obstante, aquí, una vez más, una prueba de cribado se ha erigido como prueba diagnóstica. Como ocurre con las variantes BRCA, el valor predictivo de una prueba positiva de las enfermedades cribadas ha sido principalmente aplicado a personas con el fenotipo típico de la enfermedad o a quienes cuentan con marcados antecedentes familiares de la misma. Los programas de prevención temprana de los recién nacidos tratarán toda variante patológica como si la enfermedad fuera inevitable, sin reconocer las lecciones aprendidas de la cohorte del UK Biobank; esta es una base de datos de individuos sanos, de los que un número significativo de adultos ha resultado ser portadora de variantes patológicas que deberían haber causado la enfermedad, pero no la han causado. La plena prevalencia de las variantes patológicas en adultos sanos que no tienen la enfermedad no se conocerá hasta que se hagan más estudios, a la escala del UK Biobank, en poblaciones más extensas y más diversas.

Muchas de las afecciones cribadas en estos recién nacidos pueden ser tratadas, pero no necesariamente curadas. Y así como algunos de los tratamientos disponibles son bastante sencillos y, en general, inofensivos, como suplementos vitamínicos o cambios en la dieta, otros son más invasivos. Algunas de las enfermedades son tratadas con infusiones de enzimas, terapia genética, medicamentos tóxicos e intervenciones arriesgadas como el trasplante de médula ósea y células madre. Someter a un niño enfermo a terapias invasivas es muy duro y lo que estos cribados diagnósticos de predisposición genética plantean es si deberíamos o no deberíamos hacer lo mismo con un niño —todavía— sano. Sí, en poco tiempo, los padres y los pediatras de estos niños se enfrentarán a situaciones complicadísimas. A pesar de todo lo apuntado, al menos hasta ahora, los indicios señalan que muchos pediatras se mostrarían conformes con hacer dichos cribados. Una reciente encuesta a 238 especialistas en enfermedades raras realizada en Estados Unidos halló que el 87 por ciento estaban a favor de ampliar el cribado a los recién nacidos.[7] Pero ¿sentirán lo mismo cuando se encuentren ante un recién nacido perfectamente sano y sus aterrorizados padres al recibir un diagnóstico de predisposición genética sin precedentes? ¿Cuánto seguimiento estrecho y cuánta vigilancia activa harán falta para decidir si debe recibir o no tratamiento y, finalmente, cuándo hacerlo? La viabilidad económica de los cribados de enfermedades conduce inevitablemente al sobrediagnóstico y la única cuestión que se plantea es cuántos sobrediagnósticos aceptará la sociedad.

Un interesante experimento de reflexión que se centra en la fibrosis quística ilustra los problemas que presenta el cribado de los recién nacidos. En 2012, el National Screening Committee del Reino Unido puso en marcha un sondeo para recabar la opinión pública sobre un potencial programa de prevención temprana ampliado para la fibrosis quística (FQ).[8] La FQ es una enfermedad grave que provoca lesiones en los pulmones y otros órganos y que acorta significativamente la esperanza de vida. No existe una cura, pero las estrategias que incluyen la medicación para controlar los síntomas y la vigilancia en tratar infecciones torácicas pueden beneficiar a las personas que han sido diagnosticadas a tiempo.

El experimento de reflexión pidió a las personas que formaban parte del grupo de sondeo que consideraran si preferían un cribado estándar para la FQ, que inevitablemente pasa por alto algunos casos, o la secuenciación del genoma completo, que no pasaría por alto ningún diagnóstico pero detectaría casos dudosos que luego necesitarían varios años de seguimiento para determinar si realmente tenían FQ o no. Los casos pasados por alto significaban que algunos niños fueran diagnosticados ya de mayores, viéndose así privados de intervenciones tempranas como la fisioterapia y los antibióticos, que pueden proteger la función pulmonar. Los casos dudosos detectados en la rápida secuenciación del genoma completo (WGS) significaban que algunos niños necesitarían visitas hospitalarias regulares que, más tarde, se revelarían como innecesarias.

Antes de participar en los talleres educativos concebidos para analizar los dos enfoques, la mayoría de los participantes del grupo de sondeo manifestó su preferencia por cambiar del cribado estándar a la WGS. No les importaba que hubiera cierto grado de sobrediagnóstico si eso salvaba a algunos niños de que los diagnosticaran con retraso. Sin embargo, después del debate, algunos miembros del grupo cambiaron de opinión. En su segunda votación, la mayoría de los participantes expresó su preferencia por mantener las pruebas tradicionales de cribado en lugar de cambiar a la WGS, prefiriendo esta vez un ligero subdiagnóstico a un ligero sobrediagnóstico.

Y esta es la información que les hizo cambiar de opinión. En el Reino Unido, el cribado estándar pasa por alto hasta diez diagnósticos de FQ al año. Un programa de prevención temprana que utilizara la WGS no pasaría por alto ningún caso de FQ, pero detectaría ocho casos dudosos al año, la mayoría de los cuales resultaría no tener FQ. Esto significa que para evitar un diagnóstico hecho con retraso de FQ en diez niños, hasta ochenta niños tendrían que soportar el seguimiento que más tarde se revelaría innecesario. Salvar a algunos niños de una odisea diagnóstica y del diagnóstico hecho con retraso mediante el cribado que utiliza la WGS significa enviar a otros niños perfectamente sanos a su propia odisea diagnóstica que no conducirá a ninguna parte. En los primeros años de la vida se crean los vínculos más importantes para el niño. El diagnóstico presintomático medicalizará esos años para algunos niños sanos, pues tendrán que visitar periódicamente el hospital y serán sometidos a muchas pruebas. Inevitablemente, los padres estarán ansiosos. Por el momento, es difícil cuantificar el impacto de estos factores. Valorar qué se pierde al convertir a un niño en un paciente podría costar décadas, si es que eso es cuantificable.

El Programa de Genomas de los Recién Nacidos planea comprobar 223 enfermedades; el Proyecto Guardian, 250, y el BabyScreen+, 500. Aunque la mayoría de los niños son fichados durante el embarazo, a algunas familias del Proyecto Guardian las han abordado nada más nacer su hijo sano. Existe un riesgo real de sobrecarga informativa cuando a los padres se les pide que entiendan y consientan que su hijo va a ser evaluado de tan amplio conjunto de enfermedades. ¿Cómo pueden los profesionales y las instituciones de la medicina aplicar los principios normales del consentimiento informado cuando están examinando cientos de trastornos simultáneamente? ¿Acaso es siquiera posible en este contexto?

Una vez más, me vienen a la memoria las lecciones aprendidas de la genetista Tadros. Las personas con riesgo de contraer la enfermedad de Huntington acuden a ella con la sensación de que hacerse la prueba de la enfermedad de Huntington es la actitud más responsable, pero, últimamente, la mayoría de esas personas se sienten aliviadas cuando ella les da permiso para no hacérsela. ¿Hasta qué punto una imperiosa necesidad de proteger a su vulnerable hijo recién nacido puede influir en que un progenitor piense que beneficiarse de las pruebas más novedosas de la medicina forzosamente ha de ser mejor que no someterse a ninguna prueba médica? Darle la espalda a lo que ofrece alguna ciencia puntera tiene que ser muy difícil para unos padres que solo quieren lo mejor para sus hijos.

Y el niño es un receptor pasivo de estos cuidados. A un adulto que se someta a un cribado se le brinda la oportunidad de entender las consecuencias que pueda conllevar el mismo. Pero el cribado a un recién nacido nos enfrenta al desafío que supone que la persona que va a ser examinada no es la persona que da el consentimiento. Los padres tienen que dar siempre su consentimiento en nombre de sus hijos, pero la secuenciación del genoma completo puede tener unas consecuencias imprevistas para toda la vida de ese niño. En el Proyecto 100.000 Genomas, cada gen completo que era secuenciado primero se analizaba con el único propósito de buscar una explicación del problema médico de esa persona que hasta entonces no había podido ser explicada. Hasta ahora, los datos del Proyecto 100.000 Genomas han sido observados por más de 3.600 investigadores de 354 instituciones en 33 países. Más adelante, ese material genético se someterá a muchas más pruebas con otros muchos propósitos. Probablemente, las muestras de los recién nacidos también se sometan a múltiples niveles de pruebas y continuarán examinándose a lo largo de toda la vida de esa persona. Todo el genoma está registrado y seguirá estando a disposición de los investigadores durante toda la vida de ese niño. Los participantes podrían recibir una llamada a cualquier hora si surgen nuevos hallazgos que puedan ser importantes para su salud. Y, sí, por supuesto, quizá sea positivo para algunos, pero uno ha de tener siempre presente el potencial impacto psicológico y social por ser diagnosticado de este modo, y la medicina no siempre está dispuesta a hacer esa consideración.

David Curtis, profesor honorario del University College London Genetics Institute, ha expresado públicamente sus preocupaciones con estas palabras:

—De forma muy, muy esporádica detectarás algo: son unas cantidades minúsculas. El valor de los datos no se centra necesariamente en el individuo. Se están vendiendo esos datos a las instituciones investigadoras, a las universidades y a las compañías biofarmacéuticas... y pagan mucho por ello. Cuando estás firmando para consentir que te hagan la secuenciación de tu genoma, también estás firmando para permitir que estas otras empresas, otros colaboradores y otras universidades tengan acceso continuo a los resultados de tu salud.[9]

Un niño ni siquiera tiene que esperar a nacer para ser sometido a un diagnóstico genético. En 1997, los científicos descubrieron que el ADN de la placenta podía detectarse en la sangre de la madre. El ADN de la placenta suele ser idéntico al ADN fetal, de manera que eso abrió la posibilidad de una prueba genética en el feto por un medio tan poco desagradable como un análisis de sangre de la madre. Esto llevó al desarrollo de la prueba prenatal no invasiva o NIPT (*Non-Invasive Prenatal Testing*).

Examinar un feto para ver si tiene problemas de salud tampoco es nada nuevo. Todas las mujeres se someten a las doce semanas a una ecografía y esa es la primera vez que se pueden detectar potenciales problemas del desarrollo. El cribado genético, en cambio, no es algo tan rutinario. Solo se hace si el cribado estándar suscita alguna preocupación. Antes de la NIPT, la única forma de hacerle una prueba genética a un feto era mediante una amniocentesis, un procedimiento en el que se extrae una muestra de fluido amniótico del útero, o bien mediante una muestra de vellosidades coriónicas, una biopsia de la placenta. Ambos procedimientos son desagradables para la madre y tienen un riesgo del 1 por ciento de abortar. Los resultados producidos por la NIPT no son tan fiables como los de la amniocentesis o la muestra de vellosidades coriónicas, pero eso se compensa por el hecho de que la NIPT, al ser solo un análisis de sangre, no presenta el menor riesgo para el embarazo ni para la madre. Desde 2011, la NIPT está disponible en todo el mundo.

En la ecografía de las doce semanas, Nicole y Tom se enteraron por primera vez de que había una posibilidad entre cuarenta y siete de que su bebé nonato tuviera el síndrome de Down. La noticia fue muy inesperada. El síndrome de Down es más frecuente verlo en los hijos de madres mayores, pero Nicole solo tenía veintitantos años. Era su primer embarazo y no estaba preparada para recibir semejante noticia.

El síndrome de Down lleva mucho tiempo siendo una de las principales enfermedades sometidas al programa de cribado prenatal. La práctica clínica estándar habitual recomienda un cribado combinado que ha de hacerse entre la décima y la decimocuarta semana del embarazo. Esto implica una ecografía para valorar la cantidad de fluido que hay tras el cuello fetal y un análisis de sangre para examinar los marcadores bioquímicos del síndrome de Down en la sangre de la madre. Estas pruebas no son diagnósticas, solo evalúan el riesgo. Todo lo que sea una posibilidad inferior a uno entre ciento cincuenta se considera un resultado de bajo riesgo. En el pasado, las únicas opciones para hacerse unas pruebas más definidas si la mujer había obtenido un resultado de alto riesgo eran la amniocentesis o la muestra de vellosidades coriónicas. Muchos padres preferían no acceder a este nivel de pruebas por el riesgo de aborto. La NIPT ha añadido otro nivel al programa de cribado prenatal, porque supone menos riesgo que la amniocentesis, pero más precisión que el cribado combinado. Los padres que quieran una respuesta más definitiva todavía tienen que hacerse la amniocentesis o la muestra de vellosidades coriónicas. La página web del Informe del NHS afirma que, si una NIPT arroja un resultado de alto riesgo del síndrome de Down, lo hará un 91 por ciento de las veces.[10] Otras muchas fuentes mencionan una precisión del 99 por ciento.[11, 12]

Accedieron a hacerse la NIPT. Poco después, a Nicole le comunicaron por teléfono que su bebé tenía una probabilidad del 95 por ciento de tener el síndrome de Down. Recuerda lo mucho que lloró cuando se enteró de la noticia.

—Ahora me avergüenza recordar haberme sentido tan triste por la posibilidad de tener un hijo con síndrome de Down —dijo Nicole.

Pero el disgusto le duró poco. Una conversación con Tom bastó para que ajustara sus expectativas al futuro de su hijo. La pareja volvió a sentir entusiasmo por el nacimiento de su primer hijo. Cuando nació Isobel, el diagnóstico de síndrome de Down se confirmó. Ahora la niña tiene cuatro años y acaba de empezar el colegio.

—¿Cómo es ella? —le pregunté.

—Una habichuelilla feliz. Ese es su mote: Habichuela.

El desarrollo de Isobel ha sido lento. Sus primeros pasos los dio con tres años y medio. Es bajita para su edad. Todavía no sabe hablar con frases completas.

—Eso no significa que no esté parloteando a todas horas —dijo Tom—. Tiene su lenguaje propio y cree que todo el mundo la entiende, así que no para de balbucear.

—¿Os preocupa su futuro? —pregunté.

—Hombre, nunca va a ser una fiera académica, eso ya lo sabemos —dijo Nicole.

—¡Pero nosotros tampoco lo somos! —dijo Tom riéndose.

Nicole sonrió.

—A veces la miro y me doy cuenta de que nunca va a tener las preocupaciones que solemos tener en la vida. Hará lo que le dé la gana. ¡Qué vida más estupenda!

Nicole y Tom fueron dos de las personas con las que hablé para conocer de primera mano su experiencia del programa de cribado prenatal cuando se enteraron mediante la NIPT de que iban a tener un hijo con síndrome de Down. Como casi todos los padres con los que me reuní, los derivaron rápidamente de la ecografía de las doce semanas a la NIPT, sin saber que podrían haber rechazado que les realizaran más pruebas. Sin embargo, pese a la sensación que tenían de haber actuado entonces automáticamente, la pareja se alegraba de haber tenido acceso a la NIPT y agradecía tener un diagnóstico prenatal. El diagnóstico los preparó para el nacimiento de Isobel y les dio la oportunidad de planificarlo todo.

La experiencia de Ayla y Omar fue más negativa. Su hijo Arun también tiene el síndrome de Down. Arun tiene un hermano mayor con varios problemas médicos, entre ellos, epilepsia y autismo severo.

—Les dije que no quería más exámenes —me contó Ayla.

Como Nicole, a Ayla le dijeron, tras realizarle la ecografía de las doce semanas, que existía un elevado riesgo de que Arun tuviera el síndrome de Down. Interrumpir el embarazo por tener su hijo el síndrome de Down era algo que a Ayla ni siquiera se le pasaba por la cabeza, de manera que rechazó seguir haciéndose más pruebas. Las reacciones del personal médico la sorprendieron. Unos parecían desconcertados por su decisión y otros le dejaron claro que creían que aquello era una insensatez. Una enfermera llegó a insinuarle que no debería haberse hecho la ecografía de las doce semanas, si su intención era ignorar los hallazgos.

—Me trataron como si estuviera rechazando algún tratamiento salvavidas para mi hijo. Y era todo lo contrario. Hicieron que me sintiera como una mala madre.

Sintiéndose presionada porque le aseguraron infinidad de veces que la NIPT era inofensiva, Ayla acabó por hacerse la prueba.

—Hicieron que me sentara para comunicarme el resultado. Todo muy formal. Luego incluso me dijeron que tenían malas noticias —me contó Ayla—. Me hablaban como si mi bebé fuera una especie de monstruo. Si no hubiera tenido mi propia opinión ni hubiera contado con Omar, no sé cómo habría resistido la presión para que abortara.

A medida que iba avanzando el embarazo, Ayla vio que el equipo la apoyaba más, pero ella seguía temiendo las visitas al hospital porque, en cada una de ellas, le recordaban que no tenía por qué seguir adelante con el embarazo.

—No paraban de decirme que el niño necesitaría muchos cuidados. Pero yo tengo un hijo con epilepsia y autismo severo y te puedo asegurar que Arun necesita muchos menos cuidados que su hermano.

Ayla tenía cuarenta y cuatro años cuando se quedó embarazada de Arun. Omar y ella ya tenían tres hijos. El personal sanitario recordó a la pareja que, cuando creciera, el niño con síndrome de Down no solo sería una carga para ellos, sino también para sus otros hijos. A Ayla le propusieron abortar siete veces durante su embarazo, la última de ellas una semana antes de que naciera Arun. Aunque todas las interrupciones del embarazo en el Reino Unido tienen que realizarse antes de las veinticuatro semanas, de los bebés con síndrome de Down se puede abortar hasta el día del nacimiento.

A Arun, que ahora tiene doce años, le encantan el fútbol, los videojuegos y las golosinas. Y es descarado, juguetón y muy alegre.

—La verdad es que sabe leer y escribir mejor que algunos niños de su clase —me contó Ayla.

La NIPT se enfrenta a las mismas dificultades que la mayoría de las pruebas a la hora de interpretar el verdadero significado de los resultados. La cifra de precisión del 99 por ciento mencionada por muchas páginas web hace que la mayoría de las personas den por sentado que un resultado positivo asegura que el niño tendrá el síndrome de Down, pero eso en realidad no es cierto. La precisión de una prueba hace referencia a la proporción de todas las pruebas que son precisas. Como la mayoría de las mujeres no tienen bebés con síndrome de Down, la mayoría de las pruebas negativas serán correctas, pero la precisión del 99 por ciento no es válida para todas las pruebas positivas. Todo depende de la persona que esté haciéndose la prueba.

La fiabilidad de las pruebas para la enfermedad de Lyme depende de la probabilidad, anterior a la prueba, de que los pacientes tengan un alto riesgo de contraerla, lo que viene determinado por si viven o no viven en una zona afectada por la enfermedad de Lyme y por si tienen síntomas típicos de esta. El significado de una variante BRCA patológica en una mujer depende de sus antecedentes familiares. De manera similar, las implicaciones y la interpretación de un resultado positivo en la NIPT dependen de la probabilidad, anterior a la prueba, de que el bebé tenga el síndrome de Down. Pese a las mencionadas cifras de precisión, la probabilidad de que una prueba positiva acierte al decir que el bebé tiene la enfermedad a menudo es muy inferior al 99 por ciento.

Así es como el Nuffield Trust, un foro independiente, explica el problema. En la mayor parte de los grupos por edad, el síndrome de Down afecta a bastante menos que un 1 por ciento de todos los embarazos. Eso significa que un ensayo simulado que dé a todos un resultado de bajo riesgo tendría también el 99 por ciento de precisión.[13] De ahí que la precisión de la prueba no sea un modo muy significativo de expresar la fiabilidad del resultado. La cuestión importante es la siguiente: ¿qué probabilidades hay de que un resultado positivo sea un positivo verdadero? Esto se valora con una medición estadística denominada valor predictivo positivo y eso hace que la fiabilidad de la NIPT se vea de una manera muy distinta.[14]

—A veces, la NIPT arroja un resultado de alto riesgo cuando el feto en realidad no tiene la enfermedad. Si recibes un resultado de alto riesgo para el síndrome de Down, hay una entre cinco (20 por ciento) probabilidades de que el resultado sea erróneo y tu feto no tenga la enfermedad —dijo Catherine Joynson, del Nuffield Trust.[15]

La probabilidad anterior a la prueba contribuye a la precisión de la misma. En una mujer mayor o en cualquier mujer que tenga un alto riesgo, previo a la prueba, de tener un bebé con síndrome de Down, la probabilidad de que una prueba positiva sea verdaderamente positiva suele ser alta, del 80 al 90 por ciento, pero en una mujer más joven o con bajo riesgo de tener un bebé con síndrome de Down, la probabilidad de que el resultado positivo de la NIPT sea correcto podría ser muy inferior.[16] Un estudio holandés revisó el resultado del embarazo en 239 mujeres que recibieron un resultado NIPT que indicaba alto riesgo de síndrome de Down. Nueve de esos 239 resultados eran falsos positivos, lo que significa que los bebés no resultaron tener el síndrome de Down. En ese estudio, también había cinco falsos negativos, lo que significa que cinco bebés que habían sido considerados de bajo riesgo al final sí tenían el síndrome de Down.[17] La conclusión es que la prueba puede tener una precisión del 90 al 99 por ciento para algunas mujeres, pero eso depende de quién se esté haciendo la prueba, de modo que la precisión real ha de ser evaluada para mujeres concretas, no solo para el grupo.

Aunque la NIPT no es categóricamente una prueba diagnóstica y una NIPT positiva suele ir seguida de una recomendación de amniocentesis o extracción de una muestra de vellosidades coriónicas, poco a poco está reemplazando a las pruebas invasivas porque se percibe como segura y fiable. El Hospital Mount Sinai West de Estados Unidos vio que el porcentaje de pacientes que se hacían pruebas invasivas bajó del 38 por ciento en 2010 a tan solo el 2 por ciento en 2015, tras la introducción de la NIPT.[18] Y, si bien es algo completamente comprensible —pues pocos padres quieren correr el riesgo de sufrir un aborto—, al mismo tiempo también puede terminar constituyendo un problema si los padres creen que la NIPT es más precisa de lo que realmente es.

El porcentaje de interrupción del embarazo por un diagnóstico prenatal del síndrome de Down se cree que se aproxima al 90 por ciento en los países europeos en los que están disponibles y permitidas dichas interrupciones.[19, 20] En Estados Unidos, se interrumpen entre el 67 y el 85 por ciento de los embarazos con un diagnóstico prenatal de síndrome de Down.[21] El nivel de discapacidad varía de un individuo con síndrome de Down a otro. Algunos, como Isobel y Arun, pueden ir a un colegio convencional y viven vidas plenas comparables a las de los niños de su edad. Pero aquellos otros que nacen con graves problemas del desarrollo cardíaco, intestinal y cerebral tendrán una vida mucho más complicada. La gravedad de los problemas médicos no siempre se sabe hasta que el niño nace. Entre el 20 y el 30 por ciento de los fetos con síndrome de Down no llegarán a término. Por todas estas razones tan válidas, una vez que el elevado riesgo o el diagnóstico de síndrome de Down ha sido determinado, la mayoría de las mujeres no se sienten capaces de continuar con el embarazo. Algunos padres simplemente no pueden soportar la idea de tener que ver cómo sufre su hijo. Muchos piensan que no tienen los recursos emocionales o económicos para darle una vida buena a un niño discapacitado. Casi todas las personas que padecen el síndrome de Down necesitan, como poco, un apoyo medio a largo plazo y, como los padres de hijos con síndrome de Down a menudo son mayores, se preocupan por quién cuidará de su hijo cuando ellos hayan fallecido.

Como es natural, la comunidad de afectados por el síndrome de Down de todo el mundo están muy preocupados por cómo está repercutiendo el programa de cribado prenatal a las personas con síndrome de Down y a sus familias. Les preocupa que el entusiasmo que despierta el cribado, de fácil aplicación ahora con la NIPT, pueda provocar que desaparezca el síndrome de Down. También les inquieta que la confianza mal depositada en un resultado positivo de la NIPT pueda llevar a las mujeres a interrumpir sus embarazos de niños sanos. Eso no significa que no valoren la NIPT. Indudablemente, al contar con tanta antelación con el resultado de la prueba, los padres dispondrán de tiempo suficiente para prepararse emocionalmente y para encargarse de un niño con una variante genética.

La NIPT también permite un diagnóstico más temprano para muchos padres, lo que evita el trauma de la interrupción del embarazo en una fase tardía. Pero también les preocupa cómo una implantación más amplia repercutirá en la vida de las personas con síndrome de Down, así como en el futuro del síndrome de Down. Gracias al programa de cribado prenatal, el número de nacimientos de niños con síndrome de Down ha disminuido significativamente en todo el mundo. En Islandia, el síndrome de Down casi ha desaparecido.[22]

La gran ventaja de la NIPT es que es una prueba rápida y fácil de hacer y más precisa que el tradicional cribado combinado, pero es precisamente esa fama de rápida y segura la que la ha convertido en una preocupación para las personas discapacitadas. La amniocentesis es lenta y trabajosa y, además, conlleva riesgos, pero tiene la perversa ventaja de que ese largo proceso les da a los padres tiempo para pensárselo. El procedimiento da mucha importancia a la decisión de hacerse la prueba. Al ser como un análisis de sangre, en el que apenas se invierten cinco minutos, la NIPT podría terminar siendo una tarea rutinaria para el personal sanitario. Al tratarse de una prueba segura y no invasiva, la NIPT será más fácil de hacer y, por consiguiente, más difícil de rechazar. Y dado que es el cribado más actualizado que existe, si los padres lo rechazan, tal vez se sientan como si no estuvieran cuidando a su hijo. Cuanto más moderno parezca un procedimiento médico, más se asociará con una práctica médica superior. La NIPT podría impulsar a los padres a recorrer mucho más aprisa el camino del diagnóstico para de ese modo tomar la decisión de continuar o no con el embarazo. Con el diagnóstico genético prenatal convertido en una rutina se corre el riesgo de un futuro en el que la medicina excluya la diferencia y estigmatice la discapacidad. A medida que la NIPT se convierta en habitual, es esencial que la seriedad de su propósito no quede socavada por su simplicidad.

Suponer que más pruebas de diagnóstico genético prenatal solo aporta beneficios nos conduce inmediatamente a preguntarnos qué es una vida digna de ser vivida y qué se considera enfermedad. Esas dos preguntas me han asaltado una y otra vez mientras escribía este libro. He hablado con personas portadoras de variantes genéticas de la enfermedad de Huntington y del BRCA, con gente que ha sobrevivido al cáncer muchas veces, con personas con trastornos genéticos raros e intratables y con padres de hijos con trastornos genéticos raros y poco conocidos, con personas que viven atormentadas por trastornos de salud mental, con personas que llevan muchos años encamadas por una enfermedad crónica. No tenía espacio para narrar todas las historias de su vida, pero sí para contar unas cuantas historias asombrosas, divertidas o conmovedoras de algunas de ellas. Pero si hubieran sido concebidas en otra época, algunas de estas personas probablemente habrían sido excluidas. ¿Tiene uno que vivir hasta una vejez saludable para entrar en el cómputo? ¿Es justo llamar a algunos de estos problemas trastornos? ¿Son el síndrome de Down o la aún misteriosa «variante de significado incierto» de Henry enfermedades o deberíamos referirnos a ellas como diferencias genéticas?

En el caso del síndrome de Down, la justificación del cribado se suele presentar como una oportunidad para ahorrar el sufrimiento del niño y de los padres y para aliviar la carga de los padres y de los sistemas de salud, pero ¿acaso una persona con el síndrome de Down sufre o hace sufrir más que cualquier otra persona? Quienes tienen el síndrome de Down son más propensos a padecer patologías como cardiopatía, demencia y epilepsia, lo que supone más necesidad de atención médica que la media de la población, y el nivel de discapacidad varía de uno a otro. Sin embargo, sus necesidades no son forzosamente más onerosas que las de personas con graves trastornos multisistémicos como la diabetes. En la madurez, la obesidad y fumar son una carga mucho mayor para cualquier sistema de salud que el síndrome de Down. Aunque el cribado no se hace con la intención expresa de interrumpir el embarazo, da la impresión de que tener un hijo con una diferencia genética es un problema que necesita ser resuelto.

Llevo mucho tiempo preguntándome por qué el programa de cribado prenatal se ha centrado siempre tanto en el síndrome de Down en concreto y la única conclusión a la que he llegado es la siguiente: porque es fácil de diagnosticar. La causa genética del síndrome de Down se descubrió en 1959, décadas antes de que fuera identificado el gen de la enfermedad de Huntington. El síndrome de Down se da cuando una persona tiene una copia adicional del cromosoma 21, al que se denomina trisomía 21. Los tres problemas médicos para los que el programa de cribado prenatal es algo rutinario son todos los trastornos trisómicos, es decir, el síndrome de Down, el síndrome de Patau y el síndrome de Edward. Como enfermedades causadas por un cromosoma adicional, estos tres trastornos se diagnostican fácilmente desde hace mucho tiempo. Las técnicas requeridas para detectar un cromosoma adicional no precisan una sofisticada secuenciación de nueva generación. El cribado del síndrome de Down se ha convertido en una rutina hasta tal punto que pocos cuestionan el razonamiento en su favor, excepto, por supuesto, las personas con síndrome de Down y sus familias, a quienes les preocupa que a veces se haga tan a la ligera. Y eso es lo que también me preocupa a mí de la prueba prenatal no invasiva o NIPT, pues hará que el diagnóstico prenatal ampliado sea tan fácil que los padres creerán que no les queda otra opción y los profesionales sanitarios empezarán a ofrecérsela sin pensárselo demasiado.

Como de costumbre, está también el problema de la comercialización. Las entidades reguladoras de la publicidad han tenido que cortar ya las alas de algunas clínicas que cobraban honorarios por servicios prestados y que, sin ninguna de las cualificaciones necesarias, daban a los padres unas cifras de precisión del 99 por ciento.[23] Algunas clínicas privadas, pero no todas, han empezado también a ofrecer el uso de la NIPT para las pruebas de muchas enfermedades genéticas. Cuanto más rara es la enfermedad, menos probable es que la prueba sea precisa. En 2022, *The New York Times* publicó los resultados de una investigación que demostraba que los resultados de las enfermedades raras eran erróneos en torno al 85 por ciento de las veces.[24]

Aparte de la NIPT, los laboratorios también han empezado a comercializar la secuenciación del genoma completo a padres que han optado por la fertilización *in vitro*. Este servicio alcanza muy buenas cifras de venta, pues promete dar a los angustiados padres la tranquilidad de que su bebé estará sano. Pero más que aplacar la angustia, probablemente la provoque. Como cada persona tiene miles de variantes, existe una elevada probabilidad de encontrar variantes de significado incierto ininterpretables. Los aterrados padres de niños cribados en clínicas privadas extranjeras han empezado ya a aparecer en la clínica genética del NHS, ubicada en Londres, de la doctora Shereen Tadros, pero esta no puede darles la tranquilidad que ellos quieren.

—Sin un fenotipo es imposible resolver lo que una variante significa para un feto o para un niño —me advirtió la doctora Tadros.

También se advierte cierto interés en utilizar el diagnóstico de predisposición genética prenatal para crear bebés de diseño. Las empresas ofrecen medir el riesgo del bebé de desarrollar a largo plazo problemas médicos como la diabetes, afecciones cardíacas e hipercolesterolemia, de modo que los futuros padres pueden elegir el embrión que parezca garantizar la máxima probabilidad de una vida saludable. Sin embargo, una vez más, el bienestar en los primeros años importa más que el riesgo genético para la salud mental y el estilo de vida importa más para la salud en general. Por no mencionar lo poco que se sabe sobre cómo se heredan los riesgos genéticos. ¿Quién dice que un riesgo bajo de cáncer no vaya acompañado de un alto riesgo de problemas con la salud mental, y viceversa?

Roisin, portadora de la variante BRCA1, superviviente de la cirugía y madre de dos jovencitas, a la que conocimos en el capítulo cuatro, ha pensado mucho en todos estos problemas. Roisin se quedó embarazada de su primera hija antes de conocer el gen del cáncer que había en su familia, pero tuvo a su segunda hija después de haberse enterado de que tenía una variante BRCA de alto riesgo. Le pregunté sobre su decisión de tener un hijo sabiendo que podía transmitirle ese legado.

—Otras mujeres que conozco se hicieron la PGT para asegurarse de que su hijo no tenía el gen —me contó, refiriéndose a la prueba genética prenatal que permite que la mujer elija un embrión con riesgo bajo de ser portador del gen de la enfermedad—. Una mujer incluso me preguntó: «¿Cómo te sientes sabiendo que has tenido una hija que podría tener BRCA?». —Roisin sonrió. Era una cuestión a la que le había dado muchas vueltas—. No, no quiero que mis hijas pasen por lo que yo he pasado. Claro que no. Pero si tuvieran que pasar por eso, intentaría ayudarlas. Yo también tengo colitis ulcerosa. Y una enfermedad tiroidea. Si no tienen BRCA, tendrán alguna otra cosa. Yo no puedo crear un niño perfecto y no creo que nadie pueda. Se supone que mis hijas están en este planeta por alguna razón. Yo estoy en este planeta por alguna razón.

Los padres quieren traer hijos sanos al mundo. Quieren estar preparados para cualquier eventualidad. Pero ni la NIPT ni la secuenciación del genoma completo ni el cribado de los recién nacidos darán lugar a bebés perfectos sin problemas de salud. El cribado prenatal excesivo o el cribado que se hace demasiado a la ligera amenazan con socavar el don de la diversidad observado en la naturaleza y el maravilloso prodigio que constituye toda la infancia. Más triste aún es permitir que unos resultados mal interpretados y la falta de información ensombrezcan la vida de los niños y perturben esos primeros años tan importantes, cuando ellos y sus progenitores deberían estar disfrutando de la perspectiva de cualquier tipo de futuro.

Conclusión

Lo primero que suelo preguntarle a un paciente con una historia clínica complicada es cuándo fue la última vez que se encontró del todo bien. Darcie no pudo responder a esa pregunta. No recordaba haber estado nunca bien del todo.

Darcie tiene veinte años. Es una paciente que está a mi cuidado y su historia es muy parecida a muchas que he oído. Fue derivada a mí porque tenía convulsiones con regularidad, pero su enfermedad se remonta a mucho antes de que estas empezaran. Pese a ser tan joven, en el transcurso de los últimos siete años, ya le habían dado diferentes diagnósticos cuando nos conocimos.

La madre de Darcie me contó que su hija siempre había sido una niña enfermiza, propensa a los dolores de cabeza y al malestar estomacal, sobre todo, en épocas de estrés o de mucho nerviosismo. La familia no se había preocupado demasiado por ello cuando Darcie era muy joven porque aquellos episodios eran previsibles y manejables. Pero cuando Darcie cumplió trece años, las cosas empezaron a ir peor. Los dolores de cabeza se volvieron más frecuentes. Hasta entonces, dormir la aliviaba, pero ya no. Sus padres se preocuparon y la llevaron a ver a un especialista por primera vez. Un neurólogo le diagnosticó migraña. Ese fue el diagnóstico número uno.

El segundo diagnóstico llegó unos dieciocho meses después. A los quince años, Darcie empezó a quejarse de dolores y molestias en las articulaciones. Nada muy grave, pero lo suficientemente persistente como para hacer que sus padres la llevaran al médico. Intentando averiguar la causa de sus males, la llevaron de acá para allá, pero de nada le sirvió. Luego, hablando con otra madre, la madre de Darcie tropezó con una enfermedad llamada síndrome de Ehlers-Danlos con hipermovilidad (SEDh), que principalmente se manifiesta como dolor en las articulaciones y las extremidades con hipermovilidad. Como la familia de Darcie siempre la había visto muy flexible, sus padres la llevaron a un reumatólogo. Tras examinarla, este especialista coincidió con ese diagnóstico. Entonces Darcie fue derivada a un fisioterapeuta que le enseñó a hacer ejercicios que la ayudaran a fortalecer los músculos y estabilizar las articulaciones. Aquello no tenía cura, pero existía la esperanza de que con la edad fuera desapareciendo el problema.

Tras el diagnóstico de SEDh, Darcie evitaba participar en deportes de contacto por recomendación de su fisioterapeuta. Las articulaciones hipermóviles son propensas a lesionarse. Al hacer menos ejercicio, a Darcie, efectivamente, le dolían menos las articulaciones, pero también se volvió muy perezosa. Poco después, a los diecisiete años, un día, sus amigos la convencieron y se animó a jugar al *netball* o balonred en la clase de gimnasia del colegio. Era un día muy caluroso. Darcie, que para entonces tenía un trastorno alimentario y el síndrome de intestino irritable, no había comido a mediodía. Durante el partido, se mareó tanto que se desmayó. La enfermera escolar le tomó la presión arterial y vio que estaba baja. Eso llevó a que Darcie se le diagnosticara síndrome de taquicardia ortostática postural (POTS, por sus siglas en inglés), una enfermedad en la que los cambios de postura provocan una caída de la presión arterial que puede causar desmayos o mareos. Darcie fue derivada a la prueba de la mesa inclinada, que le midió la frecuencia cardíaca y la presión sanguínea en diferentes posturas, y se confirmó así el diagnóstico de POTS. Le aconsejaron hidratación e ingesta de sal y la pusieron a dieta para minimizar la probabilidad de futuros desmayos.

Los cambios en el estilo de vida apenas redujeron los síntomas del POTS, pues Darcie siguió padeciendo mareos y desmayos ocasionales. También empeoraron los dolores de las articulaciones y de cabeza. Como había empezado a tener dificultades en el colegio, la evaluaron y le diagnosticaron autismo y TDAH. Su salud iba de mal en peor hasta que, al final, a un desmayo siguió una convulsión que acabó por convertirse en la primera de muchas. Al principio, su médico del POTS atribuyó las convulsiones a los graves desmayos y le fue cambiando gradualmente el tratamiento, pasando del asesoramiento sobre el estilo de vida a la medicación. Se suponía que la medicación la ayudaba a mantener una presión arterial normal cuando estaba de pie, pero siguió sufriendo convulsiones. Como estas iban en aumento, la derivaron a mi clínica especializada en crisis epilépticas. Su médico de referencia hizo una lista de todos los diagnósticos en la parte superior del volante. Migraña, síndrome de Ehlers-Danlos con hipermovilidad (SEDh), anorexia, síndrome de intestino irritable, síndrome de taquicardia ortostática postural (POTS), autismo, TDAH, depresión y ansiedad.

Cuando Darcie acudió a mí, ella creía que tenía epilepsia porque eso es lo que le había dicho un médico de urgencias. Pero eso no era lo que pensaba su neurólogo de referencia. Estaban seguros de que las convulsiones tenían una causa psicológica. Este tipo de convulsión tiene muchos nombres, como convulsiones psicosomáticas, disociativas, funcionales o ataques no epilépticos y, hace mucho tiempo, histeria. Las convulsiones psicosomáticas no son inventadas ni deliberadas. Son reales y discapacitantes. Surgen de unos mecanismos inconscientes e incontrolables. Perturban tanto la vida como una enfermedad cerebral como la epilepsia, pero no están provocadas por una enfermedad cerebral.

El mayor reto al que se enfrenta un médico que está tratando de diagnosticar la causa de las convulsiones de su paciente es que estas suelen ser raras, por lo que el diagnóstico ha de basarse en tan solo una descripción, pero, como Darcie tenía convulsiones a diario, lo único que tuve que hacer fue ingresarla en el hospital, pues no tardaría en tener una. Dirijo una unidad en la que grabo en vídeo a personas que sufren convulsiones y, durante las mismas, mido las ondas cerebrales, la frecuencia cardíaca, la presión arterial y los niveles de oxígeno.

Darcie tuvo su primera caída y convulsión mientras se estaba preparando la prueba. Después, sufrió varias convulsiones durante unos cuantos días. También tuvo dos caídas en las que no convulsionó. Las dos se produjeron cuando intentaba levantarse de la cama. A estas ella las llamaba desmayos y las distinguía de sus convulsiones. Casi todo el tiempo que estuvo en el hospital lo pasó tumbada en la cama. Allí ocurrieron algunas de sus convulsiones, pero tuvo más sobre todo al ir al cuarto de baño, situado muy cerca. Dos enfermeras estaban siempre pendientes de ella si se levantaba de la cama, porque los mareos que sentía eran tan fuertes que siempre le parecía que se iba a caer. Me enteré de que le pasaba lo mismo en casa, donde a veces permanecía en la cama varios días seguidos.

Todas las mediciones objetivas que hicimos los días en que Darcie estuvo ingresada en el hospital eran normales. Incluso estando profundamente inconsciente, sus ondas cerebrales, la frecuencia cardíaca y la presión arterial eran completamente normales, como si estuviera consciente y alerta. Cuando Darcie se mareaba y se desmayaba, la presión sanguínea y la frecuencia cardíaca también eran normales. Su frecuencia cardíaca aumentaba cuando se ponía de pie, pero solo un poco y durante muy poco tiempo. Solo había una explicación a por qué estas mediciones normales contradecían cómo experimentaba Darcie su cuerpo: las convulsiones y los desmayos eran psicosomáticos, tal y como sospechaba su médico de referencia. Las ondas cerebrales en estado de vigilia solo se ven en una persona profundamente inconsciente si la causa de la inconsciencia es psicológica. Si los primeros desmayos de Darcie, cuando hacía unos años había sido por primera vez diagnosticada de POTS, podían haber estado causados por bajadas en la presión arterial, los desmayos que sufrió en el hospital no lo estaban, de manera que no se debían al POTS. El diagnóstico de convulsiones y desmayos psicosomáticos no significaba que Darcie no estuviera muy enferma. Llevaba un año sin apenas salir de casa. El diagnóstico simplemente significaba que un proceso psicológico, y no un proceso patológico, hacía que se cayera.

Todo médico de familia, neurólogo, reumatólogo, médico ortopédico o psiquiatra —en realidad, la mayoría de los médicos que atienden a muchos pacientes— ven con regularidad a gente joven con diversas combinaciones de los mismos diagnósticos de Darcie. Otros diagnósticos que yo suelo ver con bastante frecuencia en esa combinación son el síndrome de Tourette, la dislexia y la dispraxia, el síndrome de activación mastocitaria (MCAS, un trastorno supuestamente inmunológico) y la malformación de Chiari (una diferencia de desarrollo en la base del cráneo). Lo que muchos de los diagnósticos de Darcie y estos otros poseen en común es que todos ellos tienen una forma severa que ha sido reconocida desde hace décadas. Normalmente, la forma severa va acompañada de una patología demostrada que la define como enfermedad, pero en los últimos veinte a treinta años, los cambios en las definiciones de las enfermedades han permitido que estos diagnósticos se den en sus formas más leves y terminan solapándose con la fisiología normal. La forma leve no tiene una patología demostrada. La prevalencia de la forma severa de la enfermedad es estable, mientras que el número de afectados con la forma más leve se ha disparado, sobrepasando ampliamente el trastorno original. Ninguno tiene cura. Una vez diagnosticado, el único tratamiento es sintomático y queda la esperanza de que los síntomas se vayan reduciendo a medida que la persona va cumpliendo años.

Las historias del POTS y del SEDh se parecen mucho a las del autismo y el TDAH. Hay unos comités que definen la enfermedad física y cambian los parámetros de las enfermedades físicas para hacer que los diagnósticos sean más inclusivos; lo mismo cabe decir de los comités que publican cada nueva edición del DSM. Tanto el POTS como el SEDh se definen trazando una línea divisoria entre las mediciones del cuerpo normales y las anómalas. En el caso del SEDh, el diagnóstico depende de una medición arbitraria del movimiento articular y la elasticidad cutánea. El diagnóstico de POTS depende de cómo reaccione la frecuencia cardíaca ante los cambios de postura.

El síndrome de Ehlers-Danlos (SED) es un trastorno del tejido conectivo genéticamente determinado que puede causar una discapacidad significativa y que se reconoció hace mucho tiempo. Tiene trece subtipos, uno de los cuales es el tipo «con hipermovilidad» (SEDh). El colágeno, componente fundamental de los huesos, los cartílagos, los tendones, la piel y los vasos sanguíneos, está debilitado en las personas que tienen SED. El resultado es el siguiente: articulaciones hiperflexibles, hiperextensibilidad cutánea y fragilidad de los tejidos, lo que puede dar lugar a deformación articular, cicatrices en la piel, fácil aparición de hematomas y, en algunas formas, riesgo de graves hemorragias.

De los trece subtipos del SED, doce van asociados con cambios bioquímicos objetivos en el tejido conectivo. Estos doce tienen, todos ellos, una causa genética demostrada. Se diagnostican por las manifestaciones clínicas típicas con la ayuda de una prueba genética. El SED con hipermovilidad (SEDh) es la única categoría del SED para la que no existe una patología demostrada y para la que no se ha identificado ninguna causa genética. Se supone que está relacionada con las otras afecciones del SED, pero no hay ninguna prueba que lo demuestre. Su rasgo principal es la hipermovilidad de las articulaciones, y de los afectados se dice que sufren frecuentes dislocaciones articulares, también llamadas luxaciones. No existe ningún test o prueba que ayude al médico a hacer el diagnóstico de SED. Solo se diagnostica por los rasgos clínicos; la principal manifestación del trastorno son las articulaciones con una amplitud de movimiento inusualmente grande.

El problema que tiene la movilidad articular como principal rasgo diagnóstico de la enfermedad es que la hipermovilidad articular generalizada es normal en mucha gente. Se considera común entre la gente joven; un estudio estima que podría estar presente en el 20 al 30 por ciento de personas sanas de entre dieciocho y veinticinco años.[1] Al diagnosticar el SEDh, un médico ha de determinar que las articulaciones de su paciente son anómalamente hipermóviles. Y eso no es tarea fácil. Hay un sistema de puntuación que asigna valores a la amplitud de movimiento de las articulaciones, pero como no todas las personas que son hipermóviles tienen SED, al final el diagnóstico es muy subjetivo. La mayor diferencia entre una persona sana con las articulaciones naturalmente hipermóviles y alguien diagnosticado con SEDh es que este último sufra dolor articular y acuda al médico en busca de asesoramiento.

Aunque a las personas diagnosticadas de SEDh les digan que se trata de un trastorno genético del tejido conectivo, no hay ninguna prueba de ello. Los doce subtipos severos del SED clásico para los que hay una causa genética establecida son raros; afectan a 1 de cada 20.000 a 40.000 personas para casi todos los subtipos, a 1 de cada 100.000 para un subtipo y a 1 de cada millón para la forma más rara.[2] Como el concepto del SED con hipermovilidad como un subgrupo leve de SED se acuñó por primera vez en 1997, se ha convertido en la forma más común del trastorno, lo que ha hecho aumentar la prevalencia general del SED hasta 1 de cada 500 personas según algunas estimaciones.[3] Entre el 80 y el 90 por ciento de las personas con SED tienen SED con hipermovilidad.[4]

El síndrome de taquicardia ortostática postural (POTS) se manifiesta principalmente con mareos, palpitaciones y desmayos causados por cambios en la presión arterial en relación con la postura. La presión arterial baja y el desvanecimiento en la gente joven se reconocieron hace tiempo. En el pasado, a la gente que se desmayaba con cierta regularidad se le recomendaba un estilo de vida centrado en la dieta, la ingesta de agua y el sueño. Estas medidas normalmente bastaban para subir la presión arterial y reducir el número de desmayos hasta que superaban la tendencia. El POTS fue acuñado como una afección médica diferenciada para explicar los desmayos frecuentes en 1993. Los consejos terapéuticos no cambiaron, pero se trataba de una etiqueta nueva de la enfermedad para describir a la gente propensa a cambios posturales en la frecuencia cardíaca y la presión arterial que llevaban al desmayo. Casi treinta años más tarde, se calcula que entre uno y tres millones de jóvenes estadounidenses tienen ese diagnóstico.[5] En el Reino Unido están afectadas aproximadamente 130.000 personas.

Pero estas cifras de prevalencia son anteriores a la pandemia. Muchas personas con covid persistente han desarrollado también el POTS, de modo que probablemente el número de afectados sea más elevado.[6]

Los partidarios del POTS lo llaman trastorno complejo, multisistémico y crónico del sistema nervioso autónomo, que es la parte del sistema nervioso importante para el control de la presión sanguínea y la frecuencia cardíaca. Algunas enfermedades, como la diabetes y el Parkinson, causan un trastorno autónomo. A diferencia de estas, en el POTS no hay una patología o prueba demostrada de un trastorno del sistema nervioso. El diagnóstico se hace si la frecuencia cardíaca de una persona aumenta a más de 30 pulsaciones por minuto estando de pie. La frecuencia cardíaca de todo el mundo aumenta estando de pie. La diferencia en una persona con POTS es que el aumento es mayor y más sostenido. La decisión de convertir las 30 pulsaciones por minuto en el punto límite de lo normal fue arbitraria, pues no existe ninguna patología que demuestre el diagnóstico.

Tanto el POTS como el SEDh y muchos diagnósticos que recibió Darcie pueden ser controvertidos en el mundo de la medicina, porque la línea que separa la medición de lo normal y lo anómalo —que da lugar a uno u otro diagnóstico— es muy fina. Algunos temen que estas afecciones patologicen los cuerpos sanos dirigiendo la atención a unos rasgos comunes de la fisiología de los jóvenes que no necesitan asistencia médica. La gente joven tiene más movilidad en las articulaciones que la gente mayor. Los jóvenes, en especial las mujeres, tienen la presión arterial baja, lo que los convierte en propensos al desvanecimiento. Como con la edad tenemos cada vez menos movilidad y nos aumenta la tensión, en el pasado no se consideraba que estos problemas necesitaran una etiqueta diagnóstica, simplemente eran manifestaciones de un cuerpo que todavía estaba madurando. Los síntomas, en su mayor parte, se gestionaban con un cambio en el estilo de vida y el tiempo era la cura definitiva.

Pero esté uno de acuerdo o no con que se trate de enfermedades verdaderas, lo más importante es que no se sostienen ante un análisis a fondo si las examinamos con arreglo a los rasgos del sobrediagnóstico, lo que significa que los síntomas son reales, pero el diagnóstico proporciona pocos beneficios y puede incluso ser perjudicial. Veamos el SEDh. El valor de contarle a una persona joven que tiene un colágeno anómalo que provoca articulaciones con hipermovilidad es que lleva a buscar consejo médico, que debería centrarse en estabilizar las articulaciones y conseguir una mejor salud articular a largo plazo. Los principales síntomas del SEDh son el dolor y la fatiga. Si el diagnóstico es beneficioso, el aumento de gente joven diagnosticada y tratada de SEDh debería quedar reflejado en alguna mejora en la medición sanitaria a largo plazo... como, por ejemplo, en menos dolor crónico, fatiga y enfermedades articulares en la gente mayor. Pero eso no ha ocurrido. Hay el mismo número de gente mayor con problemas articulares y, además, toda una nueva población de gente joven con problemas articulares.

El SED con hipermovilidad fue descrito por vez primera en 1997. Entre 1990 y 2019, los diagnósticos de osteoartritis se incrementaron en un 113 por ciento.[7] La osteoartritis está aumentando tanto en personas de entre treinta y cuarenta y cuatro años como entre la gente mayor.[8] El dolor crónico también se está incrementando; dos quintos de los afectados son personas de cuarenta y tantos años.[9] Por supuesto, otros muchos factores más importantes contribuyen a la salud articular, especialmente el peso, pero, entre los millones de personas tratadas de SEDh desde 1997 no tratadas con anterioridad, cabría esperar ver alguna mejora relacionada con la salud, pero no hay ninguna. De forma similar, el número creciente de gente con POTS no ha conducido a ninguna mejoría en ninguna medición de salud para ningún grupo a lo largo de los treinta años que han pasado desde que se introdujo.

Merece asimismo la pena preguntarse lo siguiente: si había legiones de personas con POTS y SEDh que no estaban diagnosticadas antes de la década de 1990, ¿dónde están ahora? No existe ningún grupo numeroso de personas de edad mediana y avanzada con historias que encajen con trastornos crónicos no diagnosticados del tejido conectivo genético y autónomos que estén padeciendo las secuelas de no haberse diagnosticado en la adolescencia. Si se han recuperado del SEDh y del POTS de manera natural, ¿realmente era necesario el diagnóstico? Más del 85 por ciento de la gente con POTS se cura espontáneamente. Pocas personas con un SED con hipermovilidad experimentan graves discapacidades. Sin embargo, hay un subgrupo pequeño de personas a las que les han dado esos diagnósticos que responden muy negativamente a ellos. Personas como mis pacientes, como Darcie, que desarrollan una severa discapacidad que es improbable que esté causada por el proceso de la enfermedad, sino más bien por el hecho de haber sido etiquetados.

Una reciente publicación en la revista *Brain* describía el POTS como «un estado hiperadrenérgico condicionado por el miedo, cuando se está de pie».[10] Un estado hiperadrenérgico significa que una persona está produciendo adrenalina. El sistema nervioso autónomo se activa en respuesta al miedo, lo que lleva a la producción de adrenalina. Muchos conocerán esto como la respuesta de «lucha o huye». Desmayarse asusta, sobre todo, la primera vez. Una persona que se ha desmayado seguramente se preocupe ante la posibilidad de volver a desmayarse. Si se le dice que tiene un trastorno llamado POTS, una respuesta a estar de pie en forma de frecuencia cardíaca anómala, puede que esa persona coja miedo a estar de pie. Si alguien se vuelve muy cauteloso en lo relativo a estar de pie y pasa mucho tiempo sentado o tumbado, el cuerpo deja de estar en forma, de manera que la inactividad hará que el cuerpo se adapte peor a los cambios de postura por falta de práctica. El cuerpo que no está en forma se vuelve más lento en su respuesta a los cambios de postura, haciendo así más probable que se produzca un descenso en la presión arterial estando de pie y aumenten, por tanto, las posibilidades de un desvanecimiento. En otras palabras, es un círculo vicioso. Una persona se desmaya. El miedo activa el sistema nervioso autónomo. Se libera adrenalina. Eso afecta a la presión arterial, a la frecuencia cardíaca y a la conducta. El cuerpo reacciona menos por la falta de uso. Los desmayos empeoran. El miedo empeora. Cuanto menos esté de pie una persona y más atemorizada se sienta, más se retroalimenta el círculo vicioso.

Las nuevas etiquetas que surgen de cambiar los parámetros de lo «normal» crean nuevas poblaciones de pacientes de diversas maneras. En primer lugar, por patologizar lo normal y animar a las personas a que busquen atención médica para algo que, hasta entonces, posiblemente no había sido medicalizado. Pero también porque, una vez que se describe un nuevo trastorno, hay quienes se identifican con algo de ese diagnóstico y cambian para adaptarse a su descripción. Se trata de un proceso inconsciente. Es lo que el filósofo Ian Hacking denomina *making up people* ('inventar gente'), también llamado efecto de clasificación.[11] Cuando a una persona le dan una etiqueta o un diagnóstico, sin darse cuenta la instruyen sobre los signos y los síntomas en los que ha de fijarse y, al buscar otros signos típicos del trastorno en su cuerpo, la atención prestada al propio cuerpo y la expectativa de los síntomas la lleva a registrar cambios físicos que hasta entonces había pasado por alto. Una clasificación cambia a las personas porque, al estar fuera de su control, se adaptan a ella.

Teniendo esto en cuenta, es interesante recordar que las etiquetas del POTS y del SEDh no existían hasta los años noventa, pero tampoco había muchísimas personas con los síntomas típicos de esta combinación diagnóstica como hay ahora. De hecho, eran tan pocas que no recuerdo haber conocido, hasta hace más o menos quince años, a una sola persona con la específica constelación de síntomas que encajan con estos trastornos. El creciente número de jóvenes con POTS y SEDh es una nueva población de pacientes.

Afortunadamente, la mayor parte de quienes son diagnosticados de POTS no terminan con una severa discapacidad como Darcie, pero de todas formas pueden acaparar una multitud de otros diagnósticos, como, por ejemplo, el del SEDh. La gente con SEDh es más propensa a contraer el covid persistente. Las personas con POTS y SEDh son más propensas a tener autismo leve y/o TDAH. Estos trastornos tan controvertidos, para los que no existe una patología demostrada, a menudo se agrupan.[12, 13] Asimismo, son una de las principales razones por las que escribí este libro, porque muchas personas, aunque no las suficientes, se preguntan cómo es que un grupo creciente de jóvenes como Darcie pueden ser tan desgraciados como para tener múltiples diagnósticos aparentemente no relacionados, todos ellos de origen incierto. ¿Cómo se relaciona un problema neuroevolutivo del cerebro como el autismo con las articulaciones hipermóviles? ¿O con un trastorno autónomo como el POTS? ¿Por qué hay tanta gente con covid persistente que desarrolla POTS? Los investigadores han intentado vincularlos tirando de teorías biológicas, pero son demasiado especulativas y ninguna está sustentada con pruebas.[14] Estos trastornos simplemente no pueden estar relacionados por una patología compartida. Si ese fuera el caso, se deduciría que las personas con autismo severo y con TDAH severo tendrían el mismo alto índice de SEDh y POTS que quienes padecen autismo y TDAH leves. No es así. La asociación entre autismo, SEDh, TDAH, POTS, síndrome de Tourette, MCAS y malformaciones de Chiari se produce solo en el extremo leve del espectro. El solapamiento entre todos estos diagnósticos solo existe en esa zona gris de los diagnósticos en la que resulta difícil distinguir entre lo normal y lo anómalo. Quienes intentan relacionarlos mediante la patología del tejido son, en mi opinión, como mínimo, un poco ingenuos sobre la psicología de los seres humanos y sobre cómo los factores sociales y los sistemas médicos influyen en la propagación de nuevos diagnósticos.

Estos diagnósticos coexisten porque la gente que expresa el sufrimiento con síntomas físicos tiende a hacer lo mismo con multitud de síntomas diferentes propios de muchos y muy diferentes diagnósticos. Y porque quienes se preocupan por su salud tienden a preocuparse por todos los aspectos de su salud. Y porque, una vez que alguien entra en el sistema hospitalario, será objeto de pruebas que detectan pequeñas diferencias que añadir a sus preocupaciones y verá a especialistas que intentarán tranquilizarle con un diagnóstico. Una vez hallada una anomalía percibida, los médicos se ven obligados a seguir mirando, controlando y tratando. Y cuando una persona recibe ese primer diagnóstico, se dirigirá a grupos de apoyo de la enfermedad que le advertirán de todos los demás problemas médicos que puede haber en el horizonte. Unirse a un grupo de apoyo de una enfermedad puede provocar inadvertidamente que empeoren los síntomas por animar a una persona a que preste más atención a su cuerpo en un momento en que preocuparse menos es lo que realmente le hace falta. Sentirse parte de un grupo que se centre en la identidad con una enfermedad puede impedir una identidad con la recuperación.

Cuanto más hablaba con Darcie, más claro tenía que no solo eran psicosomáticas sus convulsiones. Todo el mundo experimenta síntomas físicos cuando sufre, pero los suyos eran especialmente severos. Sus dolores de cabeza y sus molestias estomacales durante aquellos episodios reflejaban su tendencia a encarnar el malestar psicológico. Desde que por aquella tendencia suya había entrado en el sistema médico, no habían dejado de animarla a que prestara atención y medicalizara cualquier cambio corporal. Cuanto más le preguntaban por sus síntomas, más los buscaba. A cambio de explicaciones, recibía etiquetas. Lo único que consiguió con eso fue que aumentara tanto su obsesión con la salud que se sintió tan abrumada que desarrolló las convulsiones.

Me gustaría contarles que, una vez que fui capaz de establecer que las convulsiones y los continuos desmayos de Darcie eran psicosomáticos, pude reabrir todas las investigaciones hasta entonces realizadas y anular algunos de los diagnósticos anteriores, pero se consideró que los otros diagnósticos de Darcie no eran de mi competencia. Yo sospechaba firmemente que todos los desmayos de Darcie habían sido psicosomáticos, no solo los que yo había visto. Y también pensaba que probablemente sus articulaciones hipermóviles entraban dentro de lo normal. Me pregunté si sus dificultades en el colegio se explicaban mejor por haber faltado tanto a clase por acudir al médico que por los dos diagnósticos de trastorno neuroevolutivo que le habían dado: autismo y TDAH. Pensé que Darcie había caído en la trampa de una medicalización que había rodado tanto que ya era una gran bola de nieve. Pero Darcie ya tenía bastante al escucharme decir que sus convulsiones eran psicosomáticas y, cuando intenté abordar sus otros problemas, me puso en mi sitio diciendo: «No eres médico especialista en SED ni médico especialista en POTS, así que no tienes derecho a examinarlos». A Darcie no le faltaba razón. A los especialistas se les exige que no se desvíen de su camino. Lo único que pude hacer, por tanto, fue añadir mi diagnóstico de las convulsiones psicosomáticas a su ya larga lista de enfermedades. Y Darcie se marchó a casa convencida de tener las dos cosas: POTS y desmayos psicosomáticos. Dos diagnósticos para explicar los mismos síncopes.

La mayor parte de los trastornos que aparecen en este libro existen, y siempre han existido, en su forma moderada y severa. La gente con trastornos genéticos nuevos acudía a las consultas médicas mucho antes de que el análisis genético pudiera informarles de la causa exacta. Los familiares de quienes tenían la enfermedad de Huntington tardaban en saber si ellos también estaban afectados; simplemente tenían que esperar más para averiguarlo. Niños y adultos padecían severos problemas de salud mental y tenían dificultades de aprendizaje y de conducta que obviamente no entraban en el rango de lo normal antes de que se supiera que podía haber una explicación como el autismo o el TDAH o algún otro trastorno cerebral. Puede que no siempre haya habido diagnósticos y atención, pero en ese extremo del espectro los problemas ya eran obvios.

No hay duda de que quienes ocupan el extremo severo o moderado del espectro de cualquiera de los trastornos que he examinado salen ganando con un diagnóstico. Una persona con una depresión severa tiene un nivel de deterioro que es difícil pasar por alto e, indudablemente, necesita tratamiento y atención. Algunos no podrían sobrevivir sin tratamiento. No hacía falta que Kanner creara el concepto de autismo para que la gente reconociera que un niño severamente autista está muy necesitado de apoyo psicológico, médico y social. El TDA/TDAH entró en el DSM en los años ochenta, pero incluso antes de esa fecha había niños con severas dificultades de atención e hiperactividad que eran reconocibles por todos. Puede que faltaran recursos, tratamientos y conocimientos suficientes y puede que los afectados sintieran bastante rechazo social, pero nadie necesitaba una etiqueta para saber que esos niños tenían muchas necesidades especiales. Quienes están severamente afectados por ese tipo de trastornos se benefician de las categorías y las etiquetas porque dan lugar al tratamiento, a la investigación, a los médicos especialistas y a los servicios sociales. El tratamiento está justificado porque los síntomas son de tal magnitud que no permiten que esa persona funcione con normalidad en la sociedad y eso contrarresta cualquier inconveniente relacionado con ser clasificado como enfermo.

Lo mismo cabe decir de los trastornos principalmente físicos sobre los que he escrito. El SED clásico causaba una discapacidad mensurable antes de que se encontraran las variantes genéticas para explicarlo. El cáncer sintomático es casi siempre progresivo y puede ser mortal, mientras que solamente una proporción de células cancerosas incipientes, detectadas en una prueba de detección temprana, causarán problemas. La enfermedad se revela ella misma aunque no la busquemos ni le pongamos un nombre.

No pongo en duda los beneficios del diagnóstico y el tratamiento para quienes tengan una enfermedad manifiesta y problemas relacionados con la salud mental, el aprendizaje o la conducta en el extremo moderado y severo del espectro, porque los beneficios para este grupo están claros. En este libro me estoy cuestionando el valor de meter en el mismo grupo a quienes tienen versiones sustancialmente más leves de todos estos problemas médicos. Cuanto más leve sea el problema médico, menor será el impacto de cualquier intervención y mayor el riesgo de daños por el efecto del tratamiento y del etiquetado.

Veámoslo de esta manera. Para una persona que podría morir de cáncer los horribles efectos secundarios de la quimioterapia o los riesgos de la cirugía y la radioterapia están justificados por tratarse de una enfermedad mortal. Una persona con unas pocas células cancerosas, que posiblemente no crezcan nunca, será sometida a los mismos riesgos y los mismos efectos secundarios del tratamiento, pero con muchas menos posibilidades de salir ganando. Los daños son los mismos para los dos grupos, pero el efecto positivo del tratamiento es considerablemente menor para el grupo de los levemente afectados. De manera similar, un niño con autismo severo o con TDAH severo que recibe ayuda para ir al colegio con un tutor personalizado o a través de la medicación tiene todas las de ganar y nada que perder por el etiquetado, pues el carácter severo de su discapacidad habla por sí solo. Una persona con síntomas de autismo o de TDAH tan sutiles o enmascarados que son difíciles de detectar es muy vulnerable al etiquetado y tiene muchas menos posibilidades de salir ganando con la medicación, las adaptaciones curriculares, otras medidas especiales y otros tipos de atención.

Resulta dudoso el valor de ampliar los tratamientos y los diagnósticos a poblaciones con síntomas cada vez más leves, pero eso es lo que está pasando, por múltiples razones diferentes, en todos los campos de la medicina. Creemos que más de algo bueno sigue siendo algo bueno. En parte, este es un problema cultural propio de la medicina. A los profesionales médicos y los científicos nos seducen muchísimo nuestras nuevas habilidades técnicas. Queremos saber qué más son capaces de hacer. La rápida secuenciación del genoma completo solo lleva veinte años estando ampliamente disponible. Queda mucho por aprender de ella y, sin utilizarla, no podemos aprender. Cada pocos años, alguien desarrolla un escáner o un análisis de sangre mejor y más sensible y, si queremos conocer su valor, primero hay que utilizarlo. Una innovación científica importante nos emociona, pero no estoy segura de que sepamos transmitir adecuadamente la curva de aprendizaje al público. Los medicamentos están siendo puestos en tela de juicio por los, así llamados, ensayos aleatorios doble ciego. El diagnóstico y las innovaciones técnicas no lo están.

Asimismo, creo que los médicos nos dejamos seducir un poco por el papel que desempeñamos en las vidas de las personas, a quienes salvamos y consolamos. Cuando una persona que sufre en el colegio o en el trabajo acude a nosotros y le diagnosticamos autismo o TDAH, la validación no es solo para esa persona, sino también para nosotros. Los pacientes se muestran agradecidos y nosotros sentimos su gratitud. De un cirujano que opera y reduce el riesgo de cáncer de una persona del 85 al 5 por ciento se puede decir que ha tenido un buen día en el trabajo. Yo misma me siento encantada cuando logro hacer un diagnóstico complicado.

Pero nosotros, me refiero al conjunto de la sociedad, no deberíamos dárnoslas de testigos inocentes en la era del diagnóstico. Al investigar para escribir este libro, me han contado muchas más historias de las que he podido contar en estas páginas. En esos relatos de sus enfermedades, he tenido constantemente la sensación de que a la medicina y a los profesionales médicos se les pide más de lo que pueden dar de manera realista. La gente sufre por vivir con la incertidumbre. Queremos respuestas. Queremos que nos expliquen nuestros errores. Esperamos demasiado de nosotros mismos y también de nuestros hijos. Una expectativa de constante buena salud, de éxito y de un paseo sin sobresaltos por la vida se topa con la amargura cuando la cosa no va como esperamos. Las explicaciones médicas se han convertido en la tirita que nos aplicamos creyendo que nos ayudará a soportar esa amargura.

Y ahora los profesionales de la medicina estamos atrapados en una *folie à deux* que nos esforzamos por reconocer. A los médicos se nos hacen muchas más preguntas de las que realmente somos capaces de responder. Gente preocupada viene a vernos sin cesar para que le demos una explicación coherente sobre su problema. Percibimos las necesidades de nuestros pacientes y nos sentimos aliviados si tenemos una explicación que darles. Es posible que lo que en realidad querían algunas de esas personas era quedarse tranquilas, pero parece que, cada vez con mayor frecuencia, las respuestas vienen en forma de etiqueta. Y es así también porque los tratamientos, los sistemas de salud y las compañías aseguradoras necesitan la etiqueta para funcionar.

Muchas personas con las que hablé al escribir este libro sintieron un gran alivio al recibir sus diagnósticos, aunque los mismos las llevaran a una cirugía mayor o presagiaran una enfermedad espantosa, tuviera o no tratamiento. La fuente de ese consuelo no estaba necesariamente vinculada a las peculiaridades del diagnóstico en sí mismo, sino más bien al oído atento de la persona que hacía el diagnóstico y a la exploración *in situ* de la enfermera o del médico. Tal era ciertamente el caso de los afectados con la enfermedad de Lyme crónica. Los diagnosticados con TDAH y autismo leves también sintieron un gran alivio: casi todos recibieron el tratamiento médico mínimo y si bien sus dificultades en el trabajo o en el colegio continuaron, el diagnóstico les hacía saber que no se estaban imaginando su problema y que no estaban solos, con eso tenían bastante. Quienes se enteraron de que tenían el gen del cáncer tuvieron que pasar muy malos ratos, pero tampoco se arrepintieron porque con el diagnóstico se les brindaba la oportunidad de hacer algo por proteger su propia salud. Habían visto a familiares suyos enfermar de cáncer y ellos se habían salvado. En los niños, el diagnóstico genético raro fue una bendición, aunque con claroscuros, pues a algunos los aliviaba, pero a otros los dejaba con una sensación de angustiosa incertidumbre acerca del futuro de su hijo.

No pude hablar con los médicos que hicieron esos diagnósticos, pero sospecho que, si lo hiciera, estarían satisfechos de los resultados. Habían dado a sus pacientes una explicación y estos se sentían agradecidos por ello. Muchísimos clientes satisfechos.

No todas las personas con las que hablé eran del mismo parecer. Ni mucho menos. Todas las mujeres que se habían hecho la operación reductora de riesgos se quejaban de que sus cirujanos no parecían apreciar la gravedad del proceso por el que estaban pasando. Las personas con la enfermedad de Lyme en todas sus formas solo se sintieron satisfechas después de ver a muchos médicos y de hacerse muchísimas pruebas.

Quienes padecían TDAH y autismo a menudo se sentían descontentos con el lenguaje médico utilizado y con las descripciones oficiales de la enfermedad. También había muchas quejas relacionadas con las largas listas de espera. Pero casi todos estaban contentos con el médico que les había hecho el diagnóstico definitivo.

Pero aun sabiendo el valor que poseían estos diagnósticos para todas esas personas, yo aún sigo teniendo mis reservas, pues mucho me temo que el fenómeno de la *diagnosis creep* ('fluencia diagnóstica') perjudica más que beneficia. A la sociedad no se le da especialmente bien reconocer sus errores hasta que ya es demasiado tarde, especialmente cuando se trata de abusar de los recursos. Los antibióticos fueron un descubrimiento que ha salvado vidas. Hicieron todo el bien que prometían hacer. Pero, al haber abusado de ellos, hemos reducido su efecto salvavidas. Hasta cierto punto, quizá sí necesitáramos más y mejores diagnósticos, pero ahora hemos ido demasiado lejos. Me temo que nos ha impresionado tanto el puntero diagnóstico impulsado por la tecnología que no nos hemos dado el tiempo suficiente para verificar que los beneficios superan a los daños. Me preocupa que esos diagnósticos, que en el momento sientan tan bien, no tengan un valor duradero. Me temo que un diagnóstico que explica nuestras dificultades pueda a veces fortalecerlas más que ayudarnos a superarlas.

En 2018, unos científicos utilizaron un falso experimento de resonancia magnética para demostrar el poder de la sugestión en los niños con TDAH.[15] A los niños y a sus padres se les dijo que el escáner de resonancia magnética utilizado en el estudio estaba completamente apagado y que se empleaba como placebo. (Afortunadamente, los placebos funcionan aunque la persona sepa que es un placebo.) Una vez dentro del escáner, a los niños se les pidió que se sintieran cada vez más relajados, más concentrados y más seguros de sí mismos. Ocho de cada nueve niños experimentaron una fuerte reducción de los síntomas e informaron de una mejoría en la seguridad en sí mismos y en su autoestima. Los niños se comportan y reaccionan tal y como se espera que se comporten y reaccionen. Lo mismo cabe decir de los adultos.

Tenemos que ser más prudentes antes de aceptar etiquetas que aportan poco o nada y que pueden reducir nuestras expectativas con respecto a nosotros mismos. Me gustaría que la gente, cuando se enfrenta a un diagnóstico —con la ayuda de profesionales de la salud y de profesores, si viene al caso—, hiciera un ejercicio de equilibrio preguntando cuál va a ser el tratamiento y qué ganancias y qué pérdidas ofrece el mismo. En ese debate se debe tener en cuenta el efecto nocebo, es decir, el impacto de un diagnóstico en cómo una persona se percibe a sí misma y en cómo la perciben los demás.

La sociedad también tiene que responsabilizarse y reconocer que una cultura del bienestar nos ha hecho esperar mucho de nuestros cuerpos y de nuestras mentes. Tenemos una expectativa tan irreal de la felicidad, que la tristeza, aunque sea totalmente comprensible, se ha patologizado. Tenemos tantas esperanzas en conseguir nuestros objetivos que, cuando no los logramos, empezamos a buscar una explicación médica que nos cuente el porqué. Nos animan a que utilicemos etiquetas médicas en lugar de palabras que expresen más llanamente cómo nos sentimos.

Necesitamos ajustar nuestra expectativa de tener siempre buena salud porque eso nos está convirtiendo en una sociedad edadista. Como infravaloramos a la gente mayor, nos resistimos a las cosas inevitables de la vejez. La menopausia es una etapa natural de la vida, pero se habla de ella como si fuera una catástrofe en ciernes para cualquier mujer. Es cierto que para algunas puede ser una experiencia horrorosa, pero para otras es una experiencia positiva y para la inmensa mayoría de las mujeres es una experiencia neutral. El sueño también se ha patologizado. A medida que vamos cumpliendo años, dormimos menos, pero, por alguna razón, la cultura popular, en forma de libros y pódcast, nos ha programado a muchos para que creamos que, si dormimos menos de siete horas, puede pasarnos algo horrible. Y no pasa nada. El sueño es importante, pero la mejor manera de medirlo es si te sientes despierto durante el día. En el contexto de una sociedad edadista, es lógico que por la pérdida de la agilidad mental y física se termine yendo al médico con la esperanza de que este profesional sea capaz de revertir el curso de la vejez y, si eso no es posible, facilitarnos una etiqueta médica que nos dará el poder de ser perdonados por los signos del envejecimiento que ya tenemos. La expectativa de disfrutar siempre de buena salud constante, de envejecer con elegancia y de contar con un cuerpo y una mente que nos respondan no ha permitido que las personas nos vayamos preparando para el inevitable declive físico que a todos nos afecta.

Pero lo que más me preocupa son los jóvenes. En una cultura en la que se espera el éxito y la perfección física, el diagnóstico se ha convertido en un medio para explicar y justificar todo lo que se desvíe de eso. El éxito no se consigue siempre ni está al alcance de todo el mundo. Una cultura que le diga a la gente que puedes conseguir llegar ahí con tan solo seguir intentándolo no es justa para nadie. No todos pueden lograr sus objetivos más deseados y podríamos ser mucho más amables con nosotros mismos y con nuestros hijos si aprendiéramos a reconocer hasta qué punto máximo podemos llegar y a reajustar nuestras expectativas. Seríamos más felices si aprendiéramos a valorar más nuestros verdaderos puntos fuertes. A veces, deseas destacar en algo que no es lo que realmente se te da bien. El diagnóstico médico ha sido incorporado para ayudar a que la gente conviva con esas frustraciones, pero me temo que así se perpetúa el fracaso y la tristeza porque impide procesarlos y dejarlos atrás.

Al escribir este libro, he conocido a muchas personas que me contaban que no han logrado el éxito que tan a menudo habían visualizado y que su diagnóstico las ha ayudado a sobrellevar esa decepción. Entre esas historias destaca la de una mujer. Como artista ha tenido bastante éxito, pero no tanto como ella quería. Habría preferido ser una intelectual, me contó, pero no tenía el talento necesario para ello. De adolescente se imaginaba improvisando poemas de mayor. El dolor de no haber llegado a ser así de adulta la hacía sufrir tanto que dejó de disfrutar del éxito que en realidad tenía. Al final, un diagnóstico de TDAH la ayudó a aceptar que no podía tener la misma facilidad en todo lo que se propusiera. El diagnóstico le proporcionó cierto consuelo, pero también le provocó una especie de estancamiento en la vida. Sirvió para fortalecer su creencia en una versión reducida de sí misma. En lugar de destacar por una exitosa carrera artística, que muchos otros envidiarían, se convirtió en una mujer cuya vida giraba en torno al TDAH y se definía por las cosas que no sabía hacer porque era neuroevolutivamente diferente. En este sentido, me preocupa que un niño con la etiqueta de neuroevolutivamente distinto se subestime a sí mismo y su futuro quede, por tanto, limitado.

También pongo en entredicho una cultura en la que un diagnóstico se erige como necesario para acceder a una ayuda. Me gustaría creer que es posible identificar a los niños que están pasándolo mal y ayudarlos sin necesidad de etiquetarlos. Una persona no debería necesitar que la llamaran deprimida para contar con la atención de su médico o para hablar con un terapeuta si se siente falta de ánimo. Pero para que eso cambie, las compañías aseguradoras y algunos sistemas de salud deberían hacer ajustes considerables en su modo de trabajar.

Para resolver la epidemia de sobrediagnósticos, los cambios han de producirse en muchos ámbitos. Nosotros, como sociedad, debemos aceptar las limitaciones de la medicina y olvidarnos de expectativas irreales sobre lo que puede conseguir un diagnóstico. Tenemos que ser más condescendientes con nosotros mismos cuando fracasamos y aceptar nuestras muchas imperfecciones. Debemos enseñarles a nuestros hijos a trabajar y esforzarse lo que buenamente puedan y no utilizar las adaptaciones curriculares ni otras medidas especiales para ocultar sus debilidades.

Pero el sistema médico tiene también mucho trabajo por delante. En primer lugar, los sistemas de salud han de reconsiderar cómo se distribuyen los recursos. Invertir en personal es mucho más valioso que invertir en una tecnología puntera que solo estamos empezando a aprender a utilizar. Esas máquinas nuevas pueden parecernos impresionantes, pero no son nada sin que el diagnosticador se sirva de sus confusos resultados y los convierta en algo sensato y útil para el paciente. Gastarse el dinero en una plantilla que pueda proporcionar apoyo psicológico y social sale mucho más a cuenta que disponer de toda una batería de pruebas basadas en la última tecnología que probablemente solo sirvan para producir unos resultados ininterpretables o para diagnosticar a la gente con unas enfermedades que no tienen tratamiento. Muchos enigmas médicos se resuelven mejor tras varias consultas de calidad con un médico o una enfermera que tengan experiencia que mediante un escáner.

Posiblemente, dentro de poco, la inteligencia artificial se utilizará cada vez más en los sistemas de salud. Algunos pueden pensar que la IA producirá una sala médica tipo *Star Trek* en la que el doctor pasa la máquina por todo el cuerpo del paciente y esta escupe una respuesta. La IA ya ha demostrado que es mejor en detectar anomalías en los rayos X que muchos radiólogos. Eso hace que parezca superior a la plantilla en hacer diagnósticos. Pero existe una gran diferencia, como espero haber demostrado, entre encontrar una anomalía en un escáner y saber lo que dicha anomalía significa para los síntomas del paciente. Sin duda, metiendo suficiente información de buena calidad en cualquier algoritmo de la IA, con el tiempo también sabrá distinguir los matices del diagnóstico, pero los resultados que la IA produzca siempre dependerán de la información que se le ha dado. Esa información tendrá que venir siempre de alguien y ese alguien ha de ser una persona capaz de escuchar la historia del paciente y tener muy en cuenta todos los detalles que la misma contenga. La inteligencia artificial puede ayudar a los patólogos y los radiólogos a acelerar los escáneres y las muestras, pero tiene muy pocas posibilidades de sustituir a una persona con experiencia como diagnosticador. Y tampoco sabe hacer la vital «imposición de manos». Michael Balint, reconocido psicoanalista, fue quien mejor lo definió cuando dijo que el medicamento más utilizado en el quirófano de un médico es el propio médico. A veces lo que necesita un paciente no son los detalles de la queja médica, sino el mismo acto de quejarse.

En esto no hay máquina ni algoritmo que pueda reemplazar a una persona.

Los médicos tienen que replantearse su excesiva especialización. Un especialista tiene mucho valor porque ningún médico puede saber todo sobre todo. Cuanto más especializado esté un médico en nuestra enfermedad, mejor atención recibiremos para esa enfermedad. Pero esto tiene un inconveniente. Los médicos muy especializados suelen estar poco cualificados en medicina general y eso va en detrimento del diagnóstico. Resulta difícil encontrar explicaciones alternativas para los síntomas de un paciente, si las únicas que conoces son las de tu pequeño puente de mando. A un martillo todo le parece un clavo. En el sistema de salud basado en especialidades, un médico especialista solo ve y examina una parte del cuerpo del paciente. También por ese sistema de especialidades, el médico especialista termina ignorando todos los diagnósticos que acumulan nuestros pacientes. Aunque veamos una larga lista de diagnósticos, carecemos de poder para tratar al paciente como un todo. Los especialistas jamás cuestionan el trabajo de otros especialistas.

Necesitamos aprender a valorar de nuevo el papel que desempeña el médico general. De alguna manera, han sido marginados porque se piensa que los mejores médicos son los especialistas. Pero los especialistas no siempre tienen la visión panorámica completa del paciente. El médico general que trabaja en los hospitales y el médico de familia que trabaja en los centros de salud sí. Conocen a sus pacientes como una persona completa. Son los más capacitados para evitar que una persona reciba varios diagnósticos por el mismo problema. Saben qué paciente no tiene nada que ganar al derivarlo a su enésimo especialista. Reducen la polimedicación, cuando un paciente toma muchos medicamentos para numerosas afecciones médicas, porque sabe que a veces una de esas medicinas solo sirve para aliviar los efectos secundarios de otra. Necesitamos volver a un sistema en el que tengamos más médicos generales con tareas de supervisión que sean capaces de percibir cuándo demasiados diagnósticos y demasiadas medicinas han empezado a hacer que una persona empeore en lugar de mejorar.

En algún momento del largo viaje de Darcie por sus diez diagnósticos diferentes, ninguno de los cuales la hizo encontrarse mejor, podría haberse beneficiado de la atención de un médico que tuviera el poder de frenar el ir de un especialista a otro y considerar si era necesaria una estrategia distinta. Habría estado mejor atendida con un planteamiento que redujera su preocupación por los síntomas y le hiciera no prestar tanta atención a su cuerpo. Pero eso no sucedió porque todos sus especialistas estaban empeñados solo en encontrar una explicación para un subconjunto de sus síntomas.

Los especialistas son partes interesadas en un sentido en que los médicos generales y los médicos de familia no lo son. La carrera profesional de los especialistas depende de cuántos diagnósticos hagan de la enfermedad en la que están especializados y de cuántos pacientes atraigan a su consulta. Cuando los investigadores, los especialistas o los comités de especialistas deciden que el público se beneficiaría de un cambio en los criterios diagnósticos que mejore el reconocimiento de casos más leves y atípicos de su enfermedad, también actúan como partes interesadas. Cuantos más pacientes tengan, más salen ganando.

Mientras escribo esto, se están elaborando nuevos criterios para hacer del autismo un diagnóstico más abierto a las mujeres. Este trabajo se está haciendo antes de que hayamos comprobado si diagnosticar a las mujeres con autismo mejora o empeora su vida. Quienes elaboran los nuevos criterios diagnósticos son los mismos que publican las investigaciones sobre el autismo, los mismos que dirigen los servicios de atención para las personas con autismo, cuyas carreras, cuyos ingresos y cuya reputación aumentarán cuanta más gente con autismo encuentren. No, no es un buen modelo para replantearse el diagnóstico; todo el sistema necesita ser reformado. Todo nuevo comité debería saber cuánta gente puede estar afectada por cualquier cambio en la definición de la enfermedad y cuál será la relación entre beneficio y daño que afrontará la nueva población de pacientes antes de que se efectúe el cambio. La evaluación de la eficacia de las estrategias del tratamiento debería producirse antes de que la redefinición amplíe la población de pacientes. Y es crucial que en todas estas decisiones estén involucradas las partes no interesadas, es decir, los médicos generales y los médicos de familia. Los nuevos criterios diagnósticos han de ser medidos más por su capacidad para mejorar la calidad de vida que por cuántos pacientes encuentren. Si los nuevos criterios para un fenotipo femenino del autismo son tan inclusivos que identifican a millones de personas más con autismo en todo el mundo, eso se considerará un éxito. Pero no debería serlo. El éxito debería medirse por las mejoras reales en la calidad de vida, no por el resultado a corto plazo de una etiqueta.

Y, como pacientes, tenemos que aprender a distinguir cuál es la buena medicina. Sería útil empezar por descartar la creencia de que la medicina técnica es superior a la medicina clínica. Los resultados de las pruebas no son tan claros como cree la gente. Un diagnóstico es fruto de una historia clínica, un examen y la colaboración entre dos personas: el paciente y el médico. Incluso yo tuve que recordar esta gran lección cuando escribí este libro. No tenía ni idea de que exactamente la misma variante del gen podía transmitir un elevado riesgo de cáncer a una persona y un riesgo muy inferior a otras personas. El diagnóstico clínico ha ocupado siempre un papel esencial en la neurología, pero por alguna razón tendía a pensar que, tal vez, otras especialidades eran distintas, en especial, las que están sujetas a unos avances técnicos impresionantes, como las del campo de la genética, pero no: la medicina sigue siendo un arte para todos nosotros. Puedo obtener lo máximo de mi médico si me fío de que sepa qué pruebas me beneficiarán y cuáles no.

En la manera de ordenar pruebas se ve con toda claridad la *folie à deux*, ya que los profesionales de la medicina pedirán las pruebas que quieran sus pacientes, aunque sepan que son innecesarias y que pueden provocar confusión. Mandamos a nuestros pacientes hacerse pruebas con las que no estaríamos de acuerdo si nosotros fuéramos el paciente. Un estudio ha demostrado que casi el 73 por ciento de los facultativos consideran que las pruebas y los procedimientos innecesarios son un problema grave en la medicina.[16] Aun así, casi el 50 por ciento de esos mismos médicos admitieron que mandan hacer al menos una prueba innecesaria a la semana. El miedo a ser demandados y la insistencia del paciente fueron las principales razones que alegaron los médicos para enviar a sus pacientes a que se hagan pruebas aunque fuera en contra de su criterio. Como los médicos rara vez son demandados por sobrediagnósticos, esa puede resultar una vía tentadora para nosotros. Los médicos también mandan hacerse pruebas si no tienen suficiente tiempo. Resulta más fácil y más rápido encargar un innecesario escáner cerebral que dedicar tiempo a explicarle al paciente por qué es innecesario. Algunos pacientes creen que la medicina solo se basa en pruebas. Los buenos médicos saben que no es así, pero, cuando estamos bajo presión, a veces, accedemos a ellas.

En 2002, el cardiólogo italiano Alberto Dolara señaló que la «medicina lenta» era la solución al sobrediagnóstico.[17] Hacía falta tiempo que permitiera una evaluación holística de las necesidades de una persona, que redujera la ansiedad mientras espera un diagnóstico no urgente y unos procedimientos terapéuticos, que evitara las altas hospitalarias prematuras y que ofreciera un apoyo emocional adecuado. La investigación ha demostrado que más tiempo y más atención de los profesionales de la medicina dedicados a sus pacientes dan lugar a unos diagnósticos mejores y a una mayor satisfacción por parte de los pacientes. Necesitamos más médicos, enfermeras, psicólogos, terapeutas ocupacionales y fisioterapeutas, no más máquinas.

Desde luego, soy consciente de que cualquier argumento que sugiera que deberíamos hacer menos pruebas y menos cribados puede asustar a la gente. Daría la impresión de que retrocedemos en el tiempo. Pero no es así. Un estudio estadounidense publicado en la revista *New England Journal of Medicine* en 2017 da mucho que pensar.[18] Comparaba los países de altos y de bajos ingresos en términos de esperanza de vida y confirmaba, como cabía esperar, que los ingresos más altos iban asociados a una mayor longevidad. Sin embargo, no atribuía la mejor salud a una mejor atención médica. En lugar de ello, apuntaba que la gente más adinerada recibe demasiados cuidados. El estudio halló que las personas económicamente más pudientes tenían un índice mucho mayor de diagnósticos de cáncer, probablemente porque se sometían a muchísimas más pruebas que las personas más pobres. Sin embargo, las muertes por cáncer eran similares en las personas con bajos ingresos que en las personas con altos ingresos. Esto indica que una proporción significativa de esos cánceres diagnosticados entre los ricos estaban sobrediagnosticados. El estudio calculaba que por cada vida salvada por un cribado del cáncer en personas acaudaladas hasta diez personas se sometían a un tratamiento de cáncer que en realidad no necesitaban. Los autores concluían lo siguiente: «Parte de la resistencia a avanzar a un sistema de salud más sostenible (y asequible) viene de la gente que teme que va a ser forzada a renunciar a algo. Nuestros hallazgos plantean la posibilidad de que solo se renuncie a los cuidados innecesarios».

Menos pruebas no significa necesariamente menos cuidados. Puede significar sustituir los cuidados poco valiosos por algo de un valor incalculable: el tiempo que se pasa con los profesionales sanitarios. Otro estudio ha sugerido que el 30 por ciento del dinero que se gasta en asistencia sanitaria en Estados Unidos no beneficia a nadie.[19] En 2013, un análisis conservador calculaba que se gastaban en torno a 270.000 millones de dólares en un uso excesivo, aun cuando una parte significativa de la población todavía carece de acceso a los sistemas de salud.[20] En el Reino Unido, el 20 por ciento del trabajo clínico se considera que no tiene ningún efecto en el resultado.[21] En Australia, la sobremedicalización ha sido identificada como una causa de los incrementos del coste sanitario mayor que el aumento o el envejecimiento de la población.[22]

La historia de la medicina está salpicada de suposiciones sostenidas durante muchísimo tiempo e indiscutidas que más tarde han resultado ser erróneas. Durante cien años se tuvo la convicción de que el agrandamiento de la glándula timo causaba el síndrome de muerte súbita del lactante (SMSL). La práctica de irradiar las glándulas tímicas aparentemente agrandadas de los niños para prevenir el SMSL no concluyó hasta la década de 1940, después de descubrirse que quienes eran tratados tenían un mayor índice de cáncer de mama y de tiroides. Las lobotomías frontales eran una práctica antaño aceptada. Era tal el entusiasmo desatado en torno a este remedio quirúrgico que el cirujano que fue el pionero del procedimiento llegó a ganar el premio Nobel por ello. Se utilizaba para tratar todo tipo de problemas relacionados con la salud mental y la conducta y no dejó de practicarse hasta la década de 1950. Durante mucho tiempo, el estrés era la explicación que se daba para las úlceras de estómago hasta que, a comienzos de los ochenta, se descubrió la bacteria *Helicobacter pylori* como la causa real de la mayoría de los casos de gastritis crónica. Hasta finales de la década de 1990, se daba por supuesto que el reposo en la cama era el mejor tratamiento para la lumbalgia. Durante mis primeros años como médico, a todos los que tenían lumbago les decía que guardaran cama. Ahora recomendamos exactamente lo contrario: que los afectados sigan activos y hagan ejercicios y estiramientos suaves.

Echando la vista atrás, es fácil horrorizarse de que a gente con problemas como la depresión se la sometiera a una cirugía cerebral como una forma de tratamiento, pero, por aquel entonces, así era la medicina puntera. Esto le hace a uno preguntarse qué diagnósticos y tratamientos, en los que ahora creemos, parecerán igualmente espantosos o inadecuados en el futuro. Es imposible saberlo, pero uno debe preguntarse: ¿figurarán entre ellos los programas de detección temprana no sometidos a ensayo y que tanto entusiasmo despiertan, las cirugías reductoras de riesgos, los escáneres para todos o las pruebas genéticas generalizadas?, ¿nos reiremos de cuánto nos fascinaba la tecnología, que usábamos con todo el mundo incluso antes de saber cómo se utilizaba?, ¿nos asombrará la energía que gastábamos en detectar enfermedades a sabiendas de que no se podían tratar?, ¿nos sentiremos defraudados por la frecuencia con la que les decíamos a los niños que tenían un cerebro neuroevolutivamente diferente?

Seguro que nos sorprenderá cuántas veces caíamos en nuestros mismos errores. Casi todas las semanas, veo un anuncio en la prensa de una prueba que diagnosticará alguna enfermedad mucho antes que hasta ahora. O un análisis de sangre que detecta múltiples tipos de cáncer, pese a que todavía no hemos comprobado que los existentes programas de detección temprana del cáncer estén funcionando. O un análisis de sangre que puede predecir el desarrollo de la enfermedad de Alzheimer diez años antes de que empiecen los síntomas y otro para detectar la enfermedad de Parkinson presintomática, aun cuando no existe una terapia modificadora de la enfermedad que altere la trayectoria descendente de ninguna de estas dos enfermedades. El diagnóstico precoz o temprano sin duda beneficiará a la ciencia, a los investigadores y a los futuros pacientes, pero no ayudará necesariamente a la gente que está siendo diagnosticada ahora. Eso es algo que rara vez dejan claro los anuncios que aparecen en la prensa ni quienes animan a los pacientes a que se hagan pruebas. Los partidarios de estas innovaciones (investigadores, partes interesadas) dicen que las personas se sienten empoderadas por un diagnóstico temprano y que la gente quiere saber. Yo no estoy segura de que los pacientes sepan siempre que a los tratamientos que se están desarrollando pueden faltarles décadas para quedar completados. Pero sí estoy casi segura de que la comunidad médica no ha aprendido la lección de las personas con la enfermedad de Huntington, quienes a menudo prefieren no saber nada de su inminente enfermedad.

Si nuestro objetivo es crear una población más sana, puede que haya mejores maneras de hacerlo que el diagnóstico y el cribado tempranos. Los antibióticos, las vacunas, los antipalúdicos, la insulina y las transfusiones de sangre han salvado miles de millones de vidas. Pero más vidas aún se han salvado gracias al saneamiento, a la mejor alimentación y a los avances de la tecnología agraria. Los recursos sanitarios estarían mejor gastados en campañas para ayudar a la gente a vivir una vida más saludable. En la introducción de este libro, he hecho referencia a un cambio en la definición de la prediabetes que, potencialmente, podría reclasificar a casi el 50 por ciento de la población adulta china como prediabéticos.[23] Esto suponía una multiplicación por seis, si se comparaba con las cifras que utilizaban criterios diagnósticos más antiguos.[24] Una vez diagnosticada, toda esta gente podía ser sometida a una vigilancia atenta y recibir consejos sobre el peso y la dieta. ¿No sería mejor estrategia una campaña dirigida a la población entera, en lugar de la cara y angustiosa medicalización del 50 por ciento? Tanto la obesidad como la mala alimentación, la inactividad y fumar contribuyen a que la persona se arriesgue a desarrollar diabetes y todos estos factores son susceptibles de una mejora a través de un cambio social.

Yo soy médico, pero también soy paciente. Aunque tengo todos esos conocimientos médicos, sigo debatiéndome sobre cuándo debería aceptar las pruebas y los cribados para mí misma. Esas decisiones las tomo como deberían tomarlas todos: tras una minuciosa consideración y mano a mano con mis médicos. La clave para obtener una buena atención es saber qué significan exactamente los buenos cuidados. No es hacer más pruebas, sino solo las apropiadas, sabiendo que lo que se sale ganando superará el riesgo de los hallazgos accidentales. Es someterse a pruebas que tengan en cuenta el contexto clínico. No es un médico que siempre esté de acuerdo contigo y te haga todas las pruebas que le pidas, sino un médico que escuche y responda. Un diagnóstico no debe hacerse nunca a la ligera. Debe ir acompañado de alguna mejora palpable que ensanche las posibilidades de la vida. Debemos buscar el bienestar no a través de un diagnóstico que subraye lo que no podemos hacer, sino a través de *hobbies*, intereses, pasiones y círculos sociales que nos recuerden lo que sí podemos hacer.

La reivindicación de la otredad sitúa a la gente en grupos jerárquicos: ellos y nosotros. Parte del impulso en favor del diagnóstico mejorado consiste en abordar la necesidad de un mejor reconocimiento del sufrimiento y en la reducción del estigma. Pero la medicalización de la experiencia humana y los diagnósticos excesivamente inclusivos no reducen el estigma. Promueven la intolerancia por medio de la otredad, por dividir el mundo entre neurodivergentes y neurotípicos, por convertir todo lo que no sea un envejecimiento óptimo en enfermedad, por crear una potencial subclase genética de gente que solo está esperando a ponerse enferma.

He empezado este libro con la historia de la enfermedad de Huntington, aun a sabiendas de que la mayoría de nosotros nunca nos veremos afectados por ella. Esta enfermedad puede ser poco habitual, pero las experiencias de la gente con riesgo de contraerla, de quienes podían disponer de un diagnóstico avanzado si hubieran querido, me han llegado al alma. Es una muestra del valor incalculable de la esperanza y de cómo esta nos mantiene a flote. El filósofo estadounidense Ralph Waldo Emerson dijo: «Lo importante no es el destino, sino el viaje». Tiene que ser muy duro continuar el largo viaje de la vida si tus aspiraciones han quedado mermadas por un diagnóstico que es incierto u ofrece muy poco a cambio. Dejemos el diagnóstico para quienes están inequívocamente enfermos y encontremos una manera de ser más tolerantes con la diferencia y las imperfecciones que permita vivir a la gente una vida sin trabas ni impedimentos.

Agradecimientos

Para escribir este libro, he hablado con docenas de personas increíbles que me han dedicado gran parte de su tiempo. Gracias por todas esas historias tan conmovedoras y por vuestra generosidad. Ojalá hubiera podido escribir cada una de las historias que me habéis contado, pero, simplemente, era imposible. No obstante, incluso las historias que no aparecen en estas páginas me han aportado muchísimo y su contribución se refleja en mi escritura. He aprendido de todas y cada una de las personas con las que he hablado y les estoy infinitamente agradecida a todas ellas. Gracias en especial a «Stephanie», cuyos poemas y acuarelas siempre recibo cuando más los necesito.

Son muchos los profesionales —médicos, enfermeras, psicólogos, científicos y otros— que me han ayudado en la investigación, respondiendo a mis múltiples preguntas y orientándome para elegir bien las fuentes. Algunos quisieron permanecer en el anonimato y a otros no los he mencionado porque su contribución era específica de su propio campo y no quise dar por hecho que coincidirían conmigo en algunos aspectos. Al buscar las opiniones de los expertos, he conocido a gente increíblemente lista, pero, por supuesto, cualquier error y todas las conclusiones son exclusivamente míos.

Doy también las gracias a esas organizaciones benéficas que me ayudaron presentándome a gente que quería contar su historia. Entre ellas, destacan Lyme Disease Action (que recomiendo como una gran fuente de sentido común para quienes lo estén pasando mal con un diagnóstico de la enfermedad de

Lyme), SWAN UK, Huntington's Disease Association, Lyme Research UK, Ovarian Cancer Action y Genetic Alliance UK.

Gracias a Wendy y Todd Murray e Isabelle Zeidner por hablarme de su inspiradora madre y abuela, Polly Murray. Gracias también a Melissa Graffe, de la Biblioteca de la Universidad de Yale, por facilitarme la visita y a Isabelle por ponernos en contacto.

Este libro empezó por una conversación con mi brillante editora de Hodder Press, Kirty Topiwala, una mujer muy inteligente e intuitiva. Me siento en deuda con ella. Cuando el trabajo se me complicaba mucho, no tardaba nada en señalar el quid del problema y resolverlo con una sola frase. La verdad es que todo el equipo de Hodder Press se ha portado de maravilla. Gracias en particular a Anna Baty, Liz Marvin, Lucy Buxton e Ian Allen por su minuciosa atención a los detalles. Gracias a Louise Court, Liv French, Melissa Grierson, Alice Morley, Rebecca Folland y Melis Dagoglu por todo el esfuerzo que han hecho para asegurarse de que este libro lo lea alguien... en alguna parte. Gracias también a Steve Leard por el diseño de la portada.

Asimismo, he sido muy afortunada por trabajar con Thesis en Estados Unidos. Aprecio muchísimo el entusiasmo de todo el equipo por este proyecto desde que celebramos nuestra primera reunión. Agradezco por ello al editor Adrian Zackheim. Y más gracias aún he de dar a mi editora Bria Sandford por sus acertadas ideas y sugerencias que, efectivamente, mejoraron el producto final. Gracias también a la editora Megan Wenerstrom, al equipo de marketing formado por Amanda Lang, Lauren Ball y Taylor Williams, y a Brian Lemus por su diseño de la portada.

Como siempre, estoy en deuda con mi agente Kirsty McLachlan, de Morgan Green Creatives, por darme el impulso decisivo a mi carrera como escritora y por seguir apoyándome.

Por último, quiero pedir disculpas. Como escribir este libro muchas veces ha sido dificilísimo, pido disculpas a todos los míos, testigos forzados de mi enorme esfuerzo: a todos ellos les pido perdón por haber desaparecido como una ermitaña durante el proceso de investigación y escritura. En ocasiones, como cuando nace un niño, un libro al fin terminado tiene el poder de borrar todo recuerdo de lo doloroso que ha sido el parto. Pero escribir libros es una tarea dura, de manera que si alguien te pregunta si escribir a la vez que trabajas a tiempo completo como médico en el NHS es difícil, por favor, dile que en ocasiones puede ser un infierno. Y, teniendo eso en cuenta, te aconsejo que solo emprendas proyectos que, como el tema de este libro, realmente importen.

Notas

Introducción

1. Caroline Williams, «TDAH: What's behind the recent explosion in diagnoses?», *New Scientist*, 2 de mayo de 2023, <https://www.newscientist.com/article/mg25834372-000-adhd-whats-behind-the-recent-explosion-in-diagnoses/>.

2. «Autism Prevalence Rises Again, Study Finds», *The New York Times*, <https://www.nytimes.com/2023/03/23/health/autism-children-diagnosis.html>.

3. «PTDS Has Surgen Among College Students», <https://www.nytimes.com/2024/05/30/health/ptsd-diagnoses-rising-college-students.html>.

4. Deidre McPhillips, «More than 1 in 6 adults have depression as rates rise to record levels in the US, survey finds», CNN, 17 de mayo de 2023, <https://edition.cnn.com/2023/05/17/health/depression-rates-gallup/index.html>.

5. Cindy Gordon, «Massive health wake up call: depression and anxiety rates have increased by 25% in the past year», *Forbes*, 12 de febrero de 2023, <https://www.forbes.com/sites/cindygordon/2023/02/12/massive-health-wake-up-call-depression-and-anxiety-rates-have-increased-by-25-in-the-past-year/>.

6. «Asthma trends and burden», lungs.org, <https://www.lungs.org/research/trends-in-lung-disease/asthma-trends-brief/trends-and-burden>.

7. Steven Ross Johnson, «New cancer cases projected to top 2 million, hit record high in 2024», *US News*, 17 de enero de 2024, < https://www.usnews.com/news/health-news/articles/2024-01-17/new-cancer-cases-projected-to-hit-record-high-in-2024/>.

8. «Dementia diagnoses in England at record high», NHS England, 22 de julio de 2024, <https://www.england.nhs.uk/2024/07/dementia-diagnoses-in-england-at-record-high>.

9. <https://diabetesatlas.org/>.

10. «Cancer screening», Nuffield Trust, <https://www.nuffieldtrust.org.uk/resource/breast-ad-cervical-cancer-screening>.

11. I. B. Richman y otros, «Estimating Breast Cancer Overdiagnosis After Screening Mammography Among Older Women in the United States», *Annals of Internal Medicine*, 176 (9) (2023).

12. Mengmeng Li *et al.*, «The economic cost f thyroid cancer in France and the corresponding share associated with treatment of overdiagnosed cases», *Value in Health*, 26 (8) (2023), pp. 1175-1182.

13. Jasmine Just, «Overdiagnosis: when finding cancer can do more harm than good», Cancer Research UK, 6 de marzo de 2018, <https://news.cancerresearchuk.org/2018/03/06/overdiagnosis-when-finding- cancer-can-do-more-harm-than-good>.

14. John S. Yudkin *et al.*, «The epidemic of pre-diabetes: the medicine and the politics», *British Medical Journal*, 349 (2014).

1. La enfermedad de Huntington

1. A. Maat-Kievit, «Paradox of a better test for Huntington's disease», *Journal of Neurology, Neurosurgery and Psychiatry*, 69 (2000), pp. 579-583.

2. Seymour Kessler *et al.*, «Attitudes of persons at risk for Huntington desease toward predictive testing», *American Journal of Medical Genetics*, 26 (2) (1987), pp. 259-270.

3. «Why adults at risk for Huntington's choose not to learn if they inherited deadly gene», *Science Daily/Georgetown University Medical Center*, 16 de mayo de 2019, <https://www.sciencedaily.com/releases/2019/05/190516103715.htm>.

4. Karen E. Anderson, «The choice not to undergo genetic testing for Huntington disease: Results from the PHAROS study», *Clinical Genetics*, 96 (1) (2019), pp. 28-34.

5. Sheharyar S. Baig *et al.*, «22 Years of predictive testing for Huntington's disease: the experience of the UK Huntington's Predictium Consortium», *European Journal of Human Genetics*, 24 (10) (2016), pp. 1396-1402.

6. Giovanni Pezzulo *et al.*, «Symptom perception from a predic-

tive processing perspective», *Clinical Psychology in Europe*, 1 (4) (2019), pp. 1-14.

7. Anne-Catherine Bachoud-Lévi *et al.*, «International guidelines for the treatment of Huntington's disease», *Frontiers in Neurology*, 10; 710 (2019).

8. María U. Larsson *et al.*, «Depression and suicidal ideation after predictive testing for Huntington's disease: A two-year follow-up study», *Journal of Genetic Counseling*, 15, (5) (2006), pp. 361-374.

9. Robin McKie, «Woman who inherited fatal illness to sue doctors in groundbreaking case», *Guardian*, 25 de noviembre de 2018, <https://www.theguardian.com/science/2018/nov/25/woman-inherited-fatal-illness-sue-doctors-groundbreaking-case-huntingtons>.

10. Andrews L. B., Fullarton J. E., Holtzman N. A., *et al.* (eds.), *Assessing genetic risks: implications for health and social policy*, National Academies Press, Washington DC, 1994.

11. Harry Fraser *et al.*, «Genetic discrimination by insurance companies in Aotearoa New Zealend: experiences and views of health professionals», *New Zealand Medical Journal*, 136 (1574) (2023), pp. 32-52.

2. La enfermedad de Lyme y el covid persistente

1. Murray, Polly, *The Widening Circle: A Lyme Disease Pioneer Tells Her Story,* St Martin's Press, Nueva York, 1996.

2. Ibíd.

3. «Lyme disease», National Institute for Clinical Care Excellence, <https://cks.nice.org.uk/topics/lyme-disease/>.

4. «Lyme disease surveillance and data», CDC, 15 de mayo de 2024, <https://www.cdc.gov/lyme/data-research/facts-stats/index.html>.

5. A. Tonks, «Lyme wars», *British Medical Journal*, (2007), 335: 910.

6. «Treatment and intervention for Lyme disease», CDC, 16 de agosto de 2024, <https://www.cdc.gov/lyme/treatment/index.html>.

7. «Lyme disease guidelines», National Institute for Clinical Care Excellence, 11 de abril de 2018, <https://www.nice.org.uk/guidance/ng95>.

8. Andrew Moore *et al.*, «Current guidelines, common clinical pitfalls, and future directions for laboratory diagnosis of Lyme disease», *Emerging Infectious Diseases*, 22 (7) (2016), pp. 1169-1177.

9. S. O'Connell, «Lyme disease in the United Kingdom», *British Medical Journal*, 310 (6975) (1995), pp. 303-308.

10. <https://www,ca4.uscourts.gov/Opinions/Unpublished/151420.U.pdf>.

11. David Whelan, «Lyme Inc», 16 de julio de 2012, <https://www.forbes.com/forbes/2007/0312/096.html>.

12. Takaaki Kobayashi *et al.*, «Misdiagnosis of Lyme disease with unnecessary antimicrobial treatment characterizes patients referred to an academic infectious diseases clinic», Open Forum Infectious Diseases, 6 (7) (2019).

13. Rakel Kling *et al.*, «Diagnostic testing for Lyme disease: Beware of false positives», *British Columbia Medical Journal*, 57 (9) (2015), pp. 369-399.

14. «Lyme disease surveillance and data», CDC, 15 de mayo de 2024, <https://www.cdc.gov/lyme/data-research/facts-stats/index.html>.

15. «About tick bite-associated illness in Australia», Australian Government Department of Health, <https://www.health.gov.au/our-work/dscatt/about>.

16. «Statistics», Lyme Disease Association of Australia, <https://lymedisease.org.au/lyme-in-australia/statistics/>.

17. «What is 'chronic Lyme disease'?», National Institute of Allergy and Infectious Diseases, <https://www.niaid.nih.gov/diseases-conditions/chronic-lyme-disease>.

18. «A critical appraisal of 'chronic Lyme disease'», *New England Journal of Medicine*, 357 (2007), pp. 1422-1430.

19. Ed Yong, «Covid-19 can last for several months», *Atlantic*, 4 de junio de 2022, <https://www.theatlantic.com/health/archive/2020/06/covid-19-coronavirus-longterm-symptoms-months/612679/>.

20. Elisabeth Mahase, «Covid-19: What do we know about 'long covid'?», *British Medical Journal*, 370 (2020).

21. Jeremy Devine, «The dubious origins of long Covid», *Wall Street Journal*, 22 de marzo de 2021, <https://www.wsj.com/articles/the-dubious-origins-of-long-covid-11616452583>.

22. <https://www.wearebodypolitic.com/>.

23. Elisa Perego *et al.*, «Why we need to keep using the patient made term 'long Covid'», the BMJ Opinion, *British Medical Journal*, 1 de octubre de 2020, <https://blogs.bmj.com/bmj/2020/10/01/why-we-need-to-keep-using-the-patient-made-term-long-covid>.

24. Felicity Callard y Elisa Perego, «How and why patients made Long Covid», *Social Science and Medicine*, 268 (2021).

25. A. V. Raveendran *et al.*, «Long COVID: An overview», *Diabetology &Metabolic Syndrome*, 15 (3) (2021), pp. 869-875.

26. «The dubious origins of long Covid», *The Wall Street Journal.*

27. César Fernández de las Peñas *et al.*, «Post-COVID-19 symptoms 2 years after SARS-CoV-2 infection among hospitalized vs nonhospitalized patients», *JAMA Network Open*, 5 (11) (2022) e2242106.

28. M. Heightman *et al.*, «Post-COVID-19 assessment in a specialist clinical service: a 12-month, single-centre, prospective study in 1325 individuals», *BMJ Open Respiratory Research* 8 (2021) e001041.

29. Ellen J. Thompson *et al.*, «Risk factors for long COVID: analyses of 10 longitudinal studies and electronic health records in the UK», *Nature Communications*, 13 (3529) (2022).

30. Harry Crook *et al.*, «Long Covid – mechanisms, risk factors, and management», *British Medical Journal*, 374 (2021).

31. Jennifer Senior, «What Not to Ask Me About My Long Covid», *Atlantic*, 15 de febrero de 2023, <https://www.theatlantic.com/ideas/archive/2023/02/long-covid-symptoms-chronic-illness-disability/673057/>.

32. «Post COVID-19 condition (Long COVID)», *WHO*, 7 de diciembre de 2022, <https://www.who.int/europe/news-room/fact-sheets/item/post-covid-19-condition>.

33. «Prevalence of ongoing symptoms following coronavirus (COVID-19) infection in the UK», Office for National Statistics, 30 de marzo de 2023, <https://www.ons.gov.uk/peoplepopulationandcommunity/healthhandsocialcare/conditionsanddiseases/bulletins/prevalenceofongoingsymptomsfollowingcoronaviruscovid19infectionintheuk/30march2023>.

34. Mary Kekatos, «About 18 million US adults have had long COVID:CDC», *ABC News*, 26 de septiembre de 2023, <https://abcnews.go.com/Health/18-million-us-adults-long-covid-cdc/story?id=103464362>.

35. C. Lemogne *et al.*, «Why the hypothesis of psychological mechanisms in long COVID is worth considering», *Journal of Psychosomatic Research*, 165:111135 (2023).

36. Ari R. Joffe y April Elliott, «Long COVID as a functional somatic symptom disorder caused by abnormally precise prior expectations during Bayesian perceptual processing: A new hypothesis and implications for pandemic response», *SAGE Open Medicine*, 11 (2023).

37. Michael Fleischer, «Post-COVID-19 syndrome is rarely associated with damage of the nervous system: findings from a prospec-

tive observational cohort study in 171 patients», *Neurology and Therapy*, 11 (2022), pp. 1637-1657.

38. Sara Gorman y Jack Gorman, «The role of psychological distress in long Covid», *Psychology Today*, 4 de octubre de 2022, <https://www.psychologytoday.com/gb/blog/denying-the-grave/202210/the-role-psychological-distress-in-long-covid>.

39. Mathjew S. Durstenfeld *et al.*, «Long COVID symptoms in an online cohort study», *Open Forum Infectious Diseases*, 10 (2) (2023).

40. Siwen Wang *et al.*, «Associations of depression, anxiety, worry, perceived stress, and loneliness prior to infection with risk of post-COVID-19 conditions», *JAMA Psychiatry*, 79 (11) (2022), pp. 1081-1091.

41. Vasiliki Tsampasian *et al.*, «Risk factors associated with post-COVID-19 condition: a systematic review and meta-analysis», *JAMA Internal Medicine*, 183 (6) (2023), pp. 566-580.

42. Elaine Hill *et al.*, «Risk factors associated with post-acute sequelae of SARS-CoV-2 in an EHR cohort: A national COVID cohort collaborative (N3C) analysis as part of the NIH RECOVER program», the RECOVER Consortium, medRxiv prepreint (2022).

43. Elisabeth T. Jacobs *et al.*, «Pre-existing conditions associated with post-acute sequelae of Covid-19», *Journal of Autoimmunity*, 135 (2023).

44. Joel Selvakumar *et al.*, «Prevalence and characteristics associated with post-Covid-19 condition among nonhospitalized adolescents and young adults», *JAMA Network Open*, 6 (3) (2023).

45. Kelsey McOwat *et al.*, «The CLoCk study: A retrospective exploration of loneliness in children and young people during the COVID-19 pandemic, in England», *PLoS One*, 21; 18 (11) (2023).

46. Petra Engelmann *et al.*, «Risk factors for worsening of somatic symptom burden in a prospective cohort during the COVID-19 pandemic», *Frontiers in Psychology*, 13 (2022).

47. Mark Shevlin *et al.*, «Covid-19-related anxiety predicts somatic symptoms in the UK population», *British Journal of Health Psychology*, 25 (4) (2020), pp. 875-882.

48. Liron Rozenkrantz *et al.*, «How beliefs about coronavirus disease (COVID) influence COVID-like symptoms? A longitudinal study», *Health Psychology*, 41 (8) (2022), pp. 519-526.

49. Justina Motiejunaite *et al.*, «Hyperventilation: A possible explanation for long-lasting exercise intolerance in mild Covid-19 survivors?», *Frontiers in Physiology*, 11:614590 (2021).

50. Michael C. Sneller *et al.*, «A longitudinal study of COVID-19

sequelae and immunity: baseline findings», *Annals of Internal Medicine*, 175 (7) (2022), pp. 969-979.

51. «Risk factors for worsening of somatic symptom burden in a prospective cohort during the COVID-19 pandemic», *Frontiers in Psychology*, 13:1022203 (2022).

52. T. Fox *et al.*, «What is the evidence that 'microclots' cause the post-COVID-19 syndrome, and is removal using plasmapheresis justified?», Cochrane, 26 de julio de 2023, <https://www.cochrane.org/CD015775/INFECTN_what-evidence-microclots-cause-post-covid-19-syndrome-and-removal-using-plasmapheresis-justified>.

53. Klaus J. Wirth y Carmen Scheibenbogen, «Dyspnea in post-COVID syndrome following mild acute COVID-19 infections: potential causes and consequences for a therapeutic approach», *Medicina*, 58 (3) (2022), p. 419.

54. «A longitudinal study of COVID-19 sequelae and immunity: baseline findings», *Annals of Internal Medicine*, 2022.

55. Mattieu Gasnier *et al.*, «Comorbidity of long COVID and psychiatric disorders after a hospitalization for COVID-19: a cross-sectional study», *Journal of Neurology, Neurosurgery &Psychiatry* 93 (2022), pp. 1091-1098.

56. S. A. Behnood *et al.*, «Persistent symptoms following SARS-CoV-2 infection amongst children and young people: A meta-analysis of controlled and uncontrolled studies», *Journal of Infection*, 84 (2) (2022), pp. 158-170.

57. Siweem Wang, «Associations of depression, anxiety, worry, perceived stress, and loneliness prior to infection with risk of post-Covid-19 conditions», *JAMA Psychiatry*, 79 (11) (2022), pp. 1081-1091.

58. Grace Huckins, «Is Long COVID Linked to Mental Illness?», *Slate*, 26 de junio de 2023, <https://slate.com/technology/2023/06/mental-illness-long-covid-body-mind.html>.

3. Autismo

1. «Data and statistics on autism spectrum disorder», CDC, 16 de mayo de 2024, <https://www.cdc.gov/autism/data-research/index.html>.

2. Adam Kula, «Idea that 5% of all Northern Ireland's children are autistic is 'a fantasy' claims international expert», Newsletter.co.

uk, 12 de junio de 2023, <https://www.newsletter.co.uk/education/idea.that-5-of-all-northern-irelands-children-are-autistic-is-a-fantasy-claims-international-expert-4178467>.

3. John Mac Ghlionn, «Doctor who helped broaden autism spectrum 'very sorry' for over-diagnosis», *New York Post*, 24 de abril de 2023, <https://nypost.com/2023/04/24/doctor-who-broadened-autism-spectrum-sorry-for-over-diagnosis/>.

4. Peter Stanford, «Simon Baron-Cohen: 'The treatment of autistic people is a scandal of the scale of infected blood'», *Telegraph*, 15 de junio de 2024, <https://www.telegraph.co.uk/news/2024/06/15/simon-baron-cohen-interview-autism-scandal-infected-blood>.

5. El DSM 3 y 4 tienen cada uno dos ediciones, la original y una edición revisada; en total suman siete ediciones.

6. Robyn L. Young y Melissa L. Rodi, «Redefining Autism Spectrum Disorder Using DSM-5: The Implications of the Proposed DSM-5 Criteria For Autism Spectrum Disorders», *Journal of Autism and Developmental Disorders* 44 (2014), pp. 758-765.

7. «The prevalence of autism (including Aspergers syndrome) in-school age children in Northern Ireland. Anual report 2023», Department of Health, 18 de mayo de 2023.

8. <https://www.goldenstepsaba.com/resources/what-country-has-the-highest-rate-of-autism>.

9. Patricia M. Dietz, «National and state estimates of adults with autism spectrum disorder», *Journal of Autism and Developmental Disorders*, 50 (12) (2020), pp. 4258-4266.

10. Rachel Loomes *et al.*, «What is the male-to-female ratio in autism spectrum disorder? A systematic review and meta-analysis», *Journal of the American Academy of Child and Adolescent Psychiatry*, 56 (6) (2017), pp. 466-474.

11. «A qualitative exploration of the female experience of autism spectrum disorder (ASD)», *Journal of Autism and Developmental Disorders*, vol. 49, iss. 6 (2019), pp. 2389-2402.

12. Victoria Milner *et al.*, «Evidence of increasing recorded diagnosis of autism spectrum disorders in Wales, UK: An e-cohort study», *Autism*, 26 (6) (2022), pp. 1499-1508.

13. «Elon Musk reveals he has Asperger's on Saturday Night Live», BBC News, 9 de mayo de 2021, <https://www.bbc.co.uk/news/world-us-canada-57045770>.

14. Chanel Georgina, «Sir Anthony Hopkins says his autism diagnosis is nothing more than a 'fancy label'», *Sunday Express*, 2 de octu-

bre de 2022, <https://www.express.co.uk/life-style/health/167684488/sir-Anthony-Hopkins-health-aspergers-autism-symptoms>.

15. John N. Constantino y Richard D. Todd, «Autistic traits in the general population: a twin study», *Archives of General Psychiatry*, 60 (5) (2003), pp. 524-530.

16. Victoria Milner, «A qualitative exploration of the female experience of autism spectrum disorder (ASD)», *Journal of Autism and Developmental Disorders*, 49 (6) (2019), pp. 2389-2402.

17. L. Kanner, «Autistic disturbances of affective contact», *Nervous Child*, 2 (1943), pp. 217-250.

18. Kristen Bottema-Beutel *et al.*, «Adverse evento reporting in intervention research for young children», *Autism*, 25 (2) (2021), pp. 322-335.

19. Yu-Chi Chou *et al.*, «Comparisons of self-determination among students with autism, intellectual disability, and learning disabilities: A multivariate analyisis», *Focus on Autism and Other Developmental Disabilities*, 32 (2) (2016), pp. 124-132.

20. Xueqin Qian *et al.*, «Differences in self-determination across disability categories: findings from national longitudinal transition study», *Journal of Disability Policy Studies*, 32 (4) (2012), pp. 245-256.

21. Rifat, Kerem Gurkan y Funda Kocak, «Double punch to the better than nothing: physical activity participation of adolescents with autism spectrum disorder», *International Journal of Developmental Disabilities*, 69 (5) (2021), pp. 697-709.

22. Lee jussim, «Self-fulfilling prophecies: A theoretical and integrative review», *Psychological Review*, 93 (4) (1986), pp. 429-445.

23. Eric Fombonne, «Editorial: Is autism overdiagnosed?», *Journal of Child Psychology and Psychiatry*, 64 (5) (2023), pp. 711-714.

24. «Anxiety and depression in children: Get the facts», CDC, <https://www.cdc.gov/childrensmentalhealth/features/anxiety-depression-children.html>.

25. «Rising ill-health and economic inactivity because of long-term sickness, UK: 2019 to 2023», Office for National Statistics, 26 de julio de 2023, <https://www.ons.gov.uk/employmentalandlabourmarket/peoplenotinwork/economicinactivity/articles/risingillhealthandeconomicinactivitybecauseoflongtermsicknessuk/2019to2023>.

26. «One of five children and young people had a probable mental disorder in 2023», NHS England, 21 de noviembre de 2023, <https://www.england.nhs.uk/2023/11/one-in-five-children-and-young-people-had-a-probable-mental-disorder-in-2023/>.

27. Jessica Morris, «The rapidly growing waiting lists for autism and TDAH assessments», Nuffield Trust Quality Watch, <https://www.nuffieldtrust.org.uk/news-item/the-rapidly-growing-waiting-lists-for-autism-and-adha-assessments>.

28. «Editorial: Is autism overdiagnosed?», *Journal of Child Psychology and Psychiatry*.

29. «Some NHS centres twice as likely to diagnose adults as autistic, study finds», University College London, 5 de marzo de 2024, <https://www.ucl.ac.uk/news/headlines/2024/mar/some-nhs-centres-twice-likely-diagnose-adults-autistic-study-finds>.

30. «Doctor who helped broaden autism spectrum 'very sorry' for over-diagnosis», *New York Post*.

31. Diego Aragon-Guevara, «The reach and accuracy of information on autism on TikTok», *Journal of Autism and Development Disorders* (2023).

32. Ellie Iorizzo, «Tallula Willis reveals autism diagnosis: 'It's changed my life'», Yahoo, 18 de marzo de 2024; Kate Ng, «'It's fantastic': Melanie Sykes says she is 'celebrating' her autism diagnosis», *Independent*, 6 de diciembre de 2021.

33. «Does Bill Gates have autism?», Rainbow, 13 de abril de 2024, <https://www.rainbowtherapy,org/blogs-does-bill-gates-have-autism/>.

34. «Does Tim Burton have autism or Asperger's?», Golden Steps ABA, 3 de agosto de 2023, <https://www.goldenstepsaba.com/resources/does-tim-burton-have-autism>.

35. «Famous Autistic People», On The Spectrum Foundation, <https://www.onthespectrumfoundation.org/famous-people-with-asperger-s>.

36. Jack Shepherd, «Robbie Williams 'believes he has Asperger Syndrome'», *Independent*, 29 de junio de 2018, <https://www.independent.co.uk/arts-entertainment/music/news/robbie-williams-asperger-syndrome-radio-2-interview-autism-spectrum-a8422461.html>.

37. <https://www.thetimes.com/uk/healthcare/article/rise-of-autism-makes-diagnosis-meaningless-6pgssfznt>.

38. «Concerns about Spectrum 10K: Common Variant Genetics of Autism and Autistic Traits», NMHS Health Research Authority, 22 de mayo de 2022, <https://www.hra.nhs.uk/governance/feedback-raising-concerns/spectrum-10k-update-19-may-2022/>.

4. El gen del cáncer

1. «BRCA Exchange: Facts & stats», BRCA Exchange, <https://brca-exchange.org/factsheet>.

2. No todas las variantes de los genes BRCA aumentan el riesgo de cáncer de una persona. Muchas son benignas y no provocan problemas de salud. Una variante «patológica» o de «alto riesgo» es la que confiere un mayor riesgo de cáncer.

3. <https://www.cancer.gov/about-cancer/causes-prevention/genetics/brca-fact-sheet>.

4. «Surgery to Reduce the Risk of Breast Cancer», National Cancer Institute, <https://www.cancer.gov/types/breast/risk-reducing-surgery-fact-sheet>.

5. Sofía Luque Suárez *et al.*, «Immediate psychological implications of risk-reducing mastectonomies in women with increased risk of breast cancer. A comparative study», *Clinical Breast Cancer*, S1526-8209 (2024).

6. Stephanie M. Wong *et al.*, «Counselling framework for germline BRCA1/*2* y *PALB2* carriers considering risk-reducing mastectomy», *Current Oncology*, 31 (2024), pp. 350-365.

7. Amanda S. Nitschke *et al.*, «Non-cancer risks in people with *BRCA* mutations following risk-reducing bilateral salpingo-oophorectomy and the role of hormone replacement therapy: a review», *Cancers*, 15(3) (2023), p. 711.

8. Minal S. Kale y Deborah Korenstein, «Overdiagnosis and overtreatment; how to deal with too much medicine», *Journal of Family Medicine and Primary Care*, 9 (8) (2020).

9. «Overdiagnosis in primary care: framing the problems and finding solutions», *British Medical Journal*, 362 (2018).

10. «Thyroid cancer: zealous imaging has increased detection and treatment of low risk tumours», *British Medical Journal*, 347 (2013).

11. «Prostate-specific antigen screening and 15-year prostate cancer mortality: a secondary analysis of the CAP randomized clinical trial», *JAMA*, 331 (2024), pp. 1460-1470.

12. Brigid Betz-Stablein y H. Peter Soyer, «Overdiagnosis in Melanoma Screening: Is It a Real Problem?», *Dermatol Pract Concept*, 13 (4) (2023); Katy J. L. Bell, «Melanoma overdiagnosis: why it matters and what can be done about it», *British Journal of Dermatology*, 187 (4) (2022), pp. 459-460.

13. Daniel Lindsay *et al.*, «Estimating the magnitude and healthcare costs of melanoma in situ and thin invasive melanoma overdiagnosis in Australia», *British Journal of Dermatology* (2024).

14. Ilana B. Richman *et al.*, «Estimating breast cancer overdiagnosis after screening mammography among older women in the United States», *Annals of Internal Medicine,* 176 (9) (2023), pp. 1172-1180.

15. «Screening for breast cancer with mammography», *Cochrane Database of Systematic Reviews.*

16. Oleg Blyuss *et al.*, «A case control study to evaluate the impact of the breast screening programme on breast cancer incidence in England», *Cancer Medicine,* 12 (2) (2023), pp. 1878-1887.

17. Michael Bretthauer *et al.*, «Estimated lifetime gained with cancer screening test: a meta-analysis of randomized clinical trials», *JAMA Internal Medicine,* 183 (11) (2023), pp. 1196-1203.

18. Kelly Metcalfe *et al.*, «International trends in the uptake of cancer risk reduction strategies in women with a BRCA1 or BRCA2 mutation», *British Journal of Cancer* 121 (1) (2019), pp. 15-21.

19. Narendra Nath Basu *et al.*, «The Angelina Jolie effect: Contralateral risk-reducing mastectomy trends in patients at increased risk of breast cancer», *Scientific Reports,* 11 (1) (2021), p. 2847.

20. Federica Chiesa y Virgilio S. Sacchini, «Risk-reducing mastectomy», *Minerva Obstetrics and Gynecology,* 68 (5) (2016), pp. 544-547.

21. J. Morgan *et al.*, «Psychosocial outcomes after varying risk management strategies in women at increased familial breast cancer risk: a mixed methods study of patient and partner outcomes», *Annals of The Royal College of Surgeons of England,* 106 (1) (2024), pp. 78-91.

22. Katja Keller *et al.*, «Patient-reported satisfaction after prophylactic operations of the breast», *Breast Care* (Basilea), 14 (4) (2019), pp. 217-223.

23. «International trends in the uptake of cancer risk reduction strategies in women with a BRCA1 or BRCA2 mutation», *British Journal of Cancer.*

24. Caroline F. Wright *et al.*, «Assessing the pathogenicity, penetrance, and expressivity of putative disease-causing variants in a population setting», *American Journal of Human Genetics,* 104 (2019), pp. 275-286.

25. Lynn B. Jorde y Michael J. Bamshad, «Genetic ancestry testing: what it is and why is it important?», *JAMA,* 323 (11) (2020), pp. 1089-1090.

26. Kirpal S. Panacer, «Ethical issues associated with direct-to-consumer genetic testing», *Cureus*, 15 (6) (2023).

27. Rachel Horton *et al.*, «Direct-to-consumer genetic testing», *British Medical Journal*, 367 (2019).

28. Amit Sud, «Realistic expectations are key to realising the be nefits of polygenic scores», *British Medical Journal*, 380 (2023).

29. Kelly F. J. Stewart *et al.*, «Behavioural changes, sharing behaviour and psychological responses after receiving direct-to-consumer genetic test results: a systematic review and meta-analysis», *Journal of Community Genetics*, 9 (1) (2018), pp. 1-18.

30. Gareth J. Hollands *et al.*, «The impact of communicating genetic risks of disease on risk-reducing health behaviour: systematic review with meta-analysis», *British Medical Journal*, 352 (2016).

31. «Hancock criticised over DNA test 'over reaction'», BBC News, 21 de marzo de 2019, <https://www.bbc.co.uk/news/health-4762060>.

32. «Are genetic test useful to predict cancer?», Hannah Devlin, 23 de marzo de 2019, <https://www.theguardian.com/society/2019/mar/23/are-predictive-genetic-test-useful-to-predict-cancer-matt-hancock>.

33. Ephrem Tadele Sedeta *et al.*, «Breast cancer: Global patterns of incidence, mortality, and trends», *Journal of Clinical Oncology*, 41 (2023), pp. 10528-10529.

34. «Watch and wait», Cancer Research UK, <https://www.cancerresearchuk.org/about-cancer/treatment/watch-and-wait>.

35. Marc D. Ryser *et al.*, «Outcomes of Active Surveillance for Ductal Carcinoma in Situ: A Computational Risk Analysis», *Journal of the National Cancer Institute*, 108 (5) (2015).

36. Kristen McCaffery *et al.*, «How different terminology for ductal carcinoma in situ impacts women's concern and treatment preferences: a randomised comparison within a national community survey», *BMJ Open* 5 (11) (2015).

37. Edward Davies, «Overdiagnosis: what are we so afraid of?», *British Medical Journal*, 12 de septiembre de 2013, <https://blogs.bmj.com/bmj/2013/09/12/edward-davies-overdiagnosis-what-are-we-so-afraid-of/>.

5. Trastorno por déficit de atención con hiperactividad (TDAH), depresión y neurodiversidad

1. «General Prevalence of TDAH», chadd.org, <https://chadd.org/about-adhd/general-prevalence/>.

2. Elie Abdelnour *et al.*, «TDAH diagnostic trends: increased recognition or overdiagnosis?», *Missouri Medicine*, 119 (5) (2022), pp. 467-473.

3. Douglas G. J. McKechnie *et al.*, «Attention-deficit hyperactivity disorder diagnoses and prescriptions in UK primary care, 2000-2018: population-based cohort study», *BJPsych Open*, 9 (4) (2023) e121.

4. Luise Kazda *et al.*, «Attention déficit/hyperactivity disorder (TDAH) in children: more focus on care and support, less on diagnosis», *British Medical Journal*, 384 (2024) e073448.

5. Mohammad Al-Wardat *et al.*, «Prevalence of attention-deficit hyperactivity disorder in children, adolescents and adults in the Middle East and North Africa region: a systematic review and meta-analysis», *British Medical Journal Open*, 14 (2024) e078849, <https://bmjopen.bmj.com/content/bmjopen/14/1/e078849.full.pdf>.

6. <https://www.washingtonpost.com/national/health-science-adhd-about-1-in-5-adults-may-have-a-disorder-usually-associated-with-grade-school/2013/12/13/34634f4a-5b7f-11e3-a49b-90a0e156254_story.html>.

7. «Attention deficit hyperactivity disorder: How common is it?», National Institute of Clinical Excellence, <https://cks.nice.org.uk/topics/attention-deficit-hyperactivity-disorder/background-information/prevalence/>.

8. <https://www.theguardian.com/society/2023/oct/29/adult-adhd-autism-assessment-nhs-screening-system-yorkshirepilot#:~:text=The%20ADHD%20Foundation%20has%20indicated,services%20have%20%20struggled%20to%20cope>.

9. Eleni Frisira *et al.*, «Systematic review and meta-analysis: relative age in attention-deficit/hyperactivity disorder and autism sprectrum disorder», *European Child and Adolescent Psychiatry*, (2024); Martin Whitely y otros, «Annual Research Review: Attention deficit hyperactivity disorder late birthday effect common in both high and low prescribing international jurisdictions: a systematic review», *Journal of Child Psychology and Psychiatry*, 60 (4) (2019), pp. 380-391.

10. Tarjei Widding-Havneraas *et al.*, «Geographical variation in TDAH: do diagnoses reflect symptom levels?», *European Child and Adolescent Psychiatry*, 32 (9) (2023), pp. 1795-1803.

11. «State-based Prevalence of TDAH Diagnosis and Treatment 2016-2019», CDC, <https://www.cdc.gov/adhd/data/state-based-prevalence-of-adhd-diagnosis-and-treatment-2016-2019.html>.

12. James J. McGough, «Psychiatric comorbidity in adult attention deficit hyperactivity disorder: Findings from multiplex families», *American Journal of Psychiatry*, 162 (9) (2005), pp. 1621-1627.

13. ADDitude editors, «What is TDAH? Symptoms, Subtypes & Treatments», ADDitude, 26 de septiembre de 2019, <https://www.additudemag.com/what-is-adhd-symptoms-causes-treatments/>.

14. «What is TDAH/ADD?», TDAH Ireland, <https://adhdireland.ie/general-information/what-is-adhd/>.

15. Oliver Grimm *et al.*, «Genetics of TDAH: what should the clinician know?», *Current Psychiatry Reports*, 22 (4) (2020), p. 18; Sami Timimi, «Insane Medicine», Chapter 3: «The Manufacture of TDAH (Part 2)», Mad in America, 16 de noviembre de 2020, <https://www.madinamerica.com/2020/11/insane-medicine-chapter-3-manufacture-adhd-part-2a/>.

16. Entrevista a Judy Singer en *AntiSocial* con Adam Fleming, BBC Radio 4, 27 de enero de 2023.

17. «Seven-fold increase in adult TDAH prescriptions over 10 years», BBC News, 28 de agosto de 2023, <https://www.bbc.co.uk/news/uk-scotland-66135145>.

18. Ben Beaglehole, «Despite a tenfold increase in TDAH prescriptions, too many New Zealanders are still going without», The Conversation, 2 de mayo de 2024, <https://theconversation.com/despite-a-tenfold-increase-in-adhd-prescriptions-too-many-new-zealanders-are-still-going-without-229179>.

19. Shannon Brumbaugh *et al.*, «Trends in characteristics of the recipients of new prescription stimulants between years 2010 and 2020 in the United States: An observational cohort study», eClimical-Medicine 50 (2022) 101524.

20. R. Thomas, «Attention déficit/Hyperactivity disorder: are we helping or harming?», *BMJ* (1013).

21. K. Boesen *et al.*, «Extended-release methylphenidate for attention deficit hiperactivity disorder (TDAH) in adults», Cochrane, 24 de febrero de 2022, <https://www.cochrane.org/CD012857/BEHAV_extended-release-methylphenidate-attention-deficit-hyperactivity-disorder-adhd-adults>.

22. Joanna Moncrieff *et al.*, «The serotonin theory of depression: a systematic umbrella review of the evidence», *Molecular Psychiatry*, 28 (2023), pp. 3243-3256.

23. Susan Mayor, «Meta-analysis shows difference between antidepressants and placebo is only significant in severe depression», *British Medical Journal*, 336 (2008), p. 466.

24. «Position statement on antidepressants and depression», Royal College of Psychiatrists, mayo de 2019, <https://www.rcpsych.ac.uk/docs/default-source/improving-care/better-mh-policy/position-statements/ps04_19—antidepressants-and-depression.pdf?sfvrsn=d-dea9473_5>.

25. «Depression: Learn More – How effective are antidepressants?», National Library of Medicine, <https://www.ncbi.nlm.nih.gov/books/NBK361016>.

26. «One in five children and young people had a probable mental disorder in 2023», NHS England, 21 de noviembre de 2023, <https://www.england.nhs.uk/2023/11/one-in-five-children-and-young-people-had-a-probable-mental-disorder-in-2023/>.

27. J. Dykxhoorn *et al.*, «Temporal patterns in the recorded annual incidence of common mental disorders over two decades in the United Kingdom: a primary care cohort study», *Psychological Medicine*, 54 (4) (2024), pp. 663-674.

28. Ágnes Zsila y Marc Eric S. Reyes, «Pros & cons: impacts of social media on mental health», *BMC Psychology*, 11 (2023), p. 201.

29. Laura Marciano *et al.*, «Digital media use and adolescents' mental health during the Covid-19 pandemic: a systematic review and meta-analysis», *Frontiers in Public Health*, 9 (2022) 793868.

30. Ruth Plackett *et al.*, «The longitudinal impact of social media use on UK adolescents' mental health: longitudinal observational study», *Journal of Medical Internet Research*, 25 (2023) e43213.

31. Andree Hartanto *et al.*, «Does social media use increase depressive symptoms? A reverse causation perspective», *Frontiers in Psychiatry*, Sec. Public Mental Health, 12 (2021).

32. Hasan Beyari y Sen-Chi Yu, «The relationship between social media and the increase in mental health problems», *International Journal of Environmental Research and Public Health*, 20 (3) (2023), p. 2383.

33. Sharon Neufeld, investigadora en Cambridge University, entrevistada en *The Briefing Room*, BBC, 22 de julio de 2024.

34. «The power threat meaning framework», *The British Psychological Society*, enero de 2028, <https://cms.bps.org.uk/sites/default/files/2022-10/PTMF%overview.pdf>.

35. Liesbet Van Bulck *et al.*, «Illness identity: A novel predictor for

healthcare use in adults with congenital heart disease», *Journal of the American Heart Association*, 7 (11) (2018).

36. Veronica W. Wanyee y Dr. Josephine Arasa, «Literature review of the relationship between illness identity and recovery outcomes among adults with severe mental illness», *Modern Psychological Studies*, 25 (2) (2020), <https://scholar.utc.edu/cgi/viewcontent.cgi?article=1513&context=mps>.

37. Paul Garner, «Paul Garner on long haul Covid-19. Don't try to dominate this virus, accommodate it», *The BMJ Opinion*, 4 de septiembre de 2020, <https://blogs.bmj.com/bmj/2020/09/04/paul-garner-on-long-haul-covid-19-dont-try-and-dominate-this-virus-accommodate-it/>.

38. Paul Garner, «Paul Garner: For 7 weeks I have been through a roller coaster of ill health, extreme emotions, and utter exhaustion», *The BMJ Opinion*, 5 de mayo de 2020, <https://blogs.bmj.com/bmj/2020/05/05/paul-garner-people-who-have-a-more-protracted-illness-need-help-to-understand-and-cope-with-the-constantly-shifting-bizarre-symptoms/>.

39. «Paul Garner on long haul Covid-19 – Don't try to dominate this virus, accommodate it», *The BMJ Opinion*.

40. J. Biederman, «Attention deficit/hyperactive disorder: a lifespan perspective», *Journal of Clinical Psychiatry*, 59 (suplemento 7) (1998), pp. 4-16.

41. R. Gittelman *et al.*, «Hyperactive boys almost grown up. I. Psychiatric status», *Archives of General Psychiatry*, 42 (10) (1985), pp. 937-947.

42. Mélodie Lemay-Gaulin, «Efficacy and Perceptions of Academic Accommodations for University Students with TDAH», tesis doctoral, agosto de 2022, <https://papyrus.bib.umontreal.ca/xmlui/bitstream/handle/1866/12799/Lemay-Gaulin_Molodie_Essai.pdf>.

43. Benjamin J. Lovett y Jason M. Nelson, «Educational accommodations for children and adolescents with attention-deficit / hyperactivity disorder», *Journal of the American Academy of Child & Adolescent Psychiatry*, 60, (4) (2021), pp. 448-457.

44. «Academic testing accommodations for TDAH: Do they help?», Learn Disability Association of America, 21 (2016), pp. 67-78.

45. Dorien Jansen *et al.*, «The implementation of extended examination duration for students with TDAH in higher education», *Journal of Attention Disorders*, 23 (14) (2018), pp. 1746-1758.

46. Kapil Sayal *et al.*, «Impact of early school-based screening and

intervention programs for TDAH on children's outcomes and access to services: Follow-up of a school-based trial at age 10 years», *Archives of Pediatrics & Adolescent Medicine*, 164 (5) (2019), pp. 462-469.

47. Franco De Crescenzo *et al.*, «Pharmacological and non-pharmacological treatment of adults with TDAH: A meta-review», *Evidence Based Mental Health*, 20 (2017) pp. 4-11.

48. William E. Pelham *et al.*, «The effect of stimulant medication on the learning of academic curricula in children with TDAH: A randomized crossover study», *Journal of Consulting and Clinical Psychology*, 90 (5) (2022), pp. 367-380.

49. Janet Currie *et al.*, «Do stimulant medications improve educational and behavioral outcomes for children with TDAH?», *Journal of Health Economics*, 37 (2014), pp. 58-69.

50. Perry T. (ed.), Therapeutics Letter, Vancouver (BC): Therapeutics Initiative; 1994, Letter 110, «Stimulants for TDAH in children: Revisited», febrero de 2018.

51. Samuele Cortese, «Evidence-based prescribing of medications for TDAH: Where are we in 2023?», *Expert Opinion on Pharmacotherapy*, 24 (4) (2023), pp. 425-434.

52. Owens, J., Jackson, H., «Attention-deficit/hyperactivity disorder severity, diagnosis, and later academic achievement in a national sample», *Social Science Research*, 61 (2017), pp. 251-265.

6. Síndrome sin nombre

1. 100.000 Genomes Project, <https://www.genomicsengland.co.uk/initiatives/100000-genomes-project>.

2. «BRCA Exchange: Facts and Stats», BRCA Exchange, <https://brcaexchange.org/factsheet>.

3. Los hallazgos incidentales y los resultados dudosos son consecuencias muy comunes de las pruebas. Si hago una amplia gama de análisis de sangre, casi siempre hay algún resultado dudoso. Los médicos utilizan como práctica normalizada su juicio clínico para decidir cuáles necesitan ser discutidos con el paciente y cuáles son tan irrelevantes que no hace falta comunicárselos.

4. «Newborn Genomes Programme», Genomics England, <https://www.genomicsengland.co.uk/initiatives/newborns>.

5. Guardian Study, <https://guardian-study.org/>.

6. <https://babyscreen.mcri.edu.au/about/>.

7. Nina B. Gold *et al.*, «Perspectives of rare disease experts on newborn genome sequencing», *JAMA Network Open*, 6 (5))2023) e2312231.

8. Suzannah Kinsella *et al.*, «A Public Dialogue to Inform the Use of Wider Genomic Testings When Used as Part of Newborn Screening to Identify Cystic Fibrosis», *International Journal of Neonatal Screening*, 8 (2) (2022).

9. Emma Wilkinson, «Newborn genome screening: a step too far?», *Pharmaceutical Journal*, 6 de enero de 2023, <https://pharmaceutical-journal.com/article/feature/newborn-genome-screening-a-step-too-far>.

10. «Non-invasive prenatal testing (NIPT)», NHS Inform, <https://www.nhsinform.scot/healthy-living/screening/pregnancy/non-invasive-prenatal-testing-nipt/#how-nipt-works>.

11. «NIPT Test», Cleveland Clinic, <https://my.clevelandclinic.org/health/diagnostics/21050-nipt-test>.

12. «Non-invasive prenatal testing for Down's Syndrome is 99% accurate and is preferred by parents», Great Ormond Street Hospital for Children, 9 de junio de 2015, <https://www.gosh.nhs.uk/press-releases/non-invasive-prenatal-testing-downs-syndrome-99-accurate-and-preferred-parents-0/>.

13. Catherine Joynson, «Our concerns about non-invasive prenatal testing (NIPT) in the private healthcare sector», Nuffield Council on Bioethics, 8 de febrero de 2019, <https://www.nuffieldbioethics.org/blog/nipt-private>.

14. «Non-invasive prenatal testing: ethical issues», Nuffield Council on Bioethics, marzo de 2017, <https://www.nuffieldbioethics.org/assets/pdfs/NIPT-ethical-issues-full-report.pdf>.

15. «Our concerns about non-invasive prenatal testing (NIPT) in the private healthcare sector», Nuffield Council of Bioethics.

16. «Fact checking: Non-invasive prenatal testing (NIPT) for Down's syndrome», Down's Syndrome Association, <https://www.downs-syndrome.org.uk/wp-content/uploads/2020/08/2020.FactChecker_NIPT.pdf>.

17. Ibíd.; Van Der Miej *et al.*, «TRIDENT-2: National Implementation of Genome-wide Non-invasive Prenatal Testing as a First-Tier Screening Test in the Netherlands», *The American Journal of Human Genetics*, 105 (6), pp. 1091-1101.

18. Zainab Al-Ibraheemi *et al.*, «Changing face of invasive diagnostic testing in the era of cell-free DNA», *American Journal of Human Genetics*, 105 (6) (2017), pp. 1142-1147.

19. EUROCAT Working Group, «Survey of prenatal screening policies in Europe for structural malformations and chromosome anomalies, and their impact on detection and termination rates for neural tube defects and Down's syndrome», *BJOG*, 115 (6) (2008), pp. 689-696.

20. «FactCheck: Are 90% of babies with Down syndrome in Britain aborted?», *The Journal*, 3 de febrero de 2018, <https://www.thejournal.ie/factcheck-babies-abortion-3823611-Feb2018/>.

21. Sarina R. Chaiken *et al.*, «Association between rates of Down syndrome diagnosis in states with vs without 20-week abortion bans from 2011 to 2018», *JAMA Network Open*, 6 (3) (2023) e233684.

22. Julian Quinones y Arijeta Lajka, «'What kind of society do you want ti live in?': Inside the country where Down syndrome is disappearing», CBC News, 15 de agosto de 2017, <https://www.cbsnews.com/news/down-syndrome-iceland/>.

23. «ASA bans prenatal testing ads for the use of misleading statistics», Nuffield Council on Bioethics, 20 de noviembre de 2019, <https://www.nuffieldbioethics.org/news/asa-bans-prenatal-testing-ads-for-the-use-of-misleading-statistics>.

24. «When they warn of rear disorders, these prenatal test are usually wrong», <https://www.nytimes.com/2022/01/01/upshot/pregnancy-birth-genetic-testing.html>.

Conclusión

1. Darcisio Hortelan Antonio y Claudia Saad Magalhaes, «Survey on joint hypermobility in university students aged 18-25 years old», *Advances in Rheumatology,* 58 (3) (2018).

2. <https://www.ehlers-danlos.com/what-is-eds/#:~:text=Classical%20EDS%20(cEDS)%20and%20vascular,1%20in%201%20million%20people>.

3. Joanne C. Demmler *et al.*, «Diagnosed prevalence of Ehlers-Danlos syndrome and hypermobility spectrum disorder in Wales, UK: a national electronic cohort study and case control comparison», *BMJ Open* 9 (2019) e031365.

4. R. A. Wedge *et al.* (eds.), National Academies of Sciences, Engineering, and Medicine; Health and Medicine Division; Board on Health Care Services; Committee on Selected Heritable Disorders of Connective Tissue and Disability, «Ehlers-Danlos Syndromes and

Hypermobility Spectrum Disorders», National Academies Press (US), (2022), <https://www.ncbi.nlm.nih.gov/books/NBK584966/>.

5. Cheryl Iny Harris, «Covid-19 increases the prevalence of postural orthostatic tachycardia syndrome: What nutrition and dietetics practitioners need to know», *Journal of the Academy of Nutrition and Dietetics*, 122 (9) (2022), pp. 1600-1605.

6. Lesley Kavi, «Postural tachycardia syndrome and long COVID: an update», *British Journal of General Practice*, 72 (714) (2022), pp. 8-9.

7. «Osteoarthritis: Key facts», World Health Organization, 14 de julio de 2023, <https://www.who.int/news-room/fact-sheets/detail/osteoarthritis>.

8. Yixiang He *et al.*, «Global burden of osteoarthritis in adults aged 30 to 44 years, 1990 to 2019: Results from the Global Burden of Disease Study 2019», *BMC Musculoskeletal Disorders*, 25 (2024), p. 303.

9. «Two fifths of people have chronic pain by their 40s, with consequences for later life», University College London, 2 de noviembre de 2022, <https://www.ucl.ac.uk/news/2022/nov/two-fifths-people-have-chronic-pain-their-40s-consequences-later-life>.

10. Lucy Norcliffe-Kaufmann, «Fear conditioning as a pathogenic mechanism in the postural tachycardia syndrome», *Brain*, 145 (11) (2022), pp. 3763-3769.

11. Ian Hacking, «Making up people», *London Review of Books*, 28 (16) (2006), <https://www.lrb.co.uk/the-paper/v28/n16/ian-hacking/making-up-people>.

12. Jenny L. L. Csecs *et al.*, «Joint hypermobility links neurodivergence to dysautonomia and pain», *Frontiers in Psychiatry*, 12, 786916 (2022).

13. David Harris, «Mast cell activation is linked to a wide range of other conditions», EDS.Clinic, <https://www.eds.clinic/articles/mast-cell-activation-is-linked-to-a-wide-range-of-other-conditions>.

14. Emily L. Casanova *et al.*, «The relationship between autism and Ehlers-Danlos síndromes/hypermobility spectrum disorders», *Journal of Personalized Medicine*, 10 (4) (2020), p. 260.

15. Robert T. Thibault, «Treating TDAH with suggestion: Neurofeedback and placebo therapeutics», *Journal of Attention Disorders*, 22 (8) (2018), pp. 707-711.

16. «Unnecesary test and procedures in the health care system», the ABIM Foundation /PerryUndem Research/Communication, 1 de mayo de 2014, <https://www.choosingwisely.org/files/Final-Choosing-Wisely-Survey-Report.pdf>.

17. «A Brief History of Slow Medicine», Slow Medicine, 26 de mayo de 2019, <https://www.slowmedicine.com.br/the-slow-medicine-history-by-ladd-bauer/>.

18. H. Gilbert Welch y Elliott S. Fisher, «Income and cancer overdiagnosis -when too much care is harmful», *New England Journal of Medicine*, 376 (2017), pp. 2208-2209.

19. William H. Shrank *et al.*, «Waste in the US care system: estimated costs and potential for savings», *JAMA*, 322 (15) (2019), pp. 1501-1509.

20. Shannon Brownlee *et al.*, «Evidence for overuse of medical services around the world», *Lancet*, 390 (10090) (2017), pp. 156-168.

21. Hugh Alderwick, «Is the NHS delivering too much of the wrong things?», The King's Fund, 12 de agosto de 2015, <https://www.kings-fund.org.uk/insight/blogs/nhs-delivering-too-much-wrong-things>.

22. Joao Pedro Bandovas *et al.*, «Broadening risk factor or disease definition as a driver for overdiagnosis: A narrative review», *Journal of Internal Medicine*, 291 (4) (2022), pp. 426-437.

23. John Yudkin, «The epidemic of pre-diabetes: the medicine and the politics», *British Medical Journal*, 349 (2014).

24. John S. Yudkin, «'Prediabetes': Are There Problems With This Label? Yes, the Label Creates Further Problems!», *Diabetes Care*, 39 (8) (2016), pp. 1468-1471.

Índice analítico